W0253709

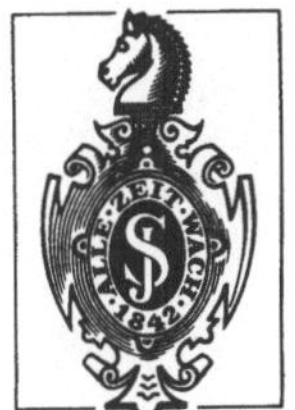

Lymphozyt und klinische Immunologie

Physiologie · Pathologie · Therapie

Von

H. Begemann · L. Brent · G. Brun del Re · H. Bürki
H. Cottier · A. J. S. Davies · Th. M. Fliedner
A. Gerebtzoff · E. Grundmann · M. W. Hess · W. H. Hitzig
C. Huber · H. Huber · H.-U. Keller · P. H. Lambert
K. H. Meyer zum Büschenfelde · G. Michlmayr
P. A. Miescher · R. Mohr · Ch. Pathouli · P. Schick
H. Theml · W. Tittor · F. Trepel · R. L. Walford
H. Warnatz · A. Zimmermann

Herausgegeben von
H. Theml und H. Begemann

Mit 47 Abbildungen

Springer-Verlag
Berlin Heidelberg GmbH 1975

Dr. HARALD THEML und Professor Dr. HERBERT BEGEMANN,
Städt. Krankenhaus München-Schwabing, I. Med. Abt.,
8000 München 40, Kölner Platz 1

ISBN 978-3-540-07372-7 ISBN 978-3-642-66199-0 (eBook)
DOI 10.1007/978-3-642-66199-0

Library of Congress Cataloging in Publication Data. Main entry under title: Lymphozyt und klinische Immunologie. Bibliography: p. Includes index. 1. Immunopathology. 2. Lymphocytes. 3. Immunotherapy. I. Begemann, Herbert. II. Theml, H., 1940- [DNLM: 1. Lymphatic system--Immunology. 2. Lymphatic system--Physiology. WH700 L9863] RC585.L95. 616.07'9. 75-20202

Ursprünglich erschienen bei Springer-Verlag Berlin Heidelberg New York 1975

Offsetdruck und Bindearbeiten: Beltz Offsetdruck, 6944 Hemsbach üb. Weinheim

Vorwort

Während noch vor 20 Jahren der Lymphozyt als inertes Endprodukt des lymphatischen Systems galt, hat seither eine große Zahl von Untersuchungen gezeigt, daß es sich bei dieser Zelle um eines der pluripotentesten und dynamischsten Elemente des Organismus mit der zentralen Funktion einer immunologischen Abwehrzelle verschiedener Prägungen handelt.

Da die Fülle der aktuellen Ergebnisse kaum für den praktizierenden Internisten und Hämatologen, eher noch für den Neuem aufgeschlossenen Studenten überschaubar ist und kein Autor derzeit eine Darstellung der Aspekte von der pränatalen Lymphozytenentwicklung bis zur immunologischen Tumortherapie geben könnte, versuchten die Herausgeber zunächst anläßlich der 79. Tagung der Deutschen Gesellschaft für Innere Medizin, die Referate kompetenter Autoren zu Teilgebieten der Lymphozytenforschung aufeinander abzustimmen. Da dies in erfreulicher Weise glückte, entstand der Wunsch, möglichst alle Probleme des lymphatischen Systems in authentischer und knapper, einerseits in sich geschlossener, andererseits auf andere Gebiete hinlenkender Art synoptisch zu vereinigen. Daß dies im vorliegenden Sammelband gelang, danken die Herausgeber herzlich den Autoren, die sich mitten aus der aktuellen Sacharbeit für dieses "lecture-work", wie Brent es nannte, gewinnen ließen. Werden doch klinische Hämatologen und Immunologen für ihre Alltagsarbeit durch diese Zusammenstellung am meisten profitieren.

Wir danken aber auch dem Springer-Verlag - pars pro toto sei hier Herr Münster genannt -, der den vorliegenden Sammelband trotz der mit seiner Herausgabe verknüpften Risiken mit gewohnter Sorgfalt und technischer Präzision gestaltete.

Alle an der Konzipierung dieses Büchleins Beteiligten hoffen, daß die hier vorgelegten Daten zum lymphatischen System, denen auch im scheinbar ausschließlich Theoretischen praktische Bedeutung zukommt, angehenden und erfahrenen Klinikern wertvolle Informationen und Anregungen geben werden.

München, im Juli 1975 H. THEML · H. BEGEMANN

Inhaltsverzeichnis

Mitarbeiterverzeichnis

Professor Dr. H. BEGEMANN, Städtisches Krankenhaus, I. Medizinische Abteilung, D 8000 München 40, Kölner Platz 1

Professor Dr. L. BRENT, Department of Immunology, Wright-Fleming Institute, St. Mary's Hospital Medical School, GB London, W.2 1PG

Dr. G. BRUN DEL RE, Pathologisches Institut der Universität, CH 3010 Bern, Freiburgstr. 30

Dr. H. BÜRKI, Pathologisches Institut der Universität, CH 3010 Bern, Freiburgstr. 30

Professor Dr. H. COTTIER, Pathologisches Institut der Universität, CH 3010 Bern, Freiburgstr. 30

Dr. A.J.S. DAVIES, Chester Beatty Research Institute, GB London

Professor Dr. Th.M. FLIEDNER, Abteilung für klinische Physiologie der Universität Ulm, D 7900 Ulm, Oberer Eselsberg M24

Dr. A. GEREBTZOFF, B 4030 Grivegnee, 213B Avenue de Peville

Professor Dr. E. GRUNDMANN, Pathologisches Institut der Universität, D 4400 Münster/Westf., Westring 17

Professor Dr. M.W. HESS, Abteilung für Immunpathologie, Pathologisches Institut der Universität, CH 3010 Bern, Freiburgstr. 30

Professor Dr. W.H. HITZIG, Universitäts-Kinderklinik, CH 8032 Zürich, Steinwiesstr. 75

Dr. C. HUBER, Medizinische Universitätsklinik Innsbruck, A 6020 Innsbruck

Professor Dr. H. HUBER, Medizinische Universitätsklinik Innsbruck, A 6020 Innsbruck

PD Dr. H.-U. KELLER, Abteilung für Immunpathologie, Pathologisches Institut der Universität, CH 3010 Bern, Freiburgstr. 30

Dr. P.H. LAMBERT, WHO Research Unit, Blood Transfusion Center, CH 1211 Geneve 4

Professor Dr. K.H. MEYER ZUM BÜSCHENFELDE, II. Medizinische Universitätsklinik und Poliklinik, D 6500 Mainz, Langenbeckstr. 1

Dr. G. MICHLMAYR, Medizinische Universitätsklinik Innsbruck, A 6020 Innsbruck

Professor Dr. P.A. MIESCHER, Hôpital Cantonal, Division de Hematologie, CH 1211 Geneve, 25, Rue Micheli-du-Crest

Dr. R. MOHR, Institut für Genetik der Universität, D 5000 Köln 41, Weyertal 121

Dr. Ch. PATHOULI, Medizinische Universitätsklinik Innsbruck, A 6020 Innsbruck

Dr. P. SCHICK, I. Medizinische Abteilung, Städtisches Krankenhaus München-Schwabing, D 8000 München 40, Kölner Platz 1

Dr. H. THEML, I. Medizinische Abteilung, Städtisches Krankenhaus München-Schwabing, D 8000 München 40, Kölner Platz 1

Dr. W. TITTOR, Medizinische Universitätsklinik, D 6900 Heidelberg

Professor Dr. F. TREPEL, Abteilung für klinische Physiologie der Universität, D 7900 Ulm, Parkstr. 11

Dr. R.L. WALFORD, University of California, School of Medicine, Los Angeles, CA/USA

Professor Dr. H. WARNATZ, Abteilung für klinische Immunologie des Universitätskrankenhauses Erlangen/Nürnberg, D 8520 Erlangen, Krankenhausstr. 12

PD Dr. A. ZIMMERMANN, Pathologisches Institut der Universität, CH 3010 Bern, Feiburgstr. 30

Zur Physiologie der Lymphozyten

Lymphozytenformen - Morphologische und funktionelle Charakterisierungsmöglichkeiten, Herkunft und Entwicklung

A. Zimmermann, G. Brun del Re, H. Bürki, H.-U. Keller, M. W. Hess und H. Cottier

Die panoptische Morphologie, Zytochemie und Elektronenmikroskopie erbrachten keine funktionelle Einteilung der Lymphozyten. Erst das Tierexperiment, in Verbindung mit den erwähnten sowie zellkinetischen Methoden, erbrachte neue Kenntnisse über die Ontogenese zweier Lymphozytenreihen mit unterschiedlichen Oberflächeneigenschaften und definierter immunologischer Funktion.

Lymphozyten können aufgrund unterschiedlicher Zelldurchmesser in verschiedene morphologische Gruppen eingeteilt werden. Kleine Lymphozyten besitzen - in üblichen Ausstrichpräparaten - einen Zelldurchmesser von 5 - 8 μ; mittelgroße messen 8 - 12 μ, große Lymphozyten mehr als 12 μ. Diese Untergruppen unterscheiden sich ferner durch besondere zytologische Merkmale, unter anderem durch die Struktur der Zelloberfläche (s. unten), die Zytoplasmamenge, Kernform, Chromatinstruktur sowie Art und Menge zytoplasmatischer Organellen. Obwohl diese licht- oder elektronenoptisch erfaßbaren Zelleigenschaften Hinweise auf den Differenzierungsgrad einzelner Zellen liefern können, genügen heute rein *morphologische Umschreibungen* zur Definition der Lymphozyten nicht mehr (505). Allein mit Hilfe histologischer und/oder zytologischer Untersuchungsmethoden gelingt es beispielsweise nicht immer, Lymphozyten von unreifen Vorstufen der Hämopoiese oder der Monozytopoiese abzugrenzen. Die Aufgliederung von Lymphozytenpopulationen in kleinere und größere Elemente steht auch nicht in einer einfachen Beziehung zum Differenzierungsgrad dieser Zellen. Vielmehr läßt vor allem das Kernvolumen auf den Proliferationszustand der Zellen schließen. In Proliferationsruhe befindliche Lymphozyten sind, unabhängig vom Differenzierungsgrad, klein, können aber durch geeignete Stimulation in Proliferation treten und sich dementsprechend vergrößern (113).

Zur näheren Beschreibung der Lymphozyten gehört heute der Nachweis einer Beteiligung dieser Zellen an immunbiologischen Vorgängen. Die heute zur Verfügung stehenden Methoden dienen vor allem dazu, Lymphozyten entsprechend ihren Funktionen besonderen Populationen, insbesondere den *T- und B-Zellen* (s. unten) zuzuordnen. Abgesehen von der Thymusrinde, finden sich in verschiedenen anatomischen Lokalisationen meistens Gemische von T- und B-Lymphozyten, wenn auch da und dort der eine oder andere Typ weit überwiegt (114).

A. Thymuslymphozyten und T-Zellen

1. Herkunft der Thymuslymphozyten

Ein normal entwickelter Thymus ist für die Bildung, Ausreifung und Verbreitung einer genügenden Zahl immunbiologisch aktiver Lymphozyten von entscheidender Bedeutung. In bestimmten Phasen der Ontogenese scheinen aus extrathymischen Lokalisationen Vorläuferzellen von Thymozyten auf dem Blutweg in dieses Organ einzuwandern und hier zur Proliferation und Differenzierung zu potentiell immunologisch kompetenten Zellen gebracht zu werden. Im folgenden seien einige Vorstellungen kurz zusammengefaßt, die man sich aufgrund verschiedener experimenteller Befunde über Art und Herkunft solcher Vorläuferelemente in prä- und postnatalen Entwicklungsstadien gebildet hat.

Daß die Vorläufer von Thymuslymphozyten in der Pränatalperiode wahrscheinlich aus extrathymischen Geweben einwandern, konnte durch verschiedene Versuchsanordnungen gezeigt werden. Werden zum Beispiel weibliche und männliche *Hühnerembryonen* in frühen Entwicklungsstadien durch eine Dottersackverbindung in Parabiose versetzt, stammen nach 10 - 12 Tagen die im Thymus sich teilenden Zellen bis zu 70 % vom andersgeschlechtigen Partner (407). Die Besiedelung des epithelialen Thymusgewebes durch hämatogene Elemente beginnt beim Hühnerembryo offenbar zwischen dem 8. und 10. Tag, wobei als Ausgangspunkt dieser Vorläuferzellen in erster Linie der *Dottersack* in Frage kommt (408). Dies scheint übrigens auch beim *Mäuseembryo* der Fall zu sein (406,601). Das erstmalige Auftreten großer, basophiler Zellen mit deutlichen Nukleolen im Thymus fällt beim Hühnerembryo und der embryonalen Maus zeitlich mit dem Einwandern von Zellen aus der Blutbahn zusammen. Bei der Maus wurde gezeigt, daß nach syngeneischer Übertragung von Dottersackzellen, die einen chromosomalen Marker (T 6) aufwiesen, neben dem Thymus unter anderem auch das Knochemark und die Milz besiedelt werden. Es stellt sich somit die Frage, ob einzelne unreife Dottersackzellen Vorläufer der lymphoiden und der myeloischen Reihen sein können, oder ob diese Elemente schon in einem sehr frühen Stadium der Ontogenese hinsichtlich der späteren Differenzierungsrichtung geprägt sind.

In späteren Stadien der Ontogenese der Maus (16. - 19. Tag) scheinen vor allem Zellen aus dem hämatopoietischen Gewebe der *Leber* in den Thymus einzuwandern. Diese Lymphozyten können später auch in Lymphknoten nachgewiesen werden (534,567).

Über Art und Herkunft der Vorläufer von Thymuslymphozyten beim *Menschen* liegen noch weniger zuverlässige Angaben vor. Der menschliche Thymus setzt sich bis zur 9. Schwangerschaftswoche vorwiegend aus Epithelzellen zusammen. Bald darauf setzt hier eine erhebliche Entwicklung des lymphatischen Gewebes ein, gefolgt vom Auftreten zirkulierender Lymphozyten.

Mit guten Gründen darf angenommen werden, daß die Passage der erwähnten Vorläuferzellen durch einen normal strukturierten und funktionierenden Thymus für die Proliferation und Differenzierung zu immunbiologisch wirksamen Lymphozyten notwendig ist ("thymic education") (567,481).

Über die Herkunft von Vorläuferzellen in postnatalen Stadien der Entwicklung und deren Schicksal ist man noch ungenügend unterrichtet, besonders was die Passage durch den Thymus anbetrifft. Beim Säugetier ganz allgemein entsteht das blutbildende Gewebe des Knochenmarks wahrscheinlich ebenfalls aus Zellen, die aus dem Dottersack und/oder der Leber eingewandert sind, wobei der Übergang auf die sogenannte medulläre Hämopoiese je nach Spezies vor oder nach der Geburt erfolgen kann. Man könnte daher annehmen, daß beim juvenilen oder adulten Säuger das blutbildende Knochenmark die Quelle von Thymuszellen darstellt. Die Prüfung der Organverteilung injizierter Knochenmarkszellen mit chromosomalen Markern in bestrahlten Empfängertieren ergab in der Tat zum Teil ein "Nachhinken" der Thymusbesiedelung hinter derjenigen des blutbildenden Gewebes (182,386). Erwartungsgemäß konnte ferner gezeigt werden, daß in intakten Versuchstieren eine Proliferation von Spenderzellen im Thymus erheblich früher als in Lymphknoten erfolgt (22).

Über die Homogeneität oder Heterogeneität allfälliger Stammzellpopulationen im Knochenmark kann noch nichts Schlüssiges gesagt werden. Bestimmte Untersuchungen, z.B. an W/W^{v}-Mäusen (150,642), sprechen indessen dafür, daß die Nachkommen einer einzigen Knochenmarkszelle sowohl myeloische als auch lymphoide Gewebe - den Thymus eingeschlossen - bevölkern können (vgl. Beitrag Fliedner).

2. Proliferation und Differenzierung von Vorläuferzellen im Thymus

Die erwähnten Vorläuferzellen gehen nach Eintritt in den Thymus rasch in *Proliferation* über. Die Proliferationsrate scheint nicht nur unter genetischer Kontrolle zu stehen, sondern auch durch das spezifische "microenvironment" des Thymusgewebes beeinflußt zu werden. In diesem Zusammenhang herrscht unter anderem die Ansicht, die Teilungsrate werde zum Teil durch die Einwirkung lokal wirksamer humoraler Faktoren gesteuert. Die Größe des Thymus und seine Fähigkeit zur Produktion von Lymphozyten wären somit in direkte Beziehung zur Entwicklung seines Stroma zu setzen, wofür vielleicht das Fehlen einer kompensatorischen Hypertrophie nach partieller Exstirpation sprechen könnte. Über die genauen Regulationsmechanismen der Thymozytenproduktion ist man indessen ebenso unvollständig orientiert wie über eine mögliche Beeinflussung dieser Proliferationsvorgänge durch antigenische Stimulation.

Ähnlich lückenhafte Kenntnisse besitzen wir zur Zeit über die Mechanismen, die der *Differenzierung der neugebildeten Zellen zu immunokompetenten Thymuslymphozyten* zugrundeliegen.

Während bei der Maus die in den Thymus einwandernden Zellen Thy-1 (Theta)-Antigen an ihrer Oberfläche nicht sicher erkennen lassen (153), erlangen sie diese Eigenschaft rasch im Verlauf der Proliferation und Differenzierung im Cortex dieses Organs. Da eine Differenzierung zu Theta-positiven Zellen in thymektomierten neonatalen Mäusen offenbar auch nach Implantation eines zelldicht verpackten Thymus erfolgen kann (331,433), wird an die Möglichkeit humoraler, thymischer Faktoren gedacht, die auch im Blut zirkulieren (19) und ihre Wirkung auch in extrathymischen lymphatischen Geweben entfalten sollen. Gewisse Thymusextrakte scheinen unter Bedingungen *in vitro* die

Differenzierung von Vorläuferzellen in Elemente mit Oberflächen- und funktionellen Eigenschaften von T-Lymphozyten zu induzieren (319). Es bleibt aber weiter zu klären, ob diese Befunde auch für physiologische Bedingungen *in vivo* Gültigkeit haben.

3. Oberflächeneigenschaften von Thymuslymphozyten

Thymuslymphozyten (bzw. die vom Thymus abstammenden peripheren Lymphozyten oder T-Zellen) *weisen wenigstens zeitweise an ihrer Oberfläche membranständige Alloantigene auf*, die zum Teil zellspezifische Antigene darstellen, zum Teil jedoch Histokompatibilitätsantigenen entsprechen (515). Eine der Funktionen des Thymus könnte darin bestehen, daß bei Vorläuferzellen während ihres Aufenthalts in diesem Organ die Synthese dieser Membranantigene induziert wird. Das Studium besonderer Oberflächeneigenschaften von Lymphozyten eröffnet die Möglichkeit der Identifikation bestimmter Zellpopulationen, was vor allem im Hinblick auf die Erforschung zwischenzelliger Beziehungen bei immunbiologischen Vorgängen von Bedeutung ist.

Die im folgenden aufgeführten, *zellspezifischen Antigene thymusabhängiger Zellen* zeigen - wie andere Membranproteine bzw. -glykoproteine - oft einen erheblichen Grad von Beweglichkeit innerhalb der zytoplasmatischen Membran. Eine Inkubation der Zellen mit spezifischen Antiseren führt beispielsweise zu einer Neuverteilung der Antigenkomponenten an der Oberfläche, insbesondere zur Bildung sogenannter "Kappen" (caps) im Bereich der Zellpole (354,516). Ein Großteil der aus dem Thymus frisch geschlüpfter Hühnchen gewonnenen Lymphozyten bildet in Anwesenheit von Concanavalin A "Kappen". Die Verschieblichkeit gewisser Membranbestandteile hängt wahrscheinlich mit den Funktionen des mikrotubulären Systems zusammen (47).

Bei der Maus stellen die Thymuslymphozyten bezüglich ihrer membranständigen Alloantigene eine gemischte Population dar (515,544). Bei ungefähr 80 - 90 % dieser Zellen können die Antigene TL, Ly 1, 2 und 3, G IX sowie Thy-1(Theta) nachgewiesen werden. Das letztgenannte ist von besonderer Bedeutung, da es auch auf peripheren T-Zellen zumindest teilweise über längere Zeit nachweisbar bleibt (96). Die andere Population, die ungefähr 10 - 15 % der Thymuslymphozyten umfaßt, weist hohe Konzentrationen an H-2-Antigenen auf, enthält nur wenig Theta-Antigen und fast kein nachweisbares TL, Ly oder G IX. Diese kleinere Gruppe zeigt ein Membran-Antigenmuster, das demjenigen kortisonresistenter Lymphozyten entspricht (320). Neuere Untersuchungen zeigten, daß ein Teil der oberflächlichen HL-A-Moleküle die Immunreaktivität der T-Lymphozyten beeinflußt. Dieser besondere Teil ist in vielen HL-A-Antigenen enthalten, weist ein Molekulargewicht von etwa 11800 auf und ist in seiner Struktur dem β_2-Mikroglobulin ähnlich (392,415).

4. Die Frage nach der Anwesenheit von Oberflächen-Immunglobulinen an Thymuslymphozyten bzw. T-Zellen

Der Nachweis einer Bindung von Antigenen an der Oberfläche von T-Zellen führte zur Suche nach entsprechenden Membranrezeptoren. Während sich an B-Zellen Oberflächen-Ig leicht nachweisen lassen, gelang dieser Nachweis an T-Zellen der Maus in gewissen Studien nicht (117,471,609), während andere Autoren anscheinend positive Resultate vorlegten (sog. Ig T) (365).

Insbesondere wurden Versuchsergebnisse nach Anwendung von Anti-µ-Antikörpern im Sinne einer Beteiligung von Ig M bzw Ig M-Bestandteilen an T-Zell-Rezeptorfunktionen gedeutet (228,272,332). Bis zu 2 % der aus dem Thymus isolierten Zellen sollen leicht nachweisbares Ig enthalten (611). Da diese Zellelemente jedoch die Thymozytenmarker Thy-1, Ly und TL vermissen lassen, hingegen einer Zytolyse durch Antiseren gegen Ig oder H-2 zugänglich sind, und zudem eine geringe Thymuszellpopulation durch LPS stimulierbar ist (180), dürfte es sich hier wenigstens zum Teil um eine intrathymische B-Zell-Subpopulation handeln. Das Vorhandensein einzelner B-Zellen im Thymusmark ist bekannt. Zum Teil herrscht die Meinung, Ig an T-Zellen sei sekundär von diesen aufgenommen worden (284). Einzelne Autoren glauben, in Kulturversuchen mittels ^{14}C-markierten Aminosäuren eine Ig-Synthese in Theta-positiven Thymozyten von Balb/C- und C57BL-Mäusen nachgewiesen zu haben (409). Die zum Teil widersprüchlichen Angaben erfordern offensichtlich eine weitergehende Prüfung dieser Probleme.

Es ist in diesem Zusammenhang anzufügen, daß an der Oberfläche kortisonresistenter Thymozyten ein Rezeptor vorhanden sein soll, der mit dem Fc-Anteil von Ig G reagiert (sog. "immunoglobulin-binding factor") (190). Ungefähr 10 % der T-Zellen in der normalen Mäusemilz sollen Rezeptoren für Ig (vor allem Ig G_2) enthalten (548).

5. Auswanderung ("Peripheralisation") von T-Lymphozyten

Bis vor wenigen Jahren war man der Ansicht, daß die überwiegende Mehrzahl der im Thymus produzierten Thymuslymphozyten an Ort und Stelle wieder zugrunde ginge, also ohne dieses Organ zu verlassen. In Anbetracht der hohen Proliferationsrate müßte man indessen aus kinetischen Gründen - selbst bei einer sehr kurzen Lebensdauer der Zellen (wenige Minuten) - das Vorhandensein von Zell- bzw. Kerntrümmern in größerer Menge erwarten. Dies ist jedoch nicht der Fall. Ein intrathymischer Zelluntergang in Hassallschen Körperchen als "Ablagerungsort" für Thymozytentrümmer wurde auch diskutiert (57). Indessen scheint zumindest ein Großteil der im Thymus produzierten Zellen dieses Organ im

---

Abb. 1. Thymuslymphozyten der Maus (Pinselausstrich, Giemsa, 1750 x) ▷

Abb. 2. Lymphozyten aus einem mesenterialen Lymphknoten der Maus (Pinselausstrich, Giemsa, 1750 x)

Abb. 3. Theta-positiver peripherer T-Lymphozyt der Maus (lebende Zelle in Suspension, indirekte Immunfluoreszenz, 600 x)

Abb. 4. Peripherer B-Lymphozyt des Menschen mit Oberflächen-Ig (lebende Zelle in Suspension, direkte Immunfluoreszenz, 600 x)

Abb. 5. Spontanrosetten um T-Lymphozyten herum (E-Rosetten, Mensch, Zytozentrifugat, Giemsa, 1400 x)

Abb. 6. Zytochemischer Nachweis von saurer, unspezifischer Alpha-Naphthylacetat-Esterase (Mensch, positive Reaktion im Lymphozyten rechts oben im Bild, Methylgrün, 1750 x)

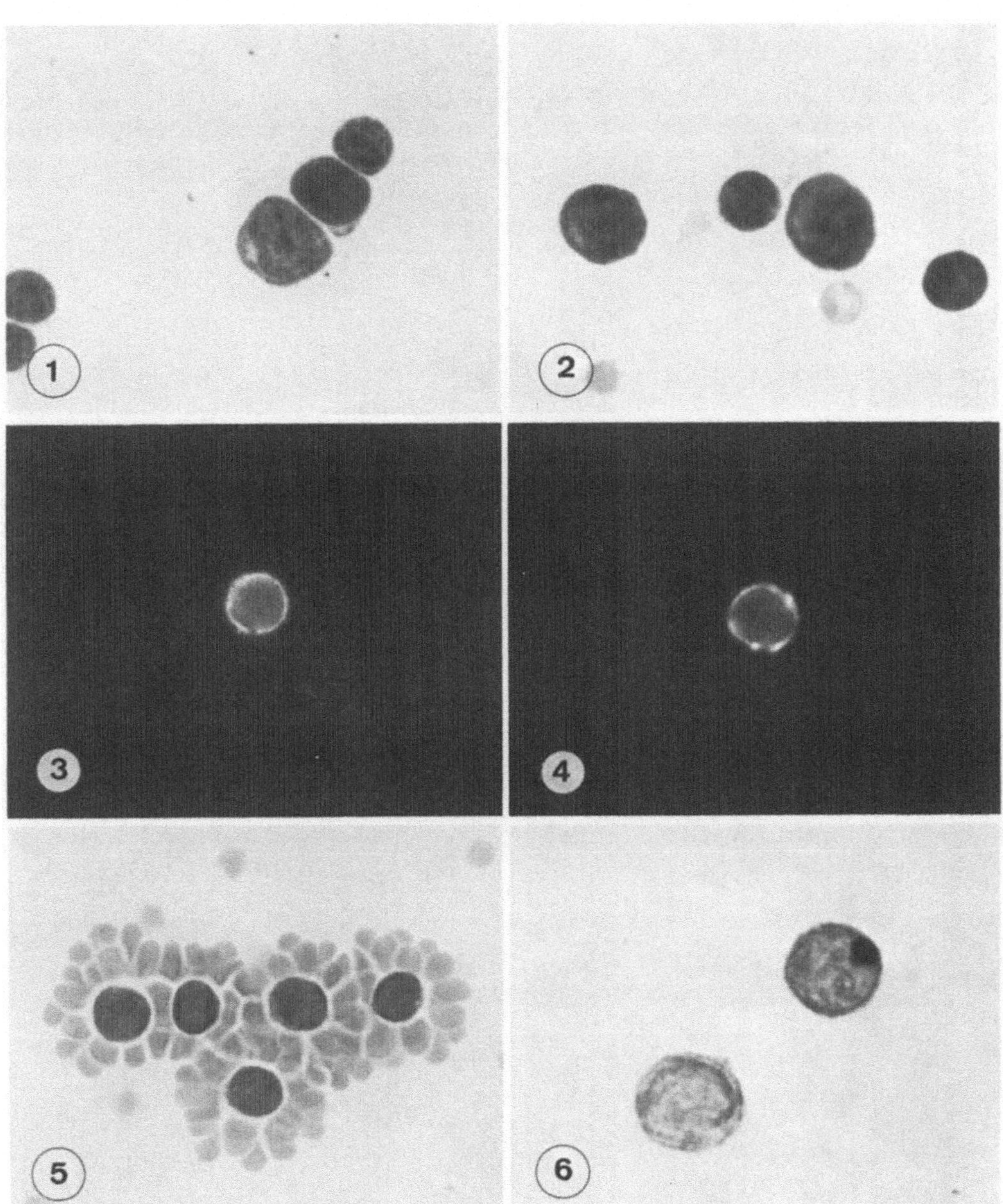
1
2
3
4
5
6

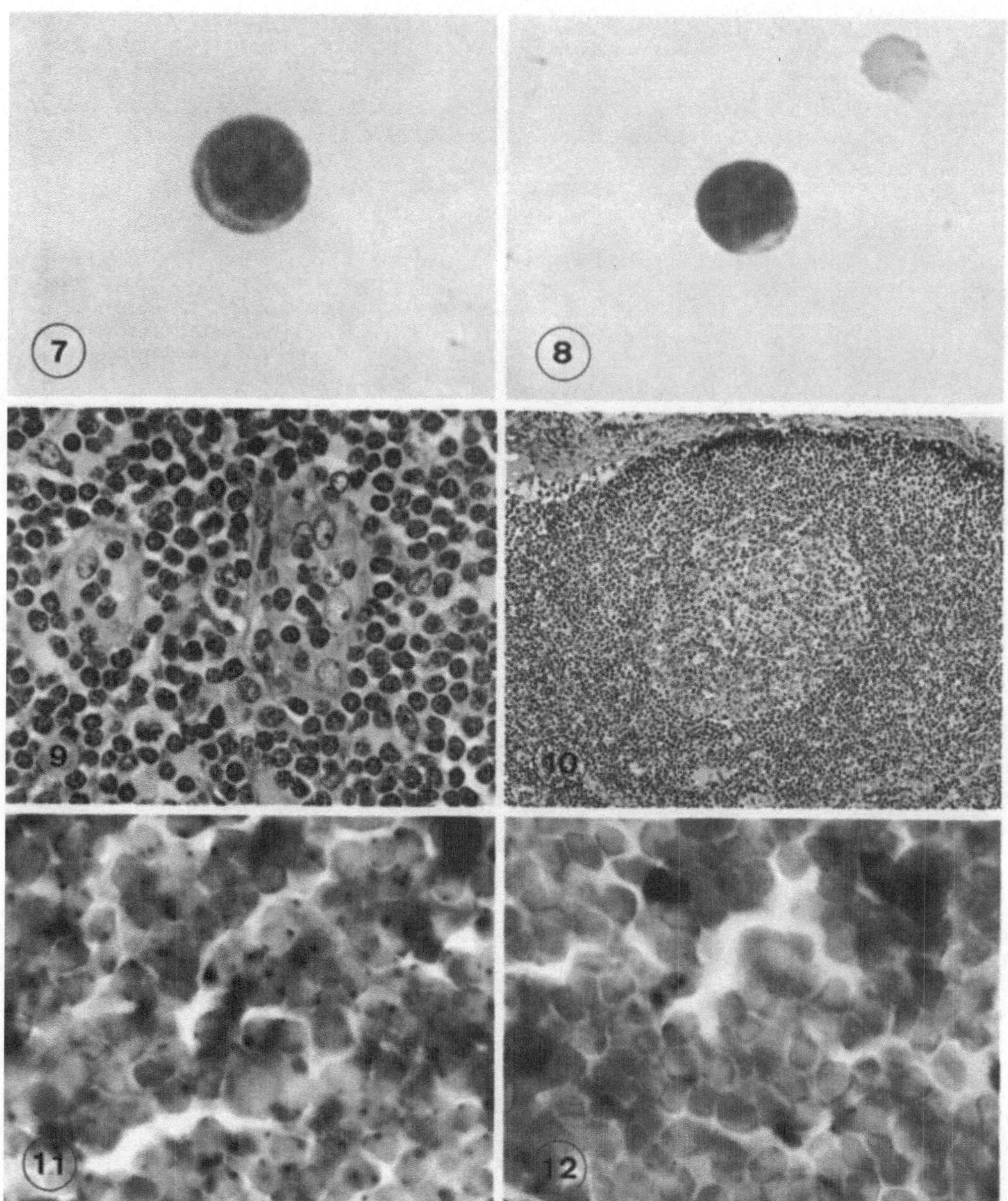
7
8
9
10
11
12

Bereich der kortiko-medullären Grenzzone zu verlassen. Bei der Maus z.B. ließ sich in der Postnatalperiode durch lokale Markierung eine massive Auswanderung von Lymphozyten aus dem Thymus in die Peripherie autoradiographisch direkt nachweisen (96,296). Der Transport von Vorläuferzellen in den Thymus, die hier erfolgende Differenzierung und der Export der Lymphozyten aus diesem Organ sind offenbar unidirektional (566). Beim Kalb ist die Zahl der pro Zeiteinheit aus dem Thymus austretenden Lymphozyten mit thymusspezifischen Antigenen so hoch, daß dadurch die Gesamtheit der peripheren Blutlymphozyten mehrmals pro Tag ersetzt werden könnte. Diese Beobachtung spricht dafür, daß ein großer Teil der T-Zellen nur eine kurze Lebensdauer aufweist (s. unten).

Es wird gemeinhin angenommen, die Zellproliferation im Thymus und das Ausmaß der Auswanderung von Lymphozyten seien weitgehend autonome Vorgänge. Indessen ist die Frage offen, ob diese Annahme den tatsächlichen Verhältnissen gerecht wird. Hypothetisch ließe sich denken, daß die Abwanderungsrate von Lymphozyten aus dem Thymus durch *antigenische Einwirkungen* mitbeeinflußt wird (vgl. Beitrag Brent u. Davies). In diese Richtung deutet unter anderem die Beobachtung, daß sich bei axenischen Mäusen der Thymus nach der Geburt nicht in gleichem Maße entwickelt wie unter physiologischen Bedingungen, d.h. bei bakterieller Besiedelung innerer und äußerer Körperoberflächen.

6. Subpopulationen von Thymus-Lymphozyten

Aufgrund verschiedener Beurteilungskriterien lassen sich sowohl T- als auch B-Lymphozyten in mehrere Subpopulationen aufgliedern. Häufig angewandte Einteilungskriterien umfassen unter anderem ultrastrukturelle Eigenschaften, das Verhalten der Zellen in isopyknischen oder Volumengradienten, die elektrophoretische Beweglichkeit, den Gehalt an zellspezifischen Alloantigenen oder Oberflächen-Ig, Formen des sog. "homing", Empfindlichkeit gegenüber bestimmten chemischen Verbindungen (z.B. Steroide) und das

◁

Abb. 7. Lymphozyt aus dem Ductus thoracicus der Maus (Pinselausstrich, Giemsa, 2200 x)

Abb. 8. Lymphozyt aus einem Follikel eines mesenterialen Mäuselymphknotens (Pinselausstrich, Giemsa, 2200 x)

Abb. 9. Diffuser Cortex (Paracortex) eines menschlichen Lymphknotens; die postkapillären Venolen enthalten im Lumen und in der Wand (durchwandernde) Lymphozyten (HE, 675 x)[1]

Abb. 10. Lymphfollikel mit Keimzentrum im follikulären Cortex eines menschlichen Lymphknotens (HE, 180 x)[1]

Abb. 11. Esterase-positive Lymphozyten (T-Zellen) im diffusen Cortex eines Mäuselymphknotens (vgl. Abb. 6, Methylgrün, 1000 x)

Abb. 12. Esterase-negative Lymphozyten (B-Zellen) in einem Primärfollikel eines Mäuselymphknotens (Methylgrün, 1000 x)

[1] Die Erlaubnis zur Reproduktion der Abb. 9 und 10 verdanken wir dem Entgegenkommen der Cancer Unit, WHO, Genf (Dr. L.H. Sobin).

Reaktionsvermögen auf gewisse mitogene Substanzen (z.B. Lektine). Unter Anwendung solcher Kriterien erscheint die Zellpopulation im Thymus als heterogen. Bis zu 80 - 95 % der Thymuslymphozyten *(sog. Th-1-Zellen)* sind immunologisch anscheinend noch "inkompetent", weisen den oben erwähnten Satz an Membranantigenen auf und sind steroidempfindlich. Diese Subpopulation wurde in Anbetracht ihrer funktionellen Eigenschaften auch als Th_i*("thymus-incompetent")*, hinsichtlich ihres Verhaltens gegenüber Steroiden als T_{css}*("thymus-corticosteroid susceptible")* bezeichnet. Steroidempfindliche Thymuslymphozyten lassen unter dem Einfluß dieser Substanzen Zeichen von Kernschädigung (z.T. Karyorrhexis) erkennen und unterscheiden sich von der resistenten Subpopulation unter anderem hinsichtlich des Fettsäurestoffwechsels (600). Zellen der kleineren Gruppe *(Th-2-Zellen)* sind *immunologisch kompetent*, erinnern in ihrem Antigenbesatz an periphere T-Zellen und sind *steroidresistent*. In Analogie zur ersterwähnten Gruppe wird diese Subpopulation auch als Th_c oder T_{csr} bezeichnet. Die Frage bleibt zur Zeit offen, ob sich diese Subpopulationen von verschiedenen Stammzellen herleiten oder ob ihnen gemeinsame Vorläufer zugrundeliegen, die sich in verschiedene Richtungen zu differenzieren vermögen.

7. Periphere T-Lymphozyten (T-Zellen)

Als T-Zellen bezeichnet man die im Thymus in großer Zahl gebildeten und an die Peripherie abgegebenen Lymphozyten. Sie stehen funktionell einerseits mit *zellgebundenen Immunreaktionen* im Zusammenhang und wirken andererseits bei der Produktion humoraler Antikörper mit, wahrscheinlich als sogenannte *Helferzellen* (98), unter Umständen auch als *Suppressor-Zellen* (vgl. Beitrag Mohr). *Morphologisch* können T-Zellen zur Zeit mittels licht- und transmissionselektronenoptischer Betrachtung nicht sicher von B-Zellen unterschieden werden. Bei Untersuchung im Raster-Elektronenmikroskop haben B-Lymphozyten unter besonderen Bedingungen oft ein "haariges" Aussehen, wogegen T-Zellen meist eine vorwiegend glatte Oberfläche aufweisen (345,664). Ob es sich hier jedoch um ein zuverlässiges Unterscheidungsmerkmal handelt, steht noch nicht fest (196,347,569).

Über die Charakterisierung von T-Zellen durch *zellspezifische, membranständige Antigene* wurde vorangehend schon berichtet, wobei für die peripheren T-Zellen der Maus vor allem das Theta-Antigen eine wichtige Rolle spielt (515). Aufgrund des Nachweises solcher Antigene, der Reaktionsfähigkeit auf mitogene Lektine und gewisser funktioneller Eigenschaften werden auch periphere T-Lymphozyten in mehr oder weniger scharf umrissene Untergruppen aufgegliedert. Bei der Maus z.B. besitzen Zellen der einen Subpopulation nur wenig Thy-1(Theta), sind Ly-positiv und durch das Lektin *Concanavalin A* stimulierbar, besiedeln vorzugsweise die Milz und scheinen an der GVH, der allogeneischen Zytotoxizität und an sogenannten Helferfunktionen beteiligt zu sein. Eine zweite Subpopulation soll deutlich Theta-positiv sein, besonders auf *Phythämagglutinin* reagieren, vorzugsweise Lymphknoten besiedeln und vor allem an der MLC beteiligt sein (562). Unterteilungsvorschläge wie diese sollten indessen noch nicht als endgültig betrachtet werden.

Eine Charakterisierungsmöglichkeit gewisser T-Zellen des Menschen besteht in deren Fähigkeit, *in vitro* mit Schaf- oder Schweineerythrozyten *Spontanrosetten* zu bilden (sog. "non-immune rosettes", E-Rosetten) (21,41,300,335,643). Der Anteil der rosettenbildenden T-Zellen (RFC) im menschlichen Blut variiert indessen, je nach Art der Untersuchung, in ziemlich weiten Grenzen (109). Die Ausbildung von Rosetten kann durch Antilymphozytenserum unterbunden oder behindert werden (22,70). Spezifität und Reproduzierbarkeit dieser Untersuchungen hängen unter anderem in erheblichem Maß von der untersuchten Altersgruppe ab (627).

Zytochemisch lassen sich in Thymuslymphozyten und in peripheren T-Zellen geringe Aktivitäten zum Teil lysosomaler Enzyme nachweisen (412). Diese Befunde sind in ihrer Bedeutung noch nicht endgültig geklärt, doch dürften sie zur Differenzierung von Lymphozyten in Ausstrich- und Schnittpräparaten von Nutzen sein.

T-Zellen können zusätzlich zu den bisher erwähnten Eigenschaften aufgrund besonderer *Zelleistungen* charakterisiert werden (vgl. Beitrag Mohr). Antigenstimulierte T-Lymphozyten ("aktivierte T-Zellen") produzieren eine Reihe aktiver Substanzen *(Lymphokine)* (24,146,147,624), die als Mediatoren in der Zusammenarbeit verschiedener Zelltypen bei Immunreaktionen zur Wirkung gelangen. Eine besonders interessante Substanz stellt der sogenannte *Transfer-Faktor* dar (332), ein dialysierbares, aus menschlichen Lymphozyten gewonnenes Produkt, das in bestimmten Systemen eine zellgebundene Immunität auf nichtsensibilisierte oder areaktive Empfänger zu übertragen vermag (342).

B. B-Lymphozyten und Plasmazellen

1. Definition und Herkunft der B-Lymphozyten

Die B-Lymphozyten (B-Zellen), deren Abkömmlinge vor allem durch die Produktion und Abgabe humoraler Antikörper charakterisiert sind, haben ihren Namen von der Bursa Fabricii der Vögel, die nach Ansicht verschiedener Autoren neben dem Thymus ein zweites "zentrales", lymphoepitheliales Organ darstellen und eine "antigenunabhängige" Produktion von B-Zellen besorgen soll (112). Die gleiche Funktion wurde bei Säugern auf das darmassoziierte lymphatische Gewebe und/oder auf Knochenmarkslymphozyten bezogen. In weiten Kreisen herrscht zur Zeit die Ansicht, daß zumindest die primären B-Lymphozyten für ihre Entstehung eine Funktion des Thymus nicht benötigen. Die Bezeichnung des Knochenmarks als primäre Bildungsstätte von B-Zellen beim Säuger wird jedoch durch verschiedene Untersuchungsresultate in Frage gestellt. So konnte in neugeborenen Mäusen nach lokaler Markierung beider Femora mittels ^{3}H-Thymidin kein nennenswerter Beitrag des Knochenmarks an die Lymphozytenpopulation der Peyerschen Platten des Darms beobachtet werden. Die Mehrzahl der Lymphozyten dieses darmassoziierten lymphatischen Gewebes stammen bei Mäusen aus dem Thymus (96,295,296). Über den genauen anatomischen Ursprung der B-Zellen ist man nach wie vor nicht genügend orientiert. Es ist nicht sicher ausgeschlossen, daß zum

Zeitpunkt des ersten nachweisbaren Auftretens von B-Zellen deren Vorläufer bereits den Thymus passiert haben. Möglicherweise wandern alle Lymphozytenvorläufer im Rahmen ihrer Entwicklung durch dieses Organ.

Bei CBA-Mäusen konnte gezeigt werden, daß die ersten B-Lymphozyten ungefähr 3 Tage vor der Geburt offenbar multizentrisch in Leber, Milz und Knochenmark auftreten (420). Im Gegensatz dazu finden sich Theta-positive Lymphozyten schon 5 bis 6 Tage vor der Geburt (436). Es stellt sich die Frage, ob ein Teil der T-Zellen sich in B-Zellen umwandeln kann. Nach der Geburt, wenn sich die intestinale Mikroflora entwickelt, nimmt die Zahl der B-Lymphozyten vor allem im darmassoziierten lymphatischen Gewebe, in Milz, Blut und Knochenmark erheblich zu.

2. Charakterisierung von B-Lymphozyten

B-Lymphozyten lassen sich besonders gut durch bestimmte Bestandteile ihrer Zelloberfläche charakterisieren. Ein Großteil zeichnet sich durch die Anwesenheit von *membranständigem Ig* aus, das als Antigenrezeptor betrachtet wird (450,605). Viele B-Zellen weisen membranständige Ig M-Determinanten auf, während andere Ig-Klassen in geringerer Menge zu beobachten sind (231,442,495,608). Die Zellmembran von B-Lymphozyten enthält zusätzliche *Rezeptoren*, die mit dem Fc-Teil des Ig von Antigen-Antikörper-Komplexen (31) oder mit Gammaglobulin-Aggregaten (309) reagieren. B-Lymphozyten der Maus lassen sich ferner mit Hilfe eines aus Kaninchen gewonnenen, heterologen Antikörpers gegen MBLA ("mouse-specific B lymphocyte antigen") erfassen. Ig-Moleküle an der Oberfläche von Mäuse-B-Zellen werden unter der Wirkung von Anti-Ig-Antikörpern zu "caps" umgruppiert (453,554).

Ein weiterer Rezeptortyp an B-Zell-Oberflächen, ein C3-Komplement-Rezeptor, befähigt diese Zellen zur Bindung von Antigen-Antikörper-Komplement-Komplexen (425,491). Über die Funktionen dieser oberflächlichen Komplementfaktoren bestehen noch vorwiegend hypothetische Vorstellungen (144).

3. Leistungen der B-Zellen und ihrer Abkömmlinge

Die unter anderem auch für die Erkennung von B-Lymphozyten wichtigen Leistungen dieses Zelltyps bestehen vor allem in der Fähigkeit, nach Kontakt mit Antigenen eine *Differenzierung zu antikörperbildenden Zellen* (Plasmoblasten und Plasmazellen) einzuschlagen oder in sogenannte Gedächtniszellen vom B-Typ überzugehen (vgl. Beitrag Mohr). Manches spricht dafür, daß eine weitgehende Identität zwischen der Art der Ig-Klassen und Subklassen an der B-Zell-Oberfläche und denjenigen Ig-Typen besteht, die von den plasmazellulären Filialpopulationen dieser Zellen produziert werden. Die Möglichkeit wird diskutiert, daß bei gleichbleibender Antikörper-Spezifität eine intraklonale Umstellung von Ig M auf Ig G ("switching") stattfinden könnte (456).

4. Gedächtniszellen vom B-Typ (memory B cells) und T-Typ (memory T cells)

Eine primäre Immunisation führt in der Regel nicht nur zur Stimulation einer Antikörperbildung, sondern bewirkt auch die Entwicklung eines sogenannten immunologischen Gedächtnisses. Diese für Sekundärreaktionen wichtige Eigenschaft konnte einerseits aufgrund von Untersuchungen an *T-Lymphozyten*, andererseits an *B-Zellen* (394,483) nachgewiesen werden. Verschiedene Autoren vermochten zu bestätigen, daß an der Entwicklung, Funktion und Erhaltung eines immunologischen Gedächtnisses mindestens zwei Zellsysteme maßgeblich beteiligt sind. Beim einen handelt es sich offensichtlich um eine Zellpopulation, die in den Keimzentren lokalisiert ist. Neuere Beobachtungen sprechen nämlich dafür, daß die Keimzentren in erster Linie die Ausbildung von Gedächtniszellen vom B-Typ (memory B cells) besorgen und nicht in nennenswertem Maß zur Antikörperproduktion gegen das Antigen, das ihre Bildung und Expansion induzierte, beitragen (82,234). Die andere Population setzt sich aus langlebigen, kleinen Lymphozyten zusammen, die zum Teil als sessile Elemente im lymphatischen Gewebe verweilen, zum Teil jedoch rezirkulieren (224). Studien an Gedächtniszellen aus der Milz ergaben das Vorliegen einer relativ kurzlebigen und einer langlebigen Population. Gewisse Gedächtniszellen im Ductus thoracicus oder in Lymphknoten scheinen eine minimale funktionelle Halblebenszeit von 3 bis 4 Monaten aufzuweisen (168).

5. Bedeutung der Bursa Fabricii im Hinblick auf die Entstehung von B-Zellen und von antikörperproduzierenden Zellen

Die nur bei Vögeln vorkommende Bursa Fabricii ist ein lymphoepitheliales Organ in Form eines Blindsacks, der über einen engen Gang in den dorsalen Anteil der Kloake mündet. Die große Bedeutung, die diesem Organ in Entwicklung und Expansion des antikörperproduzierenden Apparats bei den Vögeln zukommt, wurde zufällig durch die Beobachtung aufgedeckt, daß 12 Tage nach dem Schlüpfen bursektomierte weibliche Kücken keine nachweisbaren Antikörper auf intravenös injizierte, hitzeinaktivierte Bakterien (Salmonella typhi) zu bilden vermochten (215). Dieser Befund führte zu einem intensiven Studium der Entwicklung, Morphologie und Funktion dieses Organs. Erste lymphoide Zellen sind in der Bursaanlage am 8. Tag zu beobachten (339); am 12. Entwicklungstag, d.h. zwei Tage später als der Thymus, stellt die Bursa bereits ein lymphopoietisches Organ dar (452). In Abhängigkeit vom verwendeten Tierstamm erreicht die Bursa Fabricii zwischen der 4. und 12. Woche nach dem Schlüpfen ihre Maximalgröße.

Über die Funktion dieses Organs, vor allem über Herkunft und Schicksal der sogenannten Bursalymphozyten, kann zur Zeit noch nichts Abschließendes gesagt werden. Neuere Beobachtungen sollten indessen zu einer Änderung gewisser Vorstellungen über die sogenannte Dichotomie humoraler und zellgebundener Immunreaktionen beim Vogel führen. Die Bursa wurde bisher als "primäres" lymphatisches Organ für die ersten Stufen der Entwicklung antikörperproduzierender Zellen betrachtet. Sie soll für die intraklonale Umstellung von Ig M auf Ig G (Ig Y) das geeignete "microenvironment" darstellen. Gemäß weitverbreiteter Ansichten soll ferner eine antigenische Stimulation von Bursalymphozyten und deren nachfolgende Proliferation und Differenzierung zu Gedächtniszellen vom B-Typ bzw. zu antikörperbildenden Plasmazellen nur in extrabursalen lymphatischen Geweben erfolgen (112). Tatsächlich konnte ein erheblicher Zelltransport von der Bursa in Milz, Thymusmark und Zökaltonsillen experimentell nachgewiesen werden. Man kann in der Tat vermuten, daß die meisten oder gar alle B-Zellen des Knochenmarks aus der Bursa stammen (288,373). Ein Zelltransport in umgekehrter Richtung - d.h. vom Knochenmark in die Bursa - konnte bisher nicht mit Sicherheit nachgewiesen werden. Eine Peripheralisation von Bursalymphozyten scheint schon in frühen Stadien der Ontogenese stattzufinden, da die Bursektomie im frisch geschlüpften Hühnchen ohne gleichzeitige Ganzkörperbestrahlung die Ig-Produktion nicht stark vermindert. Neue Aspekte über die antigenische Beeinflussung von Bursalymphozyten ergeben sich aus der Tatsache, daß die Bursa und ihre Lymphfollikel in engen Kontakt mit intestinalen Antigenen geraten, wobei durch einen besonderen Pumpmechanismus eine ständige Durchmischung von Kloaken- und Bursainhalt erfolgt (507). Die wichtige Rolle der Bursa in der Vermehrung und Verbreitung potentiell antikörperbildender Zellen hängt eng mit der Tatsache zusammen, daß sie beim Vogel das einzige darmassoziierte lymphatische Gewebe darstellt, das einen dauernden Kontakt immunologisch kompetenter Zellen mit bakteriellen Antigenen des Darms gewährleistet und durch besondere Strukturen befähigt ist, antigenisches Material aufzunehmen (507). Das darmassoziierte lymphatische Gewebe der Säugetiere, besonders die Peyerschen Platten, scheint eine ähnliche Funktion zu besitzen (102). In diesem Zusammenhang wären die sogenannten Tuft-Zellen des Gastrointestinaltrakts zu nennen, die auch beim Menschen beobachtet werden können. Diese intraepithelialen Zellen tragen einen Besatz besonders langer Mikrovilli und enthalten im Zytoplasma reichlich Lysosomen, Phagosomen und Residualkörper (287). Die Annahme liegt nahe, daß es sich hier um besondere Kontaktzellen zur Aufnahme partikulären, meist antigenischen Materials handelt.

6. Sonderformen lymphoider Zellelemente

Ein kleiner Teil peripherer Blutlymphozyten soll sowohl Oberflächeneigenschaften von T-Zellen als auch von B-Zellen aufweisen (135). Es fragt sich, ob es sich hier allenfalls um Ig-haltige thymusabhängige Lymphozyten handelt (s. oben). Es wurden zudem Mäuselymphome beschrieben, deren Zellen Theta-positiv sind und Oberflächen-Ig sowie Ig-Rezeptoren tragen (232,244). Bei der Maus scheint eine Subpopulation von Lymphozyten vorzukommen, die weder B- noch T-Zell-Charakter zu haben scheint (sog. "Null-Zellen") (563). Es ist noch nicht entschieden, ob es sich hier zum Teil um ganz unreife ("präthymische") Vorläuferzellen handeln könnte.

C. Lokalisation verschiedener Lymphozytenpopulationen in lymphatischen Organen und Geweben

Die Hauptorte der Manifestation von Immunreaktionen sind diejenigen Gewebe und Organe, in denen lymphozytäre Elemente in großer Zahl vorhanden sind: darmassoziiertes lymphatisches Gewebe, Lymphknoten, Milz. Es hat sich gezeigt, daß die vorgängig erwähnten, verschiedenen Lymphozytenklassen in diesen Geweben und Organen eine komplexe Verteilung (Kompartimentierung) aufweisen.

Der diffuse Cortex ("Paracortex") der Lymphknoten und die periarterioläre Zone der weißen Milzpulpa sind Gebiete, die vorwiegend durch T-Lymphozyten besiedelt sind, während die Primärfollikel hauptsächlich aus B-Zellen zusammengesetzt sind. In beiden Fällen handelt es sich aber nur um ein Überwiegen des einen oder anderen Zelltyps, nicht aber um reine Populationen. Dasselbe gilt für die Markstränge.

Bei kleinen Nagetieren führt eine neonatale Thymektomie zu einer auffälligen Verarmung des parafollikulären Lymphknotencortex und der periarteriolären weißen Milzpulpa an Lymphozyten (443). Ähnliche Verteilungsbilder beobachtet man bei gewissen Defektimmunopathien des Menschen, z.B. bei dem mit Thymusaplasie verbundenen Di George-Syndrom (488). Dieser Lokalisationsmodus wird zudem durch Untersuchungen über die Wanderung in situ markierter Thymozyten unterstützt (96,296,625), wobei gerade in den neueren Studien gezeigt werden konnte, daß bei Mäusen eine Woche nach der Geburt 90 % der Lymphozyten des darmassoziierten lymphatischen Gewebes und ein hoher Prozentsatz dieser Zellen in Lymphknoten und Milz Theta-positiv sind. Auch immunofluoreszenzoptische Untersuchungen an Gefrierschnitten bestätigen diese Befunde (239).

Kinetik lymphatischer Zellen

F. Trepel

Kinetische Untersuchungen erarbeiteten in jüngster Zeit präzise Daten über Zirkulationsverhalten, Produktionsraten, Umsatzzeiten, Lebensdauer, Transformationsmodus und Absterben der verschiedenen Lymphozytenfraktionen. Diese Ergebnisse stellen die Basis für ein Verständnis der funktionellen Vielfalt und Flexibilität des lymphatischen Systems, aber auch für therapeutische Ansätze bei Störungen der Immunproliferation dar.

In Ausstrichpräparaten von normalen Lymphknoten oder Milzen sieht man viel weniger Mitosen als im Knochenmark. Lymphatische Gewebe zeigen also nur geringe Zellteilungsaktivität. *Andererseits kann ein kleiner Lymphozyt vom tuberkulin-positiven Menschen nach tuberkulin-induzierter Transformation in einen proliferierenden Blasten in vitro in 2 Tagen 32 lymphatische Tochterzellen produzieren (366), und in der Mäusemilz vertausendfacht sich in 4 Tagen die Zahl hämolysinsezernierender lymphatischer Zellen nach Injektion von Schafserythrozyten (293).* Mit der Ductus thoracicus-Lymphe gelangen beim Menschen täglich etwa 10 Milliarden Lymphozyten ins Blut, d.h. die gleiche Lymphozytenmenge, die das Blut bekanntlich normalerweise schon enthält. Vorausgesetzt, der Ductus thoracicus wäre der einzige oder zumindest der wichtigste Einstromweg von Lymphozyten ins Blut, dann würden die Blutlymphozyten 1mal täglich ausgetauscht. *Injiziert man jedoch einem hämatologisch Gesunden eine Stichprobe seiner eigenen in vitro markierten Blut- oder Ductus thoracicus-Lymphozyten intravenös, so verlassen diese die Blutbahn nicht nach 24 Std, sondern mit einer Halbwertzeit von 15 - 20 min (258,478,509), was einer mittleren Verweildauer dieser Lymphozyten im Blut von 0,5 Std entsprechen würde. Demnach werden die meisten Blutlymphozyten etwa 48mal täglich ausgetauscht.*

Rätsel oder scheinbare Widersprüche solcher Art lassen sich durch eine kinetische Betrachtung des lymphatischen Zellsystems lösen. Diese wird hier aus Gründen der Übersichtlichkeit auf folgende Punkte konzentriert:

Verteilung und Zirkulation,
Zellproduktion und Stammzellen,
Umsatz und Lebensdauer,
Transformation und Tod lymphatischer Zellen.

A. Verteilung und Zirkulation

Das lymphatische Zellsystem setzt sich zusammen aus etwa 90 % kleinen Lymphozyten, 5 % mittleren und großen lymphatischen Zellen und etwa 5 % Plasmazellen. Die Verteilung der Lymphozyten im Organismus ist in Tabelle 1 wiedergegeben. Es handelt sich teils um Meßwerte, teils um Schätzwerte mit verschiedenem Verläßlichkeitsgrad (597).

Tabelle 1. Zahl und Verteilung der Lymphozyten bei jung erwachsenen Menschen mit 70 kg Gewicht

Blut	10×10^9	2,2 %
Lymphknoten	190×10^9	41,3 %
Milz	70×10^9	15,2 %
Lymphatische Gewebe des Darmtrakts	20×10^9	4,3 %
Thymus	50×10^9	10,9 %
Knochenmark	50×10^9	10,9 %
Andere Gewebe	70×10^9	15,2 %
Gesamt-Lymphozytenzahl	460×10^9	100,0 %

Das zirkulierende Blut enthält zwar nur 2 % der gesamten Lymphozyten, es transportiert jedoch täglich ein Vielfaches seines Lymphozytengehalts (s. unten). Dies bedeutet, daß täglich mehr als 10 Milliarden Lymphozyten ins Blut eintreten und es wieder verlassen müssen. Sie stammen aus allen lymphatischen Organen und aus dem Knochenmark. Wie wir später sehen werden, sind die wenigsten der täglich neu ins Blut eintretenden Lymphozyten auch neu gebildet. Die meisten sind in den lymphatischen Organen gespeichert, treten nur kurzfristig ins Blut über, verlassen es nach einer Zirkulationszeit von etwa 30 min wieder (118,174,184, 478,509), siedeln sich für Stunden bis Tage in lymphatischen Geweben an und wiederholen das Spiel von neuem: sie re-zirkulieren (225). Die Rezirkulation der kleinen Lymphozyten vollzieht sich auf drei Wegen (Abb. 13): 1. vom Blut über die weiße Pulpa der Milz zurück ins Blut; 2. vom Blut in die Lymphknotenrinde und von dort mit der efferenten Lymphe zurück ins Blut; 3. vom Blut ins Gewebe, weiter mit der afferenten Lymphe in die zugehörigen regionalen Lymphknoten und von dort wie beim zweitgenannten Rezirkulationsweg mit der efferenten Lymphe zurück ins Blut (184).

Da der größte Teil der efferenten Lymphe des Körpers das Blut über den Ductus thoracicus erreicht, läßt sich die Rezirkulation durch Ableitung von Lymphozyten aus dem Rezirkulationskreis mit Hilfe der Ductus thoracicus-Drainage quantitativ untersuchen.

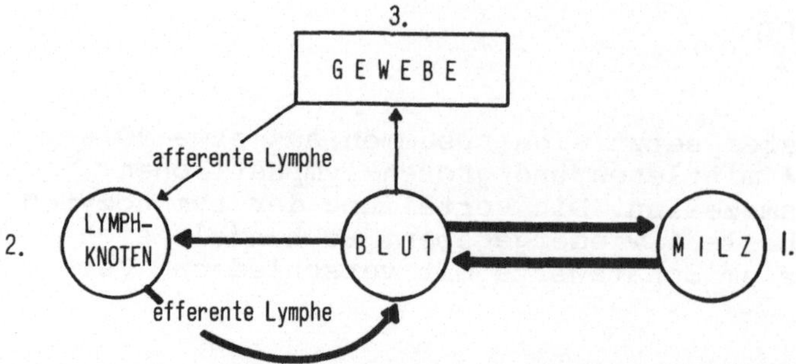

Abb. 13. Schema der Lymphozytenrezirkulation. Kleine Lymphozyten verlassen das Blut auf drei Ausstromwegen und kehren auf zwei Einstromwegen zurück. Die Strichdicke der Pfeile soll Unterschiede in der Stromstärke verdeutlichen

Der tägliche Ausstoß von Lymphozyten mit der Ductus thoracicus-Lymphe entspricht beim Menschen etwa der Zahl der momentan zirkulierenden Blutlymphozyten (72,212,478,504), also bei einer normalen Blutlymphozytenkonzentration von 2000/mm^3 10 x 10^9 Zellen/Tag. Nach 10- bis 14-tägiger Dauerdrainage sinkt der Lymphozytenausstoß mit der Lymphe und gleichzeitig die Blutlymphozytenzahl stark ab auf ein nicht weiter unterschreitbares Niveau von etwa 10 % des Ausgangswertes (478,504). Daraus - und auf Grund von methodisch anderen Untersuchungen - ist abzuleiten, daß der rezirkulierende Lymphozytenpool etwa 25mal größer ist als der zirkulierende Blutlymphozytenpool und daß der Anteil der rezirkulierenden Lymphozyten im Blut etwa 90 % der Blutlymphozyten ausmacht, was einem Meßwert bei Ratten genau entsprechen würde (184). Aus der Größe des rezirkulierenden Pools, dem vergleichsweise geringen täglichen Lymphozytenausstoß in der Ductus-Lymphe und der kurzen Verweildauer der Lymphozyten im Blut, folgt, daß die Rezirkulation über den Ductus thoracicus quantitativ wesentlich geringer ist als die Rezirkulation über die Milz (184,437). Der Pool rezirkulierender kleiner Lymphozyten besteht überwiegend aber nicht ausschließlich aus T-Zellen. Bei Mäusen wurden beispielsweise 15 % rezirkulierende B-Lymphozyten in der Ductus thoracicus-Lymphe gefunden (553).

Die Ductus-Drainage hat wie eine im Effekt ähnliche Methode, die extrakorporale Blutbestrahlung, ein weiteres wichtiges Ergebnis gebracht: neben dem rezirkulierenden gibt es auch einen nicht-rezirkulierenden Lymphozytenpool. Der nicht-rezirkulierende Pool enthält neben fixierten, ortsständigen Lymphozyten auch ausschwemmungsfähige, mobilisierbare und zirkulierende Zellen (69,95,225,485), jedoch - wie der Name sagt - keine rezirkulierenden Zellen. In Tierversuchen wurde gezeigt, daß der rezirkulierende Pool außer in Blut und Lymphe vor allem in der Rinde der Lymphknoten und in der weißen Pulpa der Milz lokalisiert ist, während die nicht-rezirkulierenden Lymphozyten vor allem im Knochemark, Thymus, im Lymphknotenmark und in den Keimzentren zu finden sind (184,498). Bei Ratten wurde geschätzt, daß der nicht-rezirkulierende Pool etwa die gleiche Größe habe wie der rezirkulierende (225), was mit unserer eigenen Schätzung des Gesamtlymphozytenbestandes beim Menschen (s.oben) übereinstimmen würde:

Rezirkulierender Pool = 10×10^9 Blutlymphozyten x 25	= 250×10^9
Nicht-rezirkulierender Pool	= 250×10^9
Lymphozytengesamtzahl	500×10^9

B. Zellenproduktion und Stammzellen

Wie schon erwähnt, sind die meisten täglich ins Blut eingeschwemmten Lymphozyten nicht neu gebildet, sondern alte Mitglieder des rezirkulierenden Pools. Durch DNS-Markierung mit ^{3}H-Thymidin wurde bei hämatologisch gesunden Karzinompatienten mit normalen Blutlymphozytenzahlen festgestellt, daß täglich nur 1 bis 2 % der Blutlymphozyten neu gebildet werden (508,510). Bei Kindern und im Verlauf akuter ausgeprägter Immunreaktionen dürfte diese niedrige Neubildungsrate übertroffen werden. Bei jugendlichen Nagetieren beträgt sie 1 bis 10% pro Tage für die Lymphozyten in Blut und Lymphknoten und etwa 40 % pro Tag für die Thymus- und Knochenmarklymphozyten (161,349,432,482). Die Lymphozytopoese erfolgt kaum im Blut selbst, sondern hauptsächlich in den Lymphknoten (510), in der Milz, im Knochenmark und bei den Kindern wahrscheinlich ähnlich wie bei jungen Tieren (95,161) im Thymus. Da der Anteil neugebildeter Lymphozyten in den lymphatischen Organen und im Knochenmark höher ist als im Blut, muß man die Neubildungsrate von Lymphozyten im Gesamtorganismus etwa mit 3 bis 5 % pro Tag veranschlagen. Das würde einer täglichen Produktion von 15 bis 25 x 10^9 Lymphozyten entsprechen.

Die Lymphozytopoese vollzieht sich durch die mitotische Teilung großer Blasten zu großen und mittleren Lymphozyten und deren Teilung zu kleinen Lymphozyten, die in dieser Zellform teilungsunfähig sind. Die Generationszeit lymphozytopoetischer Zellen liegt im Mittel bei 24 Std, die DNS-Synthesedauer bei 8 bis 14 Std (510,512,513,631). Reife Plasmazellen entstehen durch Teilung von Plasmoblasten (487), die ihrerseits Töchter von Immunoblasten sind, die sich morphologisch von großen proliferierenden Zellen der Lymphozytopoese nicht unterscheiden (55,448).

Obwohl die großen lymphatischen Zellen proliferieren, sind sie nicht die Stammzellen der Lymphozytopoese und Plasmozytopoese. Durch aufeinanderfolgende "Reifungsteilungen" scheinen sie vollständig in kleinen Lymphozyten und reifen Plasmazellen aufzugehen. Der Nachschub an neuen proliferierenden Zellen geht im erwachsenen Organismus von ruhenden Zellen aus, die in den sog. primären lymphatischen Organen, Thymus und Knochenmark, durch antigenunabhängige populationsregulierende Stimuli(65,129,371) und in den übrigen, sog. sekundären lymphatischen Organen durch Antigenreiz zur Proliferation stimuliert werden (226).

Dabei sind zwei Arten von Stammzellen zu unterscheiden: *undeterminierte* Stammzellen, die die Entwicklungspotenz zu jeder Zellart im lymphatischen System haben und *determinierte* Stammzellen, deren Potenz bereits stark eingeschränkt ist, so daß sie nur einen einzigen durch ein oder wenige Antigene stimulierbaren Lymphozyten-Klon aufbauen können. Solche antigenspezifischen Zellklone können von sehr verschiedener Größe sein, beispielsweise bei Mäusen und Ratten 1 - 20000 Zellen in einer Million untersuchter lymphatischer Zellen enthalten (13,299,631). Dies würde bedeuten, daß ein antigenreaktiver Klon durchschnittlicher Größe, z.B. von 0,01 % der lymphatischen Zellen, beim Menschen etwa 50 x 10^6 Lymphozyten umfaßt. Aufgrund spekulativer Schätzungen wurden 10^4 - 10^6 verschiedene Immunzellklone im höheren Säugetierorganismus vermutet (247,299,631). Jeder dieser Klone müßte seine eigenen determinierten Stammzellen haben. Die Position der Stammzellen sowie der Proliferation und Differenzierung der lymphatischen Zellen werden graphisch in einer halbschematischen Synopsis (Abb. 14) und in einem Modell des lymphatischen Zellsystems dargestellt (Abb. 15).

Die undeterminierten Stammzellen der Lymphozytopoese und Plasmozytopoese scheinen zumindest bei Mäusen und Ratten mit den pluripotenten hämopoetischen Stammzellen identisch zu sein (424,595, 642). Beim Menschen ist es gesichert, daß sie aus dem Knochenmark stammen (37,588). Sie sind unter den "lymphoiden Zellen" des Knochenmarks zu suchen, wobei sie bei verschiedenen Spezies anscheinend als eine Minorität mittelgroßer Zellen mit unregelmäßiger Kernform von den häufigen typisch rundkernigen, kleinen Lymphozyten abgrenzbar sind (133,497,602,646). Die determinierten Stammzellen der Lymphozytopoese sind die primär immunkompetenten Lymphozyten des Funktionspools I und die "memory cells" des Funktionspools II (Abb. 15). Sie sind morphologisch typische Lymphozyten und kinetisch überwiegend nicht-proliferierende, rezirkulierende Zellen (226,364,631).

Bei einem Gleichgewicht zwischen Zellneubildung und Zellabbau hängt die notwendige Einstromrate undeterminierter Stammzellen in die Lymphozytopoese von der antigen-induzierten Transformationsrate der determinierten Stammzellen zu proliferierenden lymphatischen Zellen und deren Teilungsfrequenz im Proliferations- und Reifungspool II ab (Abb. 15). Es läßt sich für den Menschen in erster Näherung schätzen, daß der Einstrom undeterminierter Stammzellen in die Lymphozytopoese unter "steady-state"-Bedingungen etwa 100 - 200 x 10^6 pro Tag beträgt (560). Das wären 0,02 - 0,04 % aller lymphatischen Zellen des Körpers und würde bedeuten, daß im Vergleich zur Granulozytopoese (119) nur ein sehr kleiner Teil der hämopoetischen Stammzellen in die Lympho- und Plasmozytopoese einströmt. Die Hauptlast der Zellerneuerung im erwachsenen lymphatischen Zellsystem wird von den meist langlebigen determinierten lymphatischen Stammzellen getragen, die durch Transformation und anschließende kurzfristige Proliferation die meisten Zellverluste ausgleichen können. So wird es erklärlich, daß nach Thymektomie im jugendlichen oder erwachsenen Alter, oder auch nach der physiologischen Thymusinvolution, d.h. Vorgängen, die den weiteren Einstrom von undeterminierten Stammzellen in die thymusabhängige T-Lymphozytenreihe unterbinden, die T-Lymphozyten ihren Bestand durch die Proliferation der vorhandenen determinierten Stammzellen

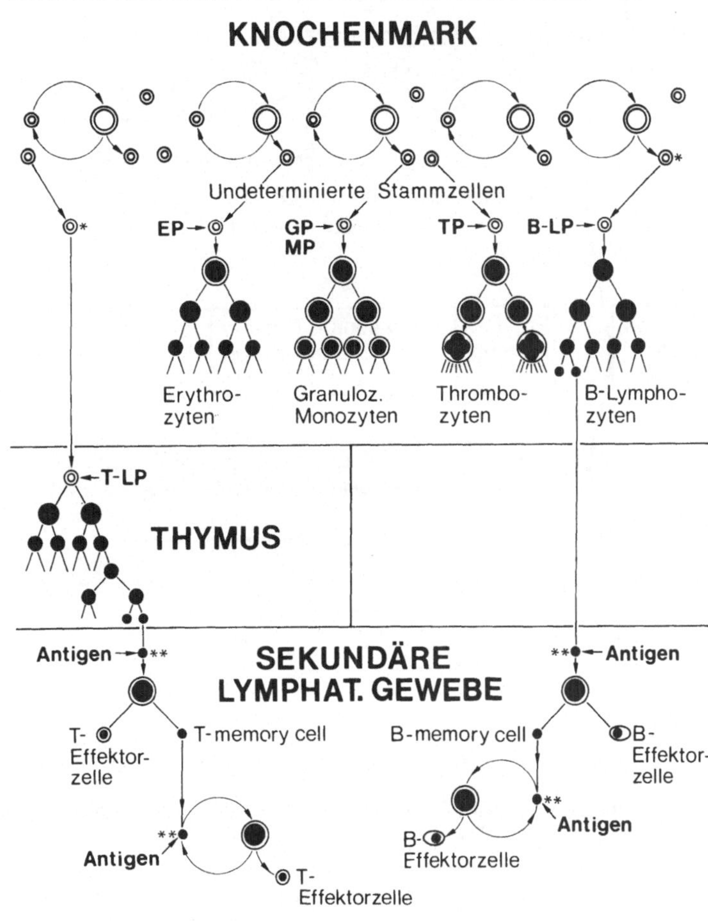

Abb. 14. Schemazeichnung der hypothetischen Stammzelldifferenzierung im Knochenmark und lymphatischen Geweben. 1. Undeterminierte Stammzellen (graphisch: helle Zellen), die teils im Zellzyklus sind und teils zellkinetisch ruhen, werden wahllos für die Hämopoese und Lymphozytopoese (graphisch: dunkle Zellen) rekrutiert. Das geschieht durch zellsystemspezifische "Poetine": Erythropoetin (EP), Granulopoetin (GP), Monopoetin (MP), Thrombopoetin (TP) und B-Lymphopoetin (B-LP) vor allem im Knochenmark und nach Ausschwemmung undeterminierter Stammzellen durch T-Lymphopoetin (T-LP) vor allem im Thymus. 2. Die bei der primären B- und T-Lymphozytopoese entstehenden reifen, immunkompetenten kleinen Lymphozyten, die determinierten Stammzellen der Immunzellklone, wandern in die sekundären lymphatischen Gewebe und werden durch ihre spezifischen Antigene zur Proliferation stimuliert, wobei sie lymphatische T- und B-Effektorzellen und "memory cells" bilden. Bei Stimulation der "memory cells" wiederholt sich dieser Proliferations- und Differenzierungszyklus. Zur Vereinfachung wurden Effektor- und Memory-Zellen als Töchter einer Mutterzelle dargestellt, während in der Natur zwei verschiedene Mutterzellen anzunehmen sind. Die Kreise mit Pfeilrichtungen symbolisieren den Zellzyklus undeterminierter und determinierter Stammzellen)

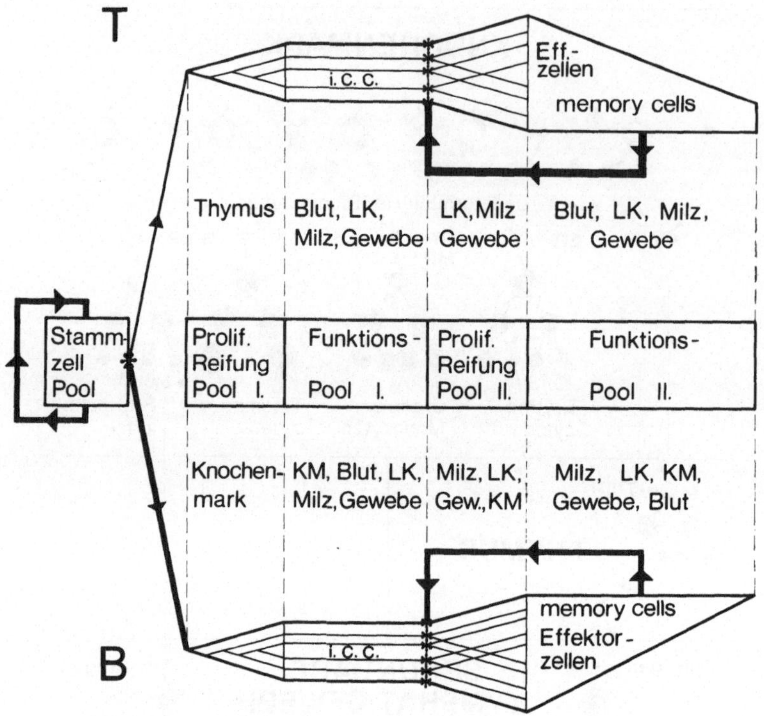

Abb. 15. Schematische Darstellung der funktionellen Struktur des lymphatischen Zellsystems beim jung-erwachsenen Säugetier. 1. Hämopoetische Stammzellen aus dem Knochenmark differenzieren sich außerhalb des Knochemarks unter Thymuseinfluß; überwiegend im Thymus selbst, zu T-Lymphozyten und innerhalb des Knochemarks unter noch nicht definierten Bursa-Fabricii-ähnlichen Einflüssen zu B-Lymphozyten. 2. Das erste Stadium der Differenzierung wird von starker Zellproliferation begleitet, wobei sich die aus einer Stammzelle herleitenden lymphatisch differenzierten Zellen vervielfachen (Proliferations- und Reifungspool I). Die Zellpopulationskontrolle erfolgt antigenunabhängig. 3. Nach Verlassen des Proliferations- und Reifungspools I und Übertritt in den Funktionspool I sind die lymphatischen Zellen immunkompetente Zellen (i.c.c.) geworden und können nun auf entsprechende Antigene reagieren (Funktionspool I). 4. Die Reaktion auf Antigene besteht hauptsächlich in Zelltransformation und Proliferation, wobei die Zellen zu weiteren Leistungen heranreifen (Proliferations- und Reifungspool II). 5. Dabei produzieren sie die Zellen des Funktionspools II: immunologische Effektorzellen (Effektor-Lymphozyten in der T-Zellreihe und antikörpersezernierende Zellen in der B-Zellreihe) und parallel dazu immunologische Gedächtniszellen (memory cells), die sich bei Kontakt mit dem gleichen Antigen - ähnlich wie die primär immunkompetenten Zellem beim ersten Antigenkontakt - zu proliferierenden Zellen des Proliferations- und Reifungspools II transformieren (rückläufige Pfeilrichtung!). Die Pfeile geben die Richtung der Zelldifferenzierung an, aufzweigende Linien bedeuten Zellteilungen und die Strichdicke deutet die Stärke des jeweiligen Zellstromes an. Sterne symbolisieren Zellen mit Stammzellfunktion. KM = Knochenmark; LK = Lymphknoten; i.c.c. = immunkompetente Zellen

für einen großen Teil des Lebens fast erhalten können (90,128, 251,553). Aufgrund der Langlebigkeit der meisten Lymphozyten und der mutmaßlichen Transformationsrate der determinierten lymphatischen Stammzellen kann man schätzen, daß im Falle eines totalen Einstromstops der undeterminierten Stammzellen in die Lymphozytopoese etwa 5 Jahre vergehen müßten, bis die Lymphozytenzahlen des Körpers auf die Hälfte abgesunken sind (560). Das erklärt vielleicht, warum man bei zwei Erkrankungen der hämopoetischen Stammzellen, der chronisch myeloischen Leukämie und der Panmyelopathie, die zur frühzeitigen Veränderung aller übrigen Blutzellreihen führen, eine Beteiligung der Lymphozyten nicht oder erst nach längerer Krankheitsdauer feststellen kann (246,404,593).

C. Lebenszeit und Umsatz

Im Gegensatz zu den Erythrozyten und Granulozyten, deren Lebensdauer in engen Grenzen determiniert ist, weisen die Lymphozyten uneinheitliche Lebenszeiten auf. Es ist üblich, "kurzlebige" kleine, mittlere und große Lymphozyten mit einer Lebensdauer von 1 - 10 Tagen von "langlebigen" kleinen Lymphozyten mit einer durchschnittlichen Lebensdauer von mehreren hundert Tagen zu unterscheiden (83,418,434,508,510). Abb. 16 zeigt, daß beispielsweise kleine Blutlymphozyten nicht nach Ablauf fester Lebenszeiten in stufenförmiger Art, sondern nach Zufallsgesetzen in einer exponentiellen Kurve eliminiert werden. Es wurde eine kontinuierliche Häufigkeitsverteilung der Lebenszeit von Lymphozyten festgestellt und die Berechtigung zur Trennung von kurz- und langlebigen Lymphozyten bestritten (506). Korrekt ist es hingegen, Lymphozytenpopulationen mit raschem Umsatz von langsam umgesetzten Lymphozytenpopulationen, definiert jeweils durch die Halbwertzeit ihrer Elimination oder ihre unterschiedlichen Neubildungsraten, zu unterscheiden[1]. Rasch umgesetzte Lymphozytenpopulationen finden sich vor allem im nicht-rezirkulierenden Pool: im Thymus, Knochemark, Lymphknotenmark, in der roten Milzpulpa und in den Keimzentren.

---

[1] Erläuterung: Ein neugeborener Mensch kann ebenso wie eine Eintagsfliege am 1. Tag seines Lebens sterben. Insofern sind beide kurzlebig. Trotzdem gehört der früh gestorbene Mensch zu einer langlebigen Population, die durchschnittlich 70 Jahre alt wird, und unterscheidet sich unter anderem darin grundsätzlich von den genannten Insekten, denen gemeinhin eine Lebensdauer von nur einem Tag zugebilligt wird. Ebenso kann ein als langlebig programmierter kleiner Lymphozyt mit "memory"-Funktion schon einen Tag nach seiner Entstehung durch "sein" spezifisches Antigen transformiert werden. Andererseits leben von Lymphozyten einer rasch umgesetzten Population, die mit einer Halbwertzeit von z.B. 5 Tagen erneuert wird, nach 30 Tagen noch 1,6 %, was den Begriff der "Kurzlebigkeit" bereits sprengt.

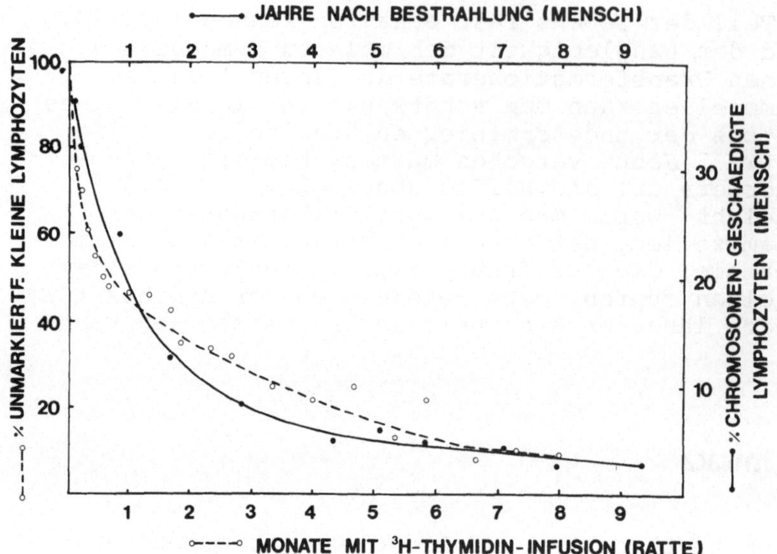

Abb. 16. Lebenszeitkurven von Blutlymphozyten. Die offenen Punkte und die gestrichelte Kurve (bezogen auf die untere Abszisse und die linke Ordinate) zeigen das Verschwinden unmarkierter kleiner Lymphozyten nach Beginn einer 9monatigen Dauermarkierung aller neugebildeten Lymphozyten bei Ratten. Die dunklen Punkte und die durchgezogene Kurve (bezogen auf die obere Abszisse und die rechte Ordinate) zeigen das Verschwinden chromosomengeschädigter phytohämagglutinin-stimulierbarer Lymphozyten in den ersten 9 1/2 Jahren nach therapeutischer Bestrahlung (1500 rad) der kaudalen Wirbelsäule und Teilen des Beckens bei Patienten mit Spondylitis ankylopoetica. 8 - 9 Monate nach Start der Dauermarkierung lebten noch etwa 8 % der ursprünglich unmarkierten Lymphozyten und 8 - 9 Jahre nach Bestrahlung noch etwa 8 % der ursprünglich strahlengeschädigten Lymphozyten mit instabilen Chromosomenaberrationen. Bei den Ratten, deren Lymphozytenzahl während der Untersuchung im "steady state" war, ist ein steiler initialer Abfall der Überlebenskurve unmarkierter Lymphozyten entsprechend einer T1/2 von 3,5 Tagen und ein anschließender flacherer Abfall entsprechend einer T1/2 von 90 Tagen festzustellen. Bei den Menschen, bei denen in den ersten 3 Jahren eine strahlenbedingte Lymphozytopenie bestand, ist der steile initiale Abfall der Kurve auf den die Lymphozytopenie ausgleichenden relativ vermehrten Einstrom normaler neugebildeter Lymphozyten zurückzuführen. Die dann unter "steady state"-Bedingungen folgende flachere Abfallkomponente entspricht einer T1/2 von 1100 Tagen. Graphik nach Daten von Robinson u. Mitarb., 1965 (Dauermarkierung) und Buckton u. Mitarb., 1967 (Chromosomenanalyse)

Beim erwachsenen Menschen beträgt der Anteil der rasch umgesetzten Lymphozyten im Blut etwa 10 %, wovon etwa die Hälfte auf kleine und die andere auf große und mittlere Lymphozyten entfällt (508,510). Bei jungen Nagetieren ist der Prozentsatz rasch umgesetzter Blutlymphozyten manchmal von ähnlicher Größenordnung (485) manchmal erheblich höher (161). Die langsam umgesetzten Lymphozyten füllen vor allem den rezirkulierenden Pool und kommen gemischt mit rasch umgesetzten lymphatischen Zellpopulationen auch im nicht-rezirkulierenden Pool vor. Während sie im Blut etwa 90 % ausmachen, kann ihr Anteil an allen

Lymphozyten des Menschen auf etwa 75 % geschätzt werden. T-Lymphozyten werden außerhalb des Thymus überwiegend langsam umgesetzt (128,535,553), während die B-Lymphozyten außerhalb des Knochenmarks rasch und langsam umgesetzte Zellen enthalten (327,535,553). Plasmazellen werden überwiegend sehr rasch umgesetzt. Ihre mittlere Lebenszeit beträgt 0,5 - 2 Tage (479,500, 519,585). Da sie offensichtlich keine definierte Lebenszeit haben, sondern nach Zufallsgesetzen verbraucht werden, gibt es neben der rasch umgesetzten Mehrheit auch einige "langlebige" Plasmazellen, die nicht nur in den Lymphknoten (397), sondern vor allem im Knochenmark vorkommen (492).

D. Transformation und Zelltod

Wenn täglich 3 bis 5 % der Lymphozyten neugebildet werden, müssen ebenso viele Lymphozyten aus dem lymphatischen Zellsystem ausscheiden. Das kann auf drei verschieden Arten geschehen:

1. durch Transformation in andere Zellen, z.B., wie oftbeschrieben wurde, in Immunoblasten, die Plasmazellen produzieren;
2. durch Elimination in das Lumen des Gastrointestinaltrakts, wie sie an Ratten nachgewiesen wurde (323);
3. durch Zelltod ubiquitär im lymphatischen Gewebe, besonders ausgeprägt im Thymus und in den Keimzentren (97,313) und in Entzündungsinfiltraten (321).

Es gibt noch eine vierte Möglichkeit der Elimination von Lymphozyten, die zwar nicht physiologisch ist, aber dennoch eine wichtige Rolle spielt: die lymphozytensenkenden Maßnahmen mit dem Ziel einer immunsuppressiven Therapie. Wenn man von einer Einteilung des lymphatischen Zellsystems in die lymphopoetischen Zellen einerseits und die kleinen Lymphozyten andererseits ausgeht, so bieten sich damit auch die Ansatzpunkte für eine lymphozyteneliminierende Therapie: entweder man verhindert den Nachschub durch Hemmung der proliferierenden Zellen oder man vernichtet die Masse der nicht-proliferierenden kleinen Lymphozyten (Tabelle 2).

Die Vinca-Alcaloide - ebenso wie die Folsäureantagonisten - hemmen die Lymphozytopoese, ohne die "ruhenden" kleinen Lymphozyten zu schädigen. Die Ductus thoracicus-Drainage leitet überwiegend kleine Lymphozyten aus dem Körper ab, ohne die Lymphopoese in den Organen direkt zu treffen. Ähnliches gilt für das Antilymphozytenserum und für die extrakorporale Bestrahlung des Blutes, die alle zirkulierenden bzw. rezirkulierenden lymphatischen Zellen, die zum größten Teil kleine Lymphozyten sind, vernichten. Die gleichen zirkulierenden und durch die Milz rezirkulierenden Zellen werden durch die fraktionierte Milzbestrahlung (517) getroffen, daneben der in der Milz beheimatete kleinere Teil der Lymphozytopoese. Dagegen bewirken die Ganzkörperbestrahlung, die alkylierende Zytostatika und die Kortikosteroide keine selektive Hemmung oder Elimination. Sie schädigen proliferierende und ruhende lymphatische Zellen gleichzeitig.

Tabelle 2. Lymphozytensenkende Maßnahmen: Therapeutische Angriffspunkte

Art der Therapie	Lymphopoese (proliferierend)	Kleine Lymphozyten (ruhend)
Ionisierende Bestrahlung	+	+
Kortikosteroide	+	+
Akylierende Zytostatika	+	+
Vinca-Alkaloide	+	-
Anti-Lymphozytenserum	-	+
Ductus thoracicus-Drainage	-	+
Extrakorporale Blutbestrahlung	-	+
Fraktionierte Milzbestrahlung	(+)	+

Das hat den theoretischen Nachteil mangelnder Spezifität, bietet aber den praktischen Vorteil des raschen Eintritts der Lymphozytenzahlsenkung, die mit den erstgenannten selektiven Behandlungsmethoden erst nach etwa einwöchiger Therapie erreicht würde.

Die Kinetik ist eng mit der Funktion der lymphatischen Zellen verknüpft, so daß wesentliche Phänomene der Immunologie erst durch eine kinetische Betrachtung verständlich werden: Die Vielfalt der antigenspezifischen Lymphozyten-Klone soll durch die ungewöhnlich starke Proliferation von lymphatisch differenzierten Stammzellen in den primären lymphatischen Organen entstehen (85). Der Anstieg der Antikörper bei Immunreaktionen, definiert durch die Verdoppelungszeit der Antikörperkonzentration, ist mit der Generationszeit bzw. Verdoppelungszeit der antikörper-sezernierenden Zellen korreliert (603). Schließlich ist die Langlebigkeit einiger kleiner Lymphozyten die Voraussetzung für die lange Dauer des immunologischen Gedächtnisses.

Über Funktionen von B- und T-Zellen

R. Mohr

Die zentrale Funktion der B-Zellreihe liegt in der Synthese spezifischer Immunoglobuline, die der T-Zellen in der Helfer- und cytotoxischen Funktion. B- und T-Zellen zeigen in ihren Funktionen wesentliche Wechselbeziehungen. Über die Zellrezeptoren und die molekularen Mechanismen der Zellaktionen und Kooperationen liegen detaillierte Befunde vor, die das Modell der Grundfunktionen wesentlich erweitern.

Der Antikörper war in seiner Wirkung und Antigenspezifität schon lange bekannt, bevor zwischen ihm und dem lymphatischen System ein Zusammenhang hergestellt wurde. Erst als die Plasmazelle als Antikörper produzierende und sezernierende Zelle identifiziert und zu dem lymphatischen System gezählt wurde, wußte man, daß der Antikörper ein Reaktionsprodukt des lymphatischen Systems ist (226).

Lymphozyten regionaler Lymphknoten im Bereich von Haut- bzw. Tumortransplantaten werden spezifisch gegen diese Transplantate sensibilisiert. Nur mit diesen Lymphozyten, nicht aber mit Serum der Transplantatträger, kann eine spezifisch gegen die Transplantate gerichtete Aktivität übertragen werden. Die Lymphozyten, die Träger dieser spezifischen Aktivität sind, wurden als immunkompetente Zellen definiert (377,399).

Damit war erwiesen, daß die Lymphozyten die Zellen des immunologischen Apparates darstellen. Die passiv mit dem Serum übertragbare Antikörperaktivität führte zur Definition der humoralen Immunantwort, während man bei der zellgebundenen Aktivität von zellulärer Immunantwort sprach. Experimentell konnte man bald nachweisen, daß die humorale Immunantwort von Lymphozyten abhängt, deren Differenzierung aus Stammzellen bei Vögeln durch den Einfluß der Bursa Fabricii - einem lymphoiden Organ im Bereich der Kloake - erfolgt ist. Während sich die Lymphozyten, die an der zellulären Immunantwort beteiligt sind, erst durch Einfluß des Thymus entwickeln konnten.

Die Zweiteilung in humorale und zelluläre Immunantwort führt leicht zu einer schematischen Vereinfachung eines überaus komplexen Systems.

T- und B-Zellen, die funktionell und durch verschiedene Oberflächenmarker eindeutig voneinander unterschieden werden können, lassen sich möglicherweise in weitere Subpopulationen trennen. Die funktionelle Zuordnung von B- und T-Zellen zu bestimmten

Reaktionsformen bedeutet nicht, daß die humorale und zelluläre Immunantwort autonom nebeneinander bestehen. Sie zeigen intensive Wechselbeziehungen, die die Zweiteilung kaum noch gerechtfertigt erscheinen lassen.

Die B- und die T-Zellen verfügen über Rezeptoren, die körperfremde von körpereigenen Strukturen unterscheiden können. Die Rezeptoren einer Zelle können jeweils spezifisch nur mit einem Antigen reagieren. Die Erkennung antigener Strukturen durch diese Rezeptoren ist Voraussetzung für die Induktion einer Immunantwort. Ob dabei der Rezeptor der B-Zelle identische antigene Strukturen erkennt, wie der T-Zell-Rezeptor und mit diesem biochemisch identisch ist, bzw. von denselben Strukturgenen kodiert wird, oder ob es überhaupt einen T-Zell-Rezeptor gibt, ist augenblicklich Gegenstand intensiver Forschungen. Die Aufklärung der Funktionen von B- und T-Zellen, ihrer Subpopulationen, der zellulären Interaktionen und der Regulation der Immunantwort bietet erst die Möglichkeit einer gezielten Manipulation des Immunapparates bei allen pathologischen Prozessen, durch die das immunologische System unmittelbar selbst betroffen oder an denen es als reagierendes Effektorsystem beteiltigt ist.

A. B-Zellen

1. Oberflächenstrukturen

Mit Verweis auf den Beitrag von Zimmermann u. Mitarb. können die Oberflächencharakteristika der B-Zellen hier stichwortartig genannt werden:

Spezifisch antigene Determinanten (z.B. MBLA="mouse specific B-lymphocyte antigen") (473).

Differenzierungsantigene, die sich nur im Stadium der Entwicklung zu Plasmazellen finden (572).

Ia-Antigene ("immune response associated antigens"), die sich zwar auch an verschiedenen anderen Geweben (241) und auf T-Zellen fanden (189,352), jedoch für die zelluläre Kooperation und genetische Kontrolle der Immunantwort von besonderer Bedeutung sind (s. unten).

Membranständiges Immunoglobulin aller Klassen, am häufigsten IgM (364).

Rezeptoren für Komplement, die sich von denen monozytärer Zellen unterscheiden und bei Plasmazellen nicht mehr nachweisbar sind (426).

Rezeptoren für den Fc-Teil von Immunoglobulinen, der sich von den Rezeptoren auf Makrophagen unterscheidet (31,32) und sich auf der differenzierten Plasmazelle nicht mehr findet.

2. Identität zwischen Rezeptorstruktur für Antigenerkennung und sezerniertem Antikörper

Es besteht heute kein Zweifel mehr darüber, daß die wesentlichste Funktion der B-Lymphozyten in der Synthese und Sekretion von Antikörpern besteht (Abb. 17). Die Bildung dieser Antikörper führt zu einem Immunschutz z.B. gegen Bakterien oder Viren, oder aber zu Überempfindlichkeitsreaktionen des Organismus. Die zu Plasmazellen differenzierten B-Zellen produzieren und sezernieren Immunglobuline verschiedener Klassen. Den verschiedenen Immunglobulinklassen können unterschiedliche Funktionen zugeordnet werden (549).

Die Tatsache, daß die B-Zelle Immunglobuline synthetisiert und sezerniert, gibt noch keine Antwort auf die Frage, ob dieses Produkt in seiner molekularen Struktur und Spezifität identisch ist mit dem Rezeptor auf der B-Zelle, der das Antigen erkennt. Ehrlich stellte sich schon 1900 aufgrund der hohen Spezifität der Antikörper vor, daß der Zelloberflächenrezeptor für Antigene ebenfalls ein Antikörper sei. Die spezifische Eleminierung von B-Zellen auf antigenbeladene Säulen, die B-Zelloberflächenmarkierung

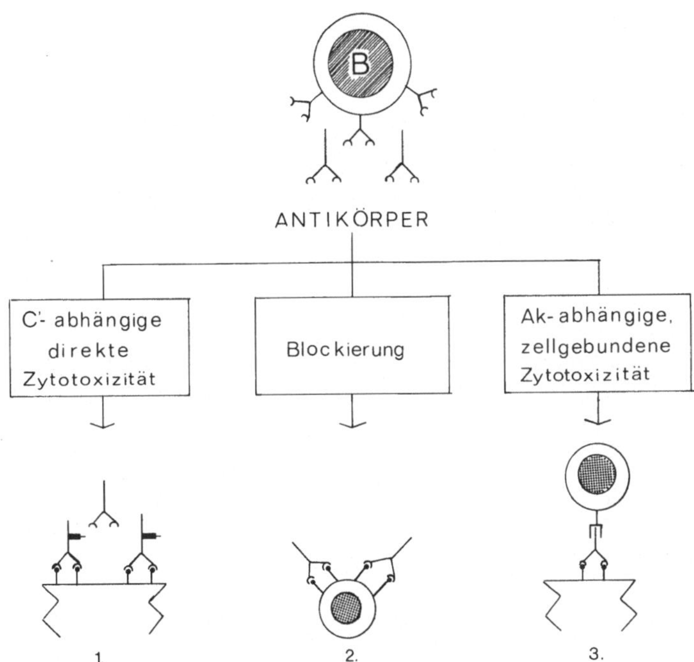

Abb. 17. Funktionen von B-Zellen. 1. Produktion von Antikörpern, die in Abhängigkeit von Complement (C') direkt zytotoxisch wirksam sind. 2. Produktion von Antikörpern, die mit den antigenen Determinanten der "target"-Zelle reagieren, ohne diese zu zerstören. Die Antikörper blockieren die Determinanten, so daß diese von der zytotoxischen Zelle nicht mehr erkannt werden können (blocking factor, enhancement). 3. Produktion von Antikörpern, die über Fc-Rezeptoren an andere Zellen (Null-Zellen) gebunden und in dieser Zell-Antikörper-Komplexierung für die "target"-Zelle zytotoxisch werden

mit fluoreszenz-markierten oder radioaktiv markierten Antiimmunglobulinseren legten nahe, daß der Antigenrezeptor Immunglobulinstruktur besitzt (364).

Damit konnte aber der Einwand noch nicht entkräftet werden, daß der Antigenrezeptor nur dem Immunglobulin eng benachbart sei und durch sterische Behinderung Identität vorgetäuscht werde. Die beste Evidenz für die Immunglobulinnatur des Antigenrezeptors der B-Zelle ergab sich durch die Tatsache, daß die spezifische Antigenbindung an die B-Zellen durch Präinkubation mit Antiimmunglobulinen inhibiert werden konnte (364).

Auf jeder Zelloberfläche von B-Zellen befinden sich zwischen 50 000 - 100 000 Immunglobulinmoleküle. Jede B-Zelle trägt Immunglobulinrezeptoren für nur ein bestimmtes Antigen und kann folglich auch nur Antikörper derselben Spezifität synthetisieren und sezernieren. Wie der molekulare "Triggermechanismus" aussieht, der zur Aktivierung der B-Zelle und schließlich zur Differenzierung bis zur Plasmazelle führt, ist ungeklärt.

3. Funktionen der Immunglobulinklassen

Auf der Oberfläche von B-Zellen können Immunglobuline verschiedener Klassen und Subklassen nachgewiesen werden. So wie nur eine Antigenspezifität von einer Zelle repräsentiert wird, so ist auch in der Regel nur eine Immunglobulinklasse auf der Oberfläche einer Zelle vorhanden. Am meisten vertreten sind B-Zellen mit 7S-IgM-Immunglobulinen auf der Zelloberfläche (364).

Man nimmt an, daß innerhalb ein und derselben Zelle ein "switch" (Umschalten) von IgM nach IgG ablaufen kann (421). Der Nachweis von IgM und IgG auf der Oberfläche individueller B-Lymphozyten in bestimmten Entwicklungsstadien lieferte eine Bestätigung dieser Annahme (312). Es bleibt dabei noch ungeklärt, ob für das Umschalten der B-Zelle von IgM- auf IgG-Antikörperproduktion die T-Zellhelferaktivität eine Rolle spielt.

Da die Funktionen der verschiedenen Immunglobulinklassen erst teilweise näher charakterisiert sind und keine Klarheit darüber besteht, unter welchen Bedingungen Zellen, die Rezeptoren einer bestimmten Immunglobulinklasse tragen, stimuliert werden, sollen für die Funktion der Immunglobulinklassen nur zwei Beispiele angeführt werden:

1. Auf eine primäre Antigenstimulierung erfolgt immer zuerst eine 19S-IgM-Antwort. Erst im weiteren Verlauf der Immunantwort treten auch 7S-IgG-Moleküle auf. Nach einer erneuten Verabreichung des Antigens (Boost) sind schneller, vermehrt und fast nur 7S-IgG-Antikörper nachweisbar. Der funktionelle Unterschied der beiden Immunglobulin-Klassen besteht darin, daß in dem IgM ein schneller als IgG zur Verfügung stehender Antikörper bei einer Primärantwort vorliegt.
2. Funktionelle Unterschiede sind bei den Subklassen von IgG bekannt. Das IgG_1 des Meerschweinchens bindet im Gegensatz zum IgG_2 kein Komplement. Möglicherweise sind an diese Eigen-

schaften bestimmte Effektorfunktionen von Antikörpern gebunden. Der Unterschied zwischen den beiden IgG-Subklassen spielt vielleicht für die Wirkung des "blocking factors" eine Rolle. Dieser Faktor wird als ein Antikörper oder Antigen-Antikörperkomplex diskutiert (541). Er reagiert spezifisch mit antigenen Determinanten von Tumorzellen, so daß diese nicht mehr von der zytotoxischen Zelle erkannt werden können. Folge davon ist Wachstum des Tumors. Denkbar ist also, daß dieser Antikörper zur Subklasse IgG_1 gehört. Er kann keine Zytolyse induzieren, weil er kein Komplement binden kann.

Ein weiteres Beispiel sind Antikörper, die mit der Antigenbindungsstelle von Antikörpern monoklonalen Ursprungs (idiotypische Antikörper) reagieren. Gehören diese anti-idiotypischen Antikörper der Subklasse IgG_1 des Meerschweinchens an, so haben sie eine stimulierende Wirkung auf die Lymphozyten, die den entsprechenden Idiotyp tragen. Ein antiidiotypischer Antikörper mit der Subklasse IgG_2 wirkt dagegen supprimierend auf Lymphozyten mit entsprechendem Idiotyp (151). Weitere Untersuchungen müssen zeigen, ob diese Daten für die Regulation der Immunantwort von physiologischer Bedeutung sind.

Die B-Zellen produzieren auch sogenannte zytophile Antikörper, die an Fc-Rezeptoren tragende Zellen (31,32) oder an Komplement-Rezeptoren für Antigen-Antikörper-Komplement-Komplexe gebunden werden können (50).

Es wurde diskutiert, daß die B-Zelle zytotoxische Reaktionen auslösen kann, wenn sie über ihren Fc-Rezeptor mit einem Immunglobulin reagiert, das schon spezifisch mit einer Determinanten einer Ziel-Zelle verbunden ist. Doch scheint sich herauszustellen, daß diese antikörperabhängige, zellvermittelte Zytotoxizität einer sogenannten "Null"-Zelle zugeordnet werden muß. Diese trägt Fc-Rezeptoren, aber keine Immunglobuline und hat morphologisch die Charakteristika eines Monozyten (230).

Schließlich sei noch erwähnt, daß von B-Zellen sezernierte, komplementfixierende Antikörper auch in freier, d.h. nicht zellgebundener Form für Ziel-Zellen zytotoxisch sein können.

4. Die T-Zell-unabhängige Stimulierung und die zelluläre Kooperation

In diesem Zusammenhang kann nicht auf den Trigger-Mechanismus (Aktivierung) der B-Zelle mit unspezifischen Mitogenen (PHA, ConA, LPS) oder Antigenen eingegangen werden. Es soll aber erwähnt werden, daß B-Zellen durch thymus-unabhängige Antigene direkt zur Differenzierung und Antikörperproduktion stimuliert werden können. In diesem Falle sind wahrscheinlich keine kooperativen T-Zellen als Helferzellen erforderlich, um eine Immunantwort zu induzieren. Die Tatsache ist deswegen von Bedeutung, weil man glaubte, über die Struktur dieser T-Zell-unabhängigen Antigene Aufschluß über den Trigger-Mechanismus der B-Zelle und die mögliche Funktion der T-Zelle in der Kooperation mit der B-Zelle zu erhalten.

Als Beispiel sollen einige T-Zell-unabhängige Antigene genannt werden: das polymerisierte Flagellin (172), das Pneumokokken-Polysaccharid Typ III (275) und die Kopolymere von D-Aminosäuren (531). Ihnen sind folgende Eigenschaften gemeinsam:

a) Hohe Dichte sich wiederholender, identischer Determinanten und Epitope. Das veranlaßte zu der Annahme, daß eine wesentliche Funktion der T-Zell-Hilfe in der Präsentation von sich wiederholenden, identischen Antigendeterminanten besteht, ähnlich wie bei den Polymeren.

b) Diese Antigene induzieren hauptsächlich die Bildung von IgM-Antikörpern und nur sehr wenig IgG. Diese Ergebnisse würden dafür sprechen, daß die passive Präsentation der Antigene allein nicht ausreicht, um auch die Produktion von IgG-Antikörpern zu induzieren.

c) Es lassen sich kaum T-Zellen nachweisen, die diese Antigene binden (472). Das wäre eine weitere Evidenz dafür, daß die Eigenschaften dieser Antigene keine ausreichende Erklärung für eine ähnlich verlaufende Stimulierung der B-Zellen durch Kooperation mit den T-Zellen bieten.

d) Sie werden in vivo sehr langsam abgebaut, z.B. sind synthetische Kopolymere von D-Aminosäuren thymusunabhängig, während die Kopolymere von L-Aminosäuren T-Zell-abhängig sind (531). Deswegen sind sie im Organismus lange nachweisbar.

Die Kooperation zwischen B-Zellen und T-Zellen, die zu einer humoralen Immunantwort gegen T-Zell-abhängige Antigene führt, soll in dem Abschnitt über die Helferfunktion der T-Zelle beschrieben werden.

B. T-Zellen

1. Oberflächenstrukturen

Die T-Zellen stellen eine sehr heterogene Zellpopulation dar, die sich beispielsweise in Morphologie, Lebensdauer und Resistenz gegen Kortikosteroide unterscheidet (vgl. (126) und Beitrag Zimmermann u. Mitarb.).

Neben den für die T-Zellen unspezifischen Histokompatibilitätsantigenen, gibt es die TL-Antigene (429), die nur auf Thymozyten, aber auch bei virusinduzierten Mäuseleukämiezellen nachweisbar sind (338). Ferner wurden die Ly-Antigene beschrieben (68), die deswegen von Bedeutung sind, weil man möglicherweise mit den Ly_1 spezifisch die T-Zell-Helferpopulation und mit Ly_2 die zytotoxische Zellpopulation charakterisieren kann (Cantor, persönl. Mitteilung). Der weitaus wichtigste Oberflächenmarker ist aber das Theta-Antigen (Thy-1) (476). Durch Entwicklung von Antiseren gegen dieses Oberflächenantigen konnten erstmals differenzierte Untersuchungen vorgenommen werden, die eindeutig über Funktionen und Verteilungscharakteristika der T-Zellen in lymphoiden Organen Aufschluß gaben (472).

Einige Eigenschaften der T-Zellen sollen hier nur summarisch aufgeführt werden. T-Zellen sind nachweisbar in den sogenannten thymus-abhängigen

Regionen des peripheren lymphatischen Systems, gehören zur zirkulierenden Zellpopulation, sind verhältnismäßig strahlenunempfindlich und zu einem sehr geringen Teil Kortikosteroid-resistent.

2. Rezeptorstruktur und Antigenerkennung

Bevor auf die einzelnen Funktionen der T-Zellen, wie Helferfunktion, Transplantatabstoßung, Graft-versus-host-Reaktion und Immunreaktion vom verzögerten Typ eingegangen wird, sollen Vorstellungen über die spezifische Antigenerkennung der T-Zelle erörtert werden.

Zunächst konnte gezeigt werden, daß auch T-Zellen Antigene binden können. Das ließ sich besonders eindrucksvoll demonstrieren, indem man Antigene sehr heiß radioaktiv markierte und damit T-Zellen inkubierte. Die Zellen, die spezifisch das Antigen binden, werden durch die Radioaktivität abgetötet und damit ist ihre spezifische Funktion, z.B. als Helferzelle, nicht mehr nachweisbar (483). Aber auch durch Präinkubation der T-Zellen mit Anti-Immunglobulin war die Antigenbindung inhibierbar (364).

Diese Daten bestätigten und ergänzten Untersuchungen, die sich mit dem Nachweis von Immunglobulinen auf T-Zellen beschäftigten. Dabei muß klar zwischen zwei Fragestellungen in Hinsicht auf den Erkennungsmechanismus bei der T-Zelle unterschieden werden:

1. Sind auf der T-Zelle Immunglobuline wie auf der B-Zelle nachweisbar?
2. Ist der T-Zellrezeptor in seiner molekularen Struktur und seiner Spezifität für das Antigen identisch mit dem B-Zellrezeptor, d.h. wird er von denselben Strukturgenen kodiert oder sind für den T-Zellrezeptor ganz andere Gene wirksam?

Durch verschiedene Techniken, wie Elektronenmikroskopie und Autoradiographie, konnte gezeigt werden, daß Antiimmunglobuline von T-Zellen gebunden werden. Ebenfalls konnten radioaktiv markierte Oberflächenproteine der T-Zellen durch Kopräzipitation mit einem Antiimmunglobulin als Immunglobuline identifiziert werden (364). In einem in vitro-Ansatz wurde ein von T-Zellen produziertes und sezerniertes Produkt durch Antiimmunglobuline präzipitiert (170).

Im Gegensatz zu diesen Daten stehen andere experimentelle Ergebnisse, die auf T-Zellen kein Immunglobulin nachweisen konnten (610). Andererseits wurde das auf T-Zellen nachweisbare Immunglobulin als ein passiv adsorbiertes B-Zellprodukt interpretiert (284). Kürzlich wurde ein von T-Zellen produzierter und sezernierter Faktor beschrieben, der in freier Form spezifisch die T-Zellhelferfunktion vermitteln konnte. Dieser Faktor besitzt Antigenspezifität und läßt sich nicht an Antiimmunglobuline adsorbieren; er hat folglich keine Immunglobulinstruktur. Der Faktor trägt aber antigene Determinanten, die vom Histokompatibilitätslocus der Maus kodiert werden (575).

In ihren Ergebnissen genauso konträr stehen sich Daten über die Frage der identischen Spezifität von T- und B-Zellrezeptoren gegenüber (84). Allerdings gibt es Daten, die sehr stark für eine identische Spezifität der Antigenerkennungsrezeptoren von B- und T-Zellen sprechen und die nahelegen, daß diese Rezeptoren auch molekular identisch sind (469). Der überzeugendste Hinweis einer identischen Spezifität der B- und T-Zellrezeptoren ergibt sich aufgrund der Tatsache, daß Helferpopulationen mit einem anti-idiotypischen Antiserum stimuliert werden können. Der Antiidiotyp, der in seiner spezifischen Aktivität gegen die Antigenbindungsstelle monoklonaler Immunglobuline (B-Zellprodukt) gerichtet ist, muß um eine T-Zelle stimulieren zu können, identische Strukturen auf der T-Zelle erkennen (Rajewsky und Eichmann, Manuskript in Vorbereitung).

Zusammenfassend sei gesagt, daß das Problem des T-Zellrezeptors noch nicht gelöst ist. Die Frage, ob T- und B-Zellrezeptor für dasselbe Antigen von identischen Strukturgenen kodiert werden, läßt sich noch nicht eindeutig beantworten. Das Problem der Antigenerkennung durch B- bzw. T-Zellrezeptoren stellt sich noch viel komplexer dar, als bisher angedeutet werden konnte. Denn es gibt nicht nur die T-Zelle, sondern T-Zellsubpopulationen. T-Zellen produzieren und sezernieren eine Reihe verschiedener Faktoren, die keine Antigenspezifität besitzen, aber stimulierend auf B-Zellen wirken können. Bei Mäusen, die in Hinsicht auf ihr Histokompatibilitätsmuster genetisch am besten untersucht und definiert sind, gibt es bestimmte Gen-Regionen (IR- immun response-region), die die Immunantwort gegen verschieden Immunogene regulieren. Die Bedeutung dieser Region für die Antigenerkennung wurde zuerst bei Meerschweinchen entdeckt ((40). Ob diese Gen-Region für die Rezeptorstruktur der T-Zelle eine Bedeutung hat, ist augenblicklich noch Gegenstand von Spekulationen (104).

Ein Verständnis für die Funktionen von T- und B-Zellen setzt eine gewisse Kenntnis über Antigenerkennungsmechanismen der T- bzw. B-Zellen voraus.

3. Die Helferfunktion der T-Zelle (vgl. Abb. 18)

Ein Synergismus zwischen zwei verschiedenen Zellpopulationen bei der Antikörperinduktion stellte sich heraus, als man Thymuszellen und Knochenmarkszellen von syngenen Spendern gemeinsam oder getrennt in bestrahlte Rezipienten injizierte und nachschaute, ob nach Antigen-Stimulierung mit Schaferythrozyten gegen diese Antikörper gebildet werden. Antikörper waren nur dann nachweisbar, wenn beide Populationen zusammen, nicht aber wenn nur Thymuszellen oder nur Knochenmarkszellen in den bestrahlten Empfänger transferiert wurden (99).

Der sogenannte Carrier (Träger)-Effekt legte auch die Vorstellung über die Kooperation verschiedener Zellpopulationen nahe. Wurden Kaninchen mit einem Hapten-Träger z.B. DNP-BGG (bovine-gamma-globulin) immunisiert, so konnte eine Sekundärantwort gegen das Hapten DNP nur induziert werden, wenn das Trägermolekül (carrier) wieder BGG war (435). Wurde für die Induktion einer Sekundärantwort das identische Hapten wie bei der Primärimmunisierung verwendet, aber an einen anderen Träger gebunden, so konnte keine Sekundärantwort gegen das Hapten induziert werden. Im Mäusesystem konnte schließlich

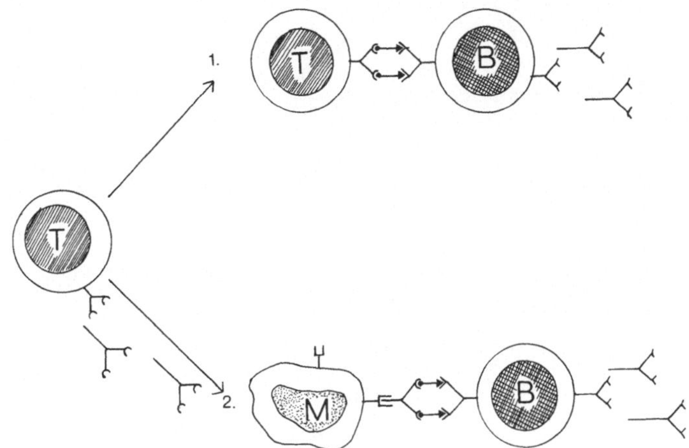

Abb. 18. Kooperationsmodell. 1. T- und B-Zellkooperation durch Brückenbildung über T-Zellbindung an Trägerdeterminante und B-Zellbindung an Haptendeterminante des Antigens. Zell-zu-Zellkontakt ist nicht notwendig. Eine Modifikation dieses Modells unter Berücksichtigung der Tatsache, daß der T-Zellrezeptor antigene Determinanten trägt, die vom Histokompatibilitätslocus der Maus kodiert werden (574,575), ist denkbar. 2. T- und B-Zellkooperation über den Makrophagen, der den T-Zellrezeptor-Antigen-Komplex bindet und dadurch die B-Zelle stimulieren kann

gezeigt werden, daß die Voraussetzung für die Induktion einer Antihaptenantwort eine T-Zellpopulation war, die Spezifität für das Trägermodell besaß (400,401,470).

Als Modell für die T-B-Zellkooperation bot sich das Antigenbrückenmodell an. Es erfolgt ein Zell-zu-Zell-Kontakt über den T-Zellrezeptor mit Spezifität für den Träger und den B-Zellrezeptor mit Spezifität für das Hapten, das an den Träger gebunden ist. Dabei braucht der Zell-zu-Zell-Kontakt nicht erforderlich zu sein. Wichtig ist nur die Beteiligung eines T-Zellproduktes an der Stimulierung der B-Zelle. Aber auch folgendes Modell war denkbar: der T-Zellrezeptor bindet den Hapten-Träger-Komplex durch seine Spezifität für den Träger. Dieser gesamte Komplex wird von der Zelle abgeworfen und an eine dritte Zelle - den Makrophagen - gebunden. Erst über den an Makrophagen gebundenen Komplex erfolgt die Stimulierung der B-Zelle. Dieser Mechanismus der Zellkooperation wurde durch einen raffinierten in vitro-Versuch wahrscheinlich gemacht (171). Möglicherweise handelt es sich bei dem T-Zellrezeptor um ein 7S-IgM, das über Fc-Rezeptoren an Makrophagen gebunden werden kann (108). Bei diesem Kooperations-Modell stellt die T-Zellhilfe einen aktiven Prozeß dar, der nicht nur in der Präsentation des Antigens für die B-Zelle besteht. Die Inhibition der RNA-Synthese der T-Zelle supprimiert die humorale Immunantwort, d.h. die T-Zelle muß sich bei der Helferfunktion in einem aktivierten Zustand befinden (173).

In der Kooperation zwischen B- und T-Zellen bei der humoralen Immunantwort spielen aber wahrscheinlich auch die Zelloberflächenstrukturen - ihre Histokompatibilitätsantige - eine wichtige

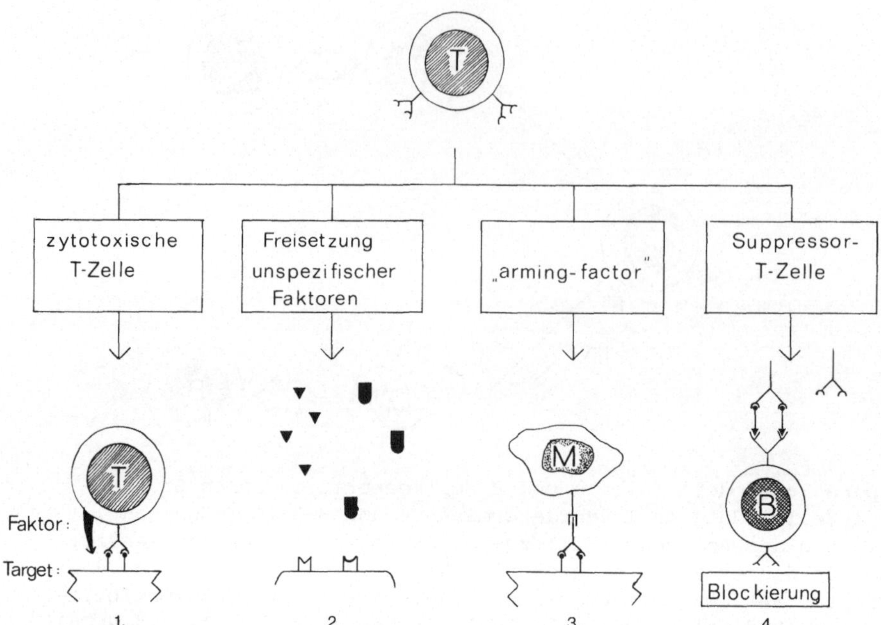

Abb. 19. Funktionen von T-Zellen. 1. Die zytotoxische Funktion der T-Zelle, möglicherweise unter gleichzeitiger Freisetzung von Faktoren. 2. Produktion und Sekretion unspezifischer Faktoren (z.B. MIF und Lymphotoxin). 3. "Arming-factor": von T-Zellen freigesetztes Produkt, das von Makrophagen gebunden wird und diese spezifisch sensibilisiert. 4. Suppressorfunktion der T-Zelle, der molekulare Mechanismus, der zur Blockierung der B-Zelle führt, ist noch ungeklärt

Rolle. Denn wenn die B- und T-Zellen keine identischen Histokompatibilitätsantige tragen, d.h. nicht syngen sind, kommt keine Kooperation zustande (306). Es gibt unter diesen allogenen Bedingungen allerdings auch andere Mechanismen, die hier nicht erwähnt werden sollen (84).

Das Kooperationsproblem ist in seinen molekularen Mechanismen noch nicht geklärt. Man weiß aber, daß man für die Induktion der humoralen Immunantwort gegen viele Immunogene die T-Zellen unbedingt benötigt.

4. Die zytotoxische Funktion der T-Zelle (vgl. Abb. 19)

Beim Di-George-Syndrom - einer Immunmangelerkrankung beim Menschen mit Hypo- oder Aplasie des Thymus - zeigen sich Reaktionen wie Transplantatabstoßung, Graft-versus-host-Reaktion, Immunreaktion vom verzögerten Typ nur noch sehr eingeschränkt oder gar nicht mehr. Tierexperimentell beobachtet man dieselben Phänomene bei den sogenannten nackten Mäusen, die auch nur noch einen aplastischen oder gar keinen Thymus mehr besitzen. Zellvermittelte, T-Zell-abhängige Immunreaktionen können sich infolge der Thymusaplasie nicht mehr entwickeln.

In Tierexperimenten konnte die Graft-versus-host-Reaktion aufgehoben werden, indem allogene Lymphoyzten vor Transfer in einen bestrahlten Empfänger mit einem Antithetaserum und Komplement behandelt wurden, um die T-Zellen zu eliminieren (89). Damit war gezeigt, daß die T-Zelle bei diesen zellvermittelten Reaktionen eine entscheidende Funktion hat.

Durch diese in vivo-Experimente konnte aber nicht geklärt werden, ob die T-Zelle nur für die Initiierung der zellvermittelten Immunantwort nötig ist, oder ob sie sich darüber hinaus als Effektorzelle an diesem Prozeß beteiligt. Erst die Entwicklung folgender in vitro-Methoden führte zur Charakterisierung dieser T-Zellen:

1. Die PAR- (product of antigen-recognition) Methode. Mit ihr erfaßt man die sehr früh ablaufende Erkennungsphase fremder Oberflächenstrukturen durch die T-Zelle (474).

2. Die MLR (mixed lymphocyte reaction) besteht darin, daß Lymphozyten allogener Stämme einer Spezies oder auch von verschiedenen Individuen in vitro kultiviert werden. Gemessen wird die Proliferation der Zellen als Ausdruck ihrer Stimulierung durch fremde Oberflächenstrukturen (630). Die Anwendung dieser Methode führte zu folgenden Erkenntnissen:
   a) Die unter diesen Bedingungen stimulierte Zelle ist eine T-Zelle (297).
   b) Die stimulierende Zelle scheint in ihrer Fähigkeit zur Stimulierung weniger vom Zelltyp abzuhängen. So können B-, T-Zellen, aber auch Leukämie-Zellen und Fibroblasten stimulierend wirken. Entscheidend sind die auf der Zelloberfläche vorhandenen antigenen Determinanten. Unterscheiden sich z.B. bei der Maus die Stimulatorzelle und die stimulierende Zelle in einer bestimmten Gen-Region des Histokompatibilitätslocus, die als I-Region (immune-response-region) bezeichnet wird, so erfolgt eine sehr starke Stimulierung (18).

3. LMC (lymphocyte mediated cytolysis). Mit dieser Methode konnte eindeutig gezeigt werden, daß die Hauptpopulation zytotoxischer Zellen, die gegen Histokompatibilitätsalloantigene oder Tumorantigene gerichtet sind, aus T-Zellen besteht (46,80). Diese T-Zellen, die in vitro eine Zytolyse auslösen, sind in vivo verantwortlich für eine Graft-versus-host-Reaktion, oder auch eine Transplantatabstoßung.

Der molekulare Mechanismus dieser Reaktion, der zur Zytolyse führt, ist nicht eindeutig geklärt. Möglicherweise ist ein Zell-zu-Zell-Kontakt zwischen stimulierender Zelle und zytotoxischer Effektorzelle genauso wichtig, wie die Freisetzung bestimmter Faktoren durch die stimulierte Effektorzelle. Außerdem wird bei der zytotoxischen Reaktion eine Kooperation zwischen zwei T-Zellsubpopulationen diskutiert (613).

Zytotoxische Lymphozyten konnten beim Menschen wie bei der Maus gegen Tumorzellen nachgewiesen werden (252). Neben diesen zytotoxischen Zellen treten aber auch gleichzeitig Antikörper auf, die gegen dieselben tumorspezifischen Determinanten gerichtet sind (vgl. Abschn. 2.3 und (254)).

Schließlich sei noch erwähnt, daß die T-Zelle auch hauptverantwortlich für die Immunreaktion vom verzögerten Typ ist (Kontaktdermatitis, Immunreaktion gegen bestimmte Bakterien und Viren (647). Obwohl der Zusammenhang zwischen humoraler Immunantwort und dem verzögerten Reaktionstyp, der gegen identische Antigene gerichtet ist, noch völlig ungeklärt ist, liegt sicherlich eine Wechselbeziehung zwischen diesen beiden Mechanismen vor (441).

5. Freisetzung von Faktoren durch T-Zellen (vgl. Abb. 19)

Auf die Faktoren, die von T-Zellen nach unspezifischer (Mitogene) oder spezifischer Stimulierung produziert werden, kann nur kurz eingegangen werden (477). Man muß zwischen Faktoren unterscheiden, die in ihrer Wirkung völlig unspezifisch sind und solchen, die eine Spezifität für antigene Determinanten besitzen.

Bisher wurden etwa 7 verschiedene unspezifische Faktoren beschrieben, die als Lymphokine bezeichnet werden. Sie sind alle abhängig von einem aktiven Zellmetabolismus, aber nicht der DNA-Synthese. Ihre chemische Natur und ihre funktionelle Bedeutung sind weitgehend ungeklärt. MIF (migration inhibition factor) und das Lymphotoxin sind dabei am besten charakterisiert. So wird z.B. MIF von T-Zellen freigesetzt und aktiviert die Makrophagen (125).

Neben diesen Faktoren wurden aber auch andere Faktoren beschrieben, die aus Überständen allogeneischer Zellkulturen gewonnen wurden. Einer dieser Faktoren hat die Fähigkeit, in einer T-Zell-abhängigen Immunantwort die Helferzelle voll zu ersetzen. Dabei hat dieser Faktor aber keine Antigenspezifität (514).

Zu den antigen-spezifischen Faktoren zählt z.B. der unter Abschn. 3.2 erwähnte Faktor, der auch spezifisch Helfer-Zell-Aktivität ersetzen kann (574). Daneben gibt es aber auch den "arming factor", der von T-Zellen freigesetzt, an Makrophagen gebunden wird und diese spezifisch sensibilisiert gegen die Zellen, gegen die die Spezifität des "arming factors" gerichtet ist (351).

6. Suppressorfunktion der T-Zelle

So wie eine aktive Helferzelle in der humoralen Immunantwort notwendig ist, gibt es auch T-Zellen, die einen supprimierenden Effekt auf die B-Zellfunktion haben.

In thymektomierten, bestrahlten und knochenmarksrekonstituierten Mäusen konnte keine B-Zell-Toleranz gegen Schafserythrozyten induziert werden. Erst wenn Thymozyten vor Verabreichung der tolerogenen Schafserythrozytendosis gegeben wurden, trat eine B-Zelltoleranz auf (208). Diese B-Zelltoleranz kann interpretiert werden als eine aktive, spezifische B-Zellsuppression durch T-Zellen.

Eine solche aktive Suppressorpopulation konnte auch durch Anti-idiotypantikörper induziert werden. Diese T-Zellpopulation supprimiert den idiotypspezifischen B-Zell-Klon (151).

Nach neuesten Ergebnissen wird das "enhancing" von Tumoren nicht nur auf die blockierenden Antikörper (vgl. Abschn. 2.3) zurückgeführt, sondern auf die aktive Beteiligung einer T-Zell-Suppressorpopulation (206).

Ob sich der Mechanismus der Toleranzinduktion bzw. Suppression der B-Zellen voneinander unterscheidet, ist nicht bekannt. Es gibt aber eine Reihe von Beispielen spezifischer Toleranzinduktion, die T-Zell-unabhängig sind (621).

Möglicherweise ist die Suppressorzelle Ausdruck einer Verschiebung des Gleichgewichtes zwischen humoraler und zellulärer Immunantwort und stellt damit eine wichtige Schaltstelle in der Regulation dar. Daß es zwischen der humoralen und zellulären Immunantwort Wechselbeziehungen gibt, wurde schon erwähnt. Aber die aktive B-Zellsuppressorfunktion auf die T-Zelle, die für die Immunreaktion vom verzögerten Typ verantwortlich ist, deutet auf eine Gleichgewichtsregulation hin (307).

C. Die genetische Kontrolle der Immunantwort

Jede Immunantwort ist einer genetischen Kontrolle unterworfen, d.h. es gibt Gene, die die Induktion einer humoralen bzw. zellulären Immunantwort regulieren. Die Unterschiede einer spezifischen Immunantwort verschiedener Inzuchtstämme derselben Spezies sind Ausdruck genetischer Verschiedenheiten dieser Stämme. Die Aufklärung dieser genetischen Verschiedenheiten löst das Problem der Antikörperdiversität und gibt Aufschluß über Differenzierungsschritte der immunkompetenten Zellen. Die Kopplung der Gene für die Immunantwort mit den Genen, die die Histokompatibilitätsantigene kodieren, ist möglicherweise von großer klinisch-immunologischer Bedeutung (199).

Es konnte bei zwei verschiedenen Inzuchtstämmen von Meerschweinchen gezeigt werden, daß bei Immunisierung mit demselben Antigen, der eine Stamm eine hohe Immunantwort (high responder) zeigte, der andere aber nur eine sehr niedrige (low responder). Die Gene, die die Immunantwort gegen dieses Antigen regulieren, werden als IR- (immune response) Gene bezeichnet (40). Diese IR-Gene konnten auch bei Mäusen, der genetisch am besten definierten Spezies, nachgewiesen werden (199).

Die Genprodukte dieser IR-Gene, die mit Sicherheit für die Antigenerkennung von Bedeutung sind, konnten bisher nicht identifiziert werden. Die IR-Gene sind gekoppelt mit den Histokompatibilitätsgenen (H_2-Locus der Maus). In derselben Region der IR-Gene sind auch Gene lokalisiert, deren Produkte als Ia-Antigene (immune response genes associated antigens) bezeichnet werden (vgl. Abschn. 2.1). Die Gene dieser Region sind für die Induktion einer MLR, GVH von entscheidender Bedeutung und spielen möglicherweise bei der Kooperation von B- und T-Zellen eine Rolle. In diesem Zusammenhang sei nochmals auf den spezifischen T-Zell-Faktor hingewiesen, der H_2- und Ia spezifische Determinanten trägt und die T-Zellhelferfunktion in freier Form, d.h. nicht zellgebunden, ersetzen kann (574,575). Die Bedeutung der Histokompatibilitätsantigene, wie der IR-Genprodukte, bzw. der Ia-Antigene für die zelluläre Kooperation, muß erst noch eindeutig bewiesen werden. Ein hypothetisches Modell über die zelluläre Kooperation muß aber diese Gene und ihre Produkte mit in die Diskussion einbeziehen. Ob die Gene der IR-Region möglicherweise für den T-Zellrezeptor kodieren, ist Gegenstand von Spekulationen.

D. Zusammenfassung der Funktionen von B- und T-Zellen und ihrer zellulären Interaktionen

Es sei ausdrücklich darauf hingewiesen, daß bei der Darstellung von B- und T-Zellfunktionen nicht auf den Zelltyp des Makrophagen eingegangen wurde. Diese Zelle ist aber für die Antigenphagozytose und -verarbeitung unentbehrlich und stellt bei der zellulären Kooperation zwischen B- und T-Zellen die Zelle dar, die den Komplex T-Zellprodukt plus Antigen bindet. Der Makrophage präsentiert der B-Zelle diesen Komplex und trägt somit zur Kooperation und Stimulierung der B-Zelle bei (171).

Zusammengefaßt bestehen die wesentlichen Funktionen der B-Zellen in der Produktion und Sekretion von Antikörpern. Durch Zugehörigkeit dieser Antikörper zu verschiedenen Immunglobulinklassen können eine Reihe verschiedener Effektorfunktionen unterschieden werden. Diese bestehen z.B. in der Blockierung von tumorspezifischen Determinanten oder zytotoxischen Funktionen, die nur antikörpergebunden, aber auch zellvermittelt sein können. Ein möglicher suppressorischer Effekt der B-Zellen auf die T-Zellen wurde erwähnt.

Die T-Zellpopulation ist nicht einheitlich. Sie zeigt so verschiedene Funktionen wie Helferaktivität, Zytotoxizität gegen Tumorzellen, Transplantate oder Graft-versus-host-Reaktionen. Sie ist Träger der zellulären Reaktion vom verzögerten Typ und kann spezifisch B-Zellen supprimieren.

Die Interaktionen zwischen B- und T-Zellen und ihren Produkten sind so vielfältig, daß heute noch kein einheitliches Modell über die Immunregulation und die Wechselbeziehungen zwischen humoraler und zellulärer Immunantwort besteht. Deswegen setzen auch gezielte Manipulationen des Immunsystems noch detailliertere Kenntnisse über Funktionen und Interaktionen der Zellen des lymphatischen Systems voraus.

Die Regulation des lymphatischen Systems

L. Brent und A. J. S. Davies

Die komplexe und dynamische Regulation der Proliferation und Aktion der lymphatischen Zellreihen wird von Organen (Thymus und Bursa-Äquivalent), Hormonen (STH, Thymushormon, Steroide), der Antigenexposition und dem bestehenden Antikörperspiegel gesteuert. Diese Regulationsmechanismen sind ebenso für Toleranz- und Enhancement-Entwicklung verantwortlich, worin ihre klinische Bedeutung bei Autoaggressionskrankheiten und immunologischer Tumorabwehr liegt.

A. T- und B-Zellpopulationen (20,127,221,229,395,403)

Nachdem die Funktion des Thymus und der Bursa Fabricii einmal erkannt war, bürgerte sich die Vorstellung von zwei Hauptkomponenten innerhalb des lymphatischen Systems mit unterschiedlichen immunologischen Funktionen, nämlich zellulärer und humoraler Immunität, ein.

Da unser Thema es mit der Regulation des lymphatischen Systems zu tun hat, ist es zunächst angebracht, diese These zu akzeptieren und zwischen primären lymphatischen Organen wie Thymus und Bursa und sekundären lymphatischen Organen wie Milz, Lymphknoten und Blut zu unterscheiden.

An Mäusen konnte gezeigt werden, daß die operative Entfernung des Thymus bald nach der Geburt die Entwicklung lymphatischer Organe beeinträchtigt; die peripheren Blutlymphozyten erreichen kein normales Niveau, die Lymphknoten haben ein geringeres Gewicht als bei scheinthymektomierten Kontrollmäusen und bei histologischer Untersuchung findet man eine Depletion der Lymphozytenpopulationen, die in der Regel die parakortikalen Regionen einnehmen. Eine sehr ähnliche Situtation besteht bei Patienten, die an einem Di George-Syndrom - einem angeborenen Bild der Thymusaplasie (vgl. Beitrag Hitzig) - leiden. So kam es, daß diese parakortikalen Zonen des Lymphknotens als thymus-abhängige Gebiete anerkannt wurden. Es findet sich hier übrigens auch eine Verminderung der Lymphozytenzahl in der Ductus thoracicus-Lymphe. Diese Beobachtungen lassen sich durch den Befund erklären, daß der Thymus eine Population von Zellen zu den sekundären lymphatischen Organen exportiert; diese Population von thymusentstammenden Zellen ist es, die in den sekundären lymphatischen Organen neonatal thymektomierter Mäuse fehlt. Man nimmt an, daß mindestens 50 % aller Lymphozyten in sekundären lymphatischen Organen einer normalen Maus "T"-Zellen sind, aber es gibt Unterschiede in ihrer Dichte, die weitgehend vom Organ und seinem

Aktivitätszustand abhängt. Zum Beispiel enthalten beim reifen Labortier inaktive Lymphknoten annähernd 70 % T-Zellen, während die Zahl in aktiven Lymphknoten, wie Peyerschen Plaques, näher bei 30 % liegt. Die Thymektomie einer erwachsenen Maus hat wenige Kurzzeiteffekte auf die Gesamtgröße sekundärer lymphatischer Organe, aber nach 1 Jahr tritt eine gewisse Reduktion ein. Davon kann man ableiten, daß die T-Zellpopulation, einmal in der Peripherie, relativ langlebig ist. In anderen Untersuchungen wurde gezeigt, daß bei einer erwachsenen Maus mit Thymus nur ein sehr geringer Ersatz der peripheren T-Zellen durch Zellen, die frisch aus dem Thymus ausgeschüttet wurden, stattfindet.

So muß der Thymus als Hauptregulator der T-Zellproduktion in Situationen, in denen das lymphatische System wächst, entweder während des Laufs der Entwicklung oder beim Reparierungsprozeß nach Zerstörung aufgefaßt werden. Das gilt für alle Tierarten und anscheinend trifft es auch für den Menschen zu.

Es muß jedoch betont werden, daß sich die Tierarten im Anteil des lymphoiden Systems, das zur T-Komponente gehört, unterscheiden, und daß die funktionellen Eigenschaften dieser Zellen vermutlich weit streuen. So führt z.B. bei Mäusen die Thymektomie gleich nach der Geburt zu einer starken Abnahme der Fähigkeit, Hauttransplantate abzustoßen, während bei Schafen die Thymektomie in utero in einem Stadium der Entwicklung des lymphatischen Systems, das dem neugeborener Mäuse entspricht, keinen derartigen Effekt hat.

Die Entwicklung der sich vom Knochenmark herleitenden B-Zellkomponente des lymphatischen Systems verstehen wir weniger gut. Beim Kücken ist sicher, daß die Bursa wenigstens in den frühen Stadien das Wachstum nach dem Schlüpfen die meisten Lymphozyten liefert, die auf geeigneten Reiz sich in Antikörper produzierende Plasmazellen umwandeln.

Was die Säugetiere betrifft, ist es verbreitete Ansicht, daß ein Bursaäquivalent existiert, in dem zukünftige B-Lymphozyten die Fähigkeit erwerben, sich zu Plasmazellen zu entwickeln. Aber es kann sein, daß im erwachsenen Organismus derartige Zellen im Knochenmark zu suchen sind und es kein Bursaäquivalent gibt. Wie dem auch sei, die Existenz peripherer B-Zellen steht außer Zweifel und es ist klar, daß die funktionellen Eigenschaften dieser Zellen sich in vieler Hinsicht von denen der T-Zellen unterscheiden.

Eine weitere Komplikation gibt es noch: Es wird allgemein vorausgesetzt, daß die Vorläufer der T-Zellen vom Knochenmark in den Thymus einwandern.

Neben der Möglichkeit also, daß die B-Zellen direkt vom Knochenmark abstammen, gibt es den sicheren Befund, daß die T-Zell-Linie ihren Ursprung, wenn auch indirekt, vom Knochenmark abstammenden Vorläufern verdankt. Betrachtet man die Problematik so, dann wird deutlich, daß das Konzept primärer und sekundärer lymphatischer Organe nicht zutrifft. Man muß nämlich im Knochenmark den Ursprung der hauptsächlichen Änderungen in Entwicklung und Regeneration des lymphatischen Systems sehen; aber die funktionellen Fähigkeiten der Zellen, die es hervorbringt, werden durch weitere Differenzierung in primären und später vielleicht in sekundären lymphatischen Organen beeinflußt. Obwohl wir die Entwicklung des lymphatischen Systems im Sinne der Organe und Zellen innerhalb des Systems selbst verstehen, wissen wir so gut wie nichts über die außerhalb des Systems stehenden Faktoren, die sein Wachstum und seine endgültige Funktion beeinflussen.

B. Die Rolle der Antigene

Die offensichtlichsten Regulatoren des Zustands des lymphatischen Systems sind die Antigene, mit denen es in Berührung kommt. Keimfreie Mäuse haben in der Regel eine kleinere lymphatische Organmasse als normale Mäuse; vermutlich weil ohne die Darmflora die Reizsumme auf das lymphatische System und daher auch seine Größe geringer als normal ist.

Keimzentren sind in den Darmlymphknoten keimfreier Mäuse relativ selten und Histopathologen sind der Meinung, daß sie weniger B-Lymphozyten als normal enthalten. Andererseits sind relativ wenig quantitative Studien darüber gemacht worden und dieser Schluß könnte verfrüht sein.

Die Wahrheit aber ist, daß wir gegenwärtig nicht in der Lage sind, endgültige Aussagen darüber zu machen, wie z.B. die Anzahl der in einem normalen Organismus anwesenden Lymphozyten sich zu den durchgemachten Auseinandersetzungen des lymphatischen Systems gegenüber antigenem Reiz verhält, obwohl wir schon wissen, daß antigener Reiz den Zustand des lymphatischen Systems regelt und daß mindestens einige der Veränderungen im System nach antigener Stimulation für normal gehalten werden können.

Hinsichtlich der anfänglichen Entwicklung des T-Zellsystems wird nicht angenommen, daß sie von antigener Stimulation abhängt; andererseits scheint es klar zu sein, daß das B-Zellsystem ohne Kontakt des Gesamtorganismus mit Antigenen sich evtl. gar nicht oder wenigstens nicht voll entwickelt. Weniger Sicherheit besteht über das Ausmaß, in dem die lymphatische Masse eines Organismus durch fortwährende antigene Stimulation aufrecht erhalten wird, wie sie eine normale Umgebung bietet.

Antigene liefern den Auslöser für spezifische immunologische Antworten - ob humoraler oder zellulärer Art - und deren Stärke und Dauerhaftigkeit hängen nicht nur von der Antigendosis, sondern auch von Faktoren wie dem Applikationsweg und der Aufbereitung ("adjuvanticity") des Antigens ab. So können lösliche Protein-Antigene relativ "schwache" Antigene darstellen, wenn man sie Mäusen injiziert, aber vermischt mit Freundschem Adjuvans (oder mit Aluminiumhydroxyd ausgefällt) können sie starke immunologische Antworten hervorrufen. Es sollte jedoch nicht vergessen werden, daß Antigene mit der Reaktivität von Lymphozyten interferieren können und so das Versuchstier zu spezifischer Toleranz oder Reaktionslosigkeit veranlassen können, besonders wenn sie immunologisch unausgereiften Tieren (wie z.B. neugeborenen oder fetalen Mäusen) verabfolgt werden.

Dieses Phänomen erworbener Toleranz wurde ausgiebig nach 1950 beschrieben und analysiert, und man schloß damals, daß es durch die Inaktivierung oder Zerstörung spezifischer Lymphozytenstämme (clones) zustande komme. Die Ausbildung von Toleranz gegen körpereigenes Material während der Ontogenese wurde als der Mechanismus zur Verhütung von Autoimmunereignissen bei Vertebraten angesehen, wobei Autoimmunkrankheiten, wie Hämolysen und die Hashimoto-Thyreoiditis, durch ein Durchbrechen der Toleranz (möglicherweise durch äußere Faktoren wie kreuzreagierende Antigene oder durch Mutation) oder durch eine Störung in der Selbst-Toleranz-Ausbildung aufgrund von Aussonderung und/oder verspäteter Reifung bestimmter zellulärer Komponenten der Zellprodukte hervorgerufen wären (49,76,77,255,311,493,539,540,622).

Die klassische Hypothese für den Mechanismus der Toleranz ist jüngst unter Beschuß geraten, insofern als Hellström und Allison (255) darauf hinweisen, bei Mäusen, von denen Toleranz gegen allogene Hauttransplantate anzunehmen war, sowohl das Vorliegen von Zellen bewiesen zu haben, die *in vitro* mit Target-Zellen des Spenderstammes zytotoxisch reagierten, als auch von Serumfaktoren, die in der Lage waren, diese Zytotoxizität zu hemmen. Dabei wird vermutet, daß diese Faktoren Antigen-Antikörper-Komplexe sind. Andere Autoren waren nicht in der Lage, diese Ergebnisse bei völlig toleranten Mäusen zu bestätigen, jedoch konnten zytotoxische Zellen und blockierende Serumfaktoren in Tieren, in denen sich nur *teilweise* Toleranz ausgebildet hatte, nachgewiesen werden. Daher ist es wahrscheinlich, daß die Bildung und Aktivität blockierender Serumfaktoren eher ein Charakteristikum einer inkompletten als einer kompletten Toleranz ist. Darüber hinaus aber stellen einige ganz neue experimentelle Ansätze von Silvers die klassische Toleranzhypothese in Frage, in diesem Fall jedoch wird das Vorhandensein von Suppressor-Zellen in den Lymphknoten toleranter Mäuse postuliert. So stießen Mäuse, die neonatal F_1-hybride Milzzellen injiziert bekommen hatten und die tolerant gegen die Hauttransplantate dieser Spender waren, häufig ihre Transplantate nach Entfernung des peripheren drainierenden Lymphknotens und Zweitreizung durch ein neues Hauttransplantat ab. Dieser Effekt konnte teilweise verhindert werden, wenn man dem Tier den exstierpierten Lymphknoten in Form einer groben Suspension wieder verabfolgte. Es bleibt abzuwarten, ob sich diese interessanten Befunde auf nur teilweise Toleranz zurückführen lassen; aber sicher ist in anderen experimentellen Modellen das Eingreifen von Suppressor-T-Zellen gut belegt.

C. Die Rolle der Hormone (152,164,542,635)

Es ist bekannt, daß der Vorderlappen der Hypophyse das Wachstumshormon (STH) produziert, das für die Ausdehnung des lymphatischen Systems, die postnatal bei Mäusen stattfindet, benötigt wird. Mäuse mit hypophysärem Zwergwuchs bilden wenig von diesem Hormon und ihre lymphatische Masse entwickelt sich in den ersten Wochen nach Geburt nicht zur normalen Höhe.

STH-Gaben heben die lymphatische Masse auf ein normales Niveau und wenn dieses einmal erreicht ist, scheint der Organismus von weiteren STH-Injektionen unabhängig zu sein. Es ist unklar, ob STH für die Entfaltung des B- oder T-Zellsystems oder beider nötig ist. Ebenso wenig wissen wir, auf welcher Stufe der Differenzierung das Hormon angreift.

Aber jedenfalls besteht hier klare Evidenz, daß das endokrine System Einfluß auf den Zustand des sich entwickelnden lymphatischen Systems nehmen kann. Wie wir später sehen werden, gibt es viele andere Beispiele für die Wirkung von Hormonen, besonders solcher aus der Nebenniere, auf die Funktion reifer Lymphozytenpopulationen.

Ein besonderes Beispiel für einen Hormoneffekt auf das lymphatische System ist das des angenommenen Thymushormons - oder der -hormone. Neonatal thymektomierte Mäuse, denen man einen zellfreien Thymusextrakt injiziert oder Thymus in einer Milliporekammer transplantiert, zeigen eine gewisse Erholung ihrer immunologischen Reaktivität. Schwangerschaft kann einen ähnlich aufbauenden Effekt haben, der vermutlich auf Diffusion von Hormonen von den Feten zur Mutter zurückzuführen ist. Diese Methoden ermöglichen in der Regel keine völlige Erholung auf Normalwerte, aber sie können zum Beweis dafür herangezogen werden, daß der Thymus eine hormonartige Substanz produzieren kann. Es wurde vorgebracht, daß sich ihre Wirkung weitgehend auf Lymphozyten im Organ selbst beschränkte, aber erst kürzlich konnte nun gezeigt werden, daß sich wenigstens zwei Faktoren, die aus dem Thymus stammen, im Serum von normalen (aber nicht von thymektomierten) Mäusen finden, die *in vitro* die Fähigkeit von Lymphozyten, Antigen zu binden, beeinflussen können. So ist wahrscheinlich, daß der Thymus Hormone produziert, die die Aktivität von Lymphozytenpopulationen außerhalb des Ursprungsorgans regulieren, aber die genaue Definition der Hormone wie der Zellen, auf die sie gerichtet sind, steht noch aus.

Der suppremierende Effekt von Kortikosteroidhormonen auf die zelluläre Abwehr wurde zuerst in Untersuchungen über die Abstoßung von Hautallotransplantaten bei Hasen gezeigt und heute wird Prednison routinemäßig als eines der Hauptmedikamente gegen die Abstoßung von Organtransplantaten beim Menschen eingesetzt. Es verdankt seine Nützlichkeit hier weitgehend der Tatsache, daß es stärker auf die Sekundär- als auf die Primärantwort wirkt und gegenwärtig ist es der Nothelfer des Klinikers in der Behandlung von Abstoßungskrisen.

Antilymphozytenserum (ALS) enthält Antikörper, die gegen die Lymphozyten oder Thymozyten einer anderen Art gerichtet sind und es ist allgemein bekannt, daß es zumindest bei Nagern ein dramatisch wirkendes immunosuppressives Medikament darstellt (75, 290, 329, 378, 640).

Während Adrenalektomie den Hang hat, die Wirksamkeit von ALS bei Nagern auf die Verlängerung von Hauttransplantatüberlebenszeiten zu untergraben, bietet die Applikation kleiner Dosen von Cortisol zusammen mit ALS einen starken Synergismus.

Es ist enttäuschend, daß ALS bisher noch keine abschließenden positiven Resultate in der klinischen Behandlung bei Transplantationen und Autoimmunkrankheiten bieten konnte. Aber wahrscheinlich ist dies mehr auf unausgewogene Dosierung und Probleme der Produktion und Berechnung von ALS-Pools zurückzuführen als auf einen grundlegenden Unterschied im Ansprechen bei Homo sapiens im Vergleich mit anderen Säugern.

Was Cortisol und andere Kortikosteroide angeht, so ist interessant, daß neueste in vitro-Untersuchungen zeigen, daß physiologische Konzentrationen dieser Hormone eine wesentliche Voraussetzung für die Produktion von Antikörpern bei Sekundärreaktionen sind; ob sich das auch in vivo bestätigt, ist noch unbekannt.

Für Oestrogene und Androgene wurde ebenfalls gezeigt, daß sie die immunologische Reaktivität beeinflussen. Zum Beispiel können manche androgenen Hormone wie 19-Nortestosteron die Ausbildung der Bursa Fabriccii schwer stören oder komplett verhindern, wenn sie zwischen dem 5. und 12. Tag gegeben werden. Auf diese Weise bursalose Tiere zeigen sich im Grunde unfähig zu B-Zellreaktionen, d.h. zur Bildung humoraler Antikörper, wenn sie nach dem Schlüpfen immunologisch gereizt werden. Morphologische Beobachtungen lassen schließen, daß die Haupttätigkeit der Hormone hier darin besteht, die Differenzierung des Plattenepithels der Bursaanlage und der Kloake zu einem Epithel zu induzieren, das zylindrische und sekretorische Zellen umfaßt.

Über welchen genauen Weg diese Umwandlung die Differenzierung hämopoetischer Zellen zu Immunozyten verhindert, ist nicht klar. Obwohl die Behandlung mit 19-Nortestosteron von Hühnerembryonen auch, in einigen Fällen, z.T. die Entwicklung des Thymus beeinflussen kann, haben die meisten bursektomierten Kücken einen normalen Thymus und normale Werte zirkulierender Lymphozyten. Dies legt nahe, daß das Hormon nicht direkt an hämopoetischen Stammzellen angreifen kann.

Oestrogene, z.B. Oestradiol, haben bei erwachsenen Tieren einen zweifachen Effekt: sie können eine teilweise Involution des Thymus bewirken, wobei sie sekundäre lymphatische Gewebe relativ unbeeinflußt lassen; und zum zweiten stimulieren sie die Phagozytoseaktivität des retikuloendothelialen Systems, was sich an Kriterien wie der gesteigerten Kohlenstoffclearance beurteilen läßt. Demnach können Oestrogene eine Rolle bei der Regulation der natürlichen Widerstandskräfte des Körpers spielen. Wie sich erwarten läßt, besteht bei Ovarektomie eine Neigung zu unterdrückter RES-Funktion, während Orchektomie diese verstärkt. Das Ausmaß jedoch, in dem Oestrogene Antikörperbildung und zelluläre Reaktivität unterdrücken können, bleibt etwas im unklaren und die Berichte über reduzierte Reaktion gravider Tiere auf Hauttransplantate beweisen nicht unbedingt die Beteiligung von Oestrogenen, da diese Tiere auch erhöhte Kortikosteroidspiegel aufweisen.

Seit man mit dem Zweitypenmodell der Lymphozyten arbeitet, sind viele Versuche zur Entwicklung immunosuppressiver Substanzen gemacht worden, die spezifisch entweder auf die B- oder T-Zellpopulation einwirken. Ursprünglich nahm man an, daß Antilymphozytenserum vorwiegend T-Zellen beeinflusse, und jüngst wurde geäußert, daß Cyclophosphamid die Aktivität von B-Zellen unterdrückt. Aber es steht bereits fest, daß nahezu alle Immunosuppressiva ein komplexes Wirkungsmuster entfalten und es wäre im gegenwärtigen Stadium gefährlich, vorzuschlagen, daß ein bestimmtes Agens eine umschriebene Lymphozytengruppe zum Ziel habe.

D. Antikörper, Antigen-Antikörper-Komplexe und Suppressor-Zellen

Seit vielen Jahren wissen wir, daß Antikörper selbst als wesentliche Regulatoren der Immunantwort fungieren können. Wir müssen uns hier auf zwei Beispiele konzentrieren - auf das eine, weil es schon mit großem Erfolg bei klinischen Problemen eingesetzt wurde, das andere wegen seiner potentiellen klinischen Möglichkeiten. Sie betreffen den Gebrauch von Immunglobulinen zur Verhütung einer Rhesusimmunisierung nach Rh-imkompatibler Schwangerschaft und zum anderen den Suppressionseffekt von Antikörpern oder Antigen-Antikörper-Komplexen auf die Transplantatreaktion und andere zelluläre Reaktionen. Klinische Untersuchungen, die in den letzten Jahren in vielen Ländern durchgeführt wurden, zeigen, daß die Applikation von 200 mg Anti-D-Antikörpern bei Rh-negativen Frauen bald nach der Entbindung von einem Rh-positiven Kind die aktive Bildung von Anti-D-Antikörpern hochwirksam unterdrückt. So produzieren nach dieser prophylaktischen Maßnahme selbst Frauen, die nach der Entbindung eine signifikante Anzahl fetaler Erythrozyten in ihrem Kreislauf haben, in der Regel keine Antikörpermengen von schädigender Höhe (100,638).

Der Mechanismus dieses überraschenden Effekts besteht wahrscheinlich darin, daß die Anti-D-Antikörper den Fremdzellen den Kontakt mit den antigensensitiven Lymphozyten der Patientin verwehren, indem sie die eingedrungenen fremden Zellen opsonieren und so ihren raschen Abbau im RES (speziell in der Milz) bewirken.

Das zweite Beispiel betrifft die bemerkenswerte Fähigkeit von Antikörpern oder Antigen-Antikörperkomplexen zelluläre Immunantworten zu unterdrücken oder unter Kontrolle zu halten; mit anderen Worten: die Verhinderung von T-Zellaktivität durch B-Zellprodukte. Über das Phänomen immunologischen Enhancements bestand bis vor kurzer Zeit die Ansicht, es sei etwas ganz Ausgefallenes, insofern als es weitgehend auf bestimmte Arten von Tumortransplantaten beschränkt schien. So kann das Wachstum mancher allogenetischer Tumoren, die normalerweise durch eine zelluläre Immunantwort abgestoßen worden wären, durch passiv oder aktiv erworbene Antikörper gefördert werden, die *gegen* die Histokompatibilitätsantigene gerichtet sind. Wir haben es hier mit der paradoxen Situation zu tun, daß die Anwesenheit von Antikörpern, die dem Tumor bei weitem nicht schaden können, ihn schützen und ein Wachstum ermöglichen, das von den üblichen zellulären Abwehrmechanismen nicht gehemmt wird (169,253,632).

Bis vor kurzem nahm man an, daß der wichtigste Mechanismus, der diesem hochspezifischen Phänomen zugrunde liegt, die Bindung von Antikörpern an die Antigendeterminanten der Oberflächen von

Tumorzellen enthält; auf diese Weise wären die antigenen Loci für antigensensitive Lymphozyten nicht verfügbar und die Induktion zellulärer Immunantworten würde dadurch verhindert oder zumindest verzögert. Neueste Arbeiten legen die Annahme nahe, daß das Phänomen des Enhancements, von dem jetzt eine Beteiligung auch bei Organtransplantaten - wie etwa Rattennieren - gezeigt wurde, als zweiten Mechanismus eine Art zentraler Blockierung haben kann; wenn dies so ist, wird es wahrscheinlicher, daß der Effekt durch die Bildung von Antigen-Antikörperkomplexen und ihre Wechselbeziehungen mit - und Unterdrückung von - antigensensitiven Lymphozyten bewerkstelligt wird. Daß Antigen-Antikörperkomplexe eine negative "feed-back"-Wirkung auf die zelluläre Immunität haben können, wurde in einer Reihe von Systemem belegt. So wurde z.B. gezeigt, daß Lymphknotenzellen von Patienten mit Mammakarzinom zytotoxisch für die Karzinomzellen sein können, wenn sie zusammen *in vitro* in Abwesenheit von Patientenserum kultiviert werden. Wenn jedoch Serum des speziellen Patienten in das Kulturmedium eingebracht wird, erfolgt dieser zytotoxische Effekt nicht: offenbar hindert ein dem Serum entstammender Faktor die Lymphozyten daran, eine Attacke auf vollen Touren gegen den Tumor in Gang zu bringen und diese Faktoren scheinen Antigen-Antikörperkomplexe zu sein. Experimente an Mäusen lassen annehmen, daß ein ähnlicher zurückdrängender Mechanismus eine Rolle im Schutz des Feten vor immunologischen Attacken mütterlicher Lymphozyten spielt (636).

Die Regulation von T-Zellreaktionen durch Antikörper oder Komplexe ist natürlich von äußerster Bedeutung für die Gestaltung unserer Ideen, wie wir an die Frage der Immunotherapie des Krebses herangehen sollen. Was auch zur Stärkung der Abwehrkraft des Patienten getan wird, muß dazu bestimmt sein, seine T-Zellreaktivität zu stärken und dabei nicht seine Fähigkeit zur humoralen Antikörperproduktion zu steigern. Diese Feststellung kann sich jedoch als grobe Simplifizierung erweisen, denn gewisse Antikörper sind zweifellos zytotoxisch, zumindest *in vitro*, und andere befähigen Zellen - die sog. "killer" (K)-Zellen - zytotoxisch auf Tumorzellen zu reagieren.

Eine andere Methode der Modifizierung der immunologischen Reaktivität im Sinne einer Begünstigung der T-Zellkomponente oder eines Umgehens der B-Zell-Reaktion leitete sich von Experimenten ab, in denen sich zeigte, daß unbedeutende chemische Modifikationen (z.B. Methylierung) gewisser Proteinantigene ihre Potenz als Auslöser einer allergischen Reaktion vom verzögerten Typ steigern und sie gleichzeitig zum Auslöser einer Toleranzentwicklung hinsichtlich der Produktion humoraler Antikörper werden lassen. Man muß abwarten, ob derartige neue Methoden eine Rolle bei der komplexen immunologischen Beeinflussung mancher Karzinompatienten spielen können (120).

Eine Form immunologischer Hemmung, die erst jetzt charakterisierbar wird, ist die von "Suppressor-T-Zellen". Die Entdeckung, daß T-Zellpopulationen nicht nur Zellen umfassen, die Helfer-Funktion bei der Antikörperproduktion haben, sondern auch solche, die unterdrückende Aktivität besitzen, verdanken wir weitgehend der Beobachtung, daß Allotypen von T-Zellen unterdrückt werden können und ebenso dem Befund, daß T-Zellen und tatsächlich T-Zell-Produkte sowohl die Entwicklung als auch die adoptive Übertragung von Kontaktempfindlichkeit gegenüber Picrylchlorid hemmen können. Ferner hat Gershon's Arbeit über "Infectious tolerance" seit nun schon einigen Jahren auf die Existenz zellulärer Suppressor-Mechanismen hingewiesen. Silvers ebenso wie Rouse und Warner fanden Beweise für Suppressor-Zellen in toleranten Versuchstieren, obwohl in keinem Fall der Zelltyp bisher identifiziert worden ist und es bei den letztgenannten Ansätzen scheinen möchte, daß die Toleranzerzeugung in den Hühnerembryonen bei weitem nicht vollständig war. Weiterhin gibt es bei erwachsenen Mäusen eindeutig Belege, daß Suppressor-T-Zellen eine, wenn auch nicht unbedingt die einzige Rolle bei der Aufrechterhaltung der spezifischen Reaktionslosigkeit gegenüber allogenen Hauttransplantaten spielen, die durch die Behandlung mit Leber- oder Milzextrakten des Spenderstammes, Pertussis-Vakzine und Antilymphozytenserum erzielt wurde (140,205,461).

Wir haben das lymphatische System hinsichtlich seiner zwei Hauptkomponenten T und B beschrieben. Dazu gehört weiter das Makrophagensystem als eine dritte wesentliche Komponente immunologischer Funktion, denn es ist bekannt, daß die drei Zelltypen während des Verlaufs einer Immunantwort auf zumindest manche Antigene in Wechselbeziehung stehen. Für einige Fälle sind die Produkte dieser Interaktion recht gut definiert, z.B. der Migrationinhibitionfaktor der Makrophagen, und sie müssen als innere Regulatoren des aktivierten lymphatischen Systems betrachtet werden. Es wurde auch die Vorstellung entwickelt, daß Makrophagen eine bedeutende und aktive Rolle bei der Abtötung von Tumor-Zellen spielen. Bisher gibt es darüber noch kein allgemeines Einverständnis, aber man sollte sich daran erinnern, daß das retikuloendotheliale System in der ersten Abwehrlinie gegen fremde Invasoren steht und daß es gut eine Rolle bei der radikalen Beseitigung neu auftretender maligner Zellpopulationen spielen kann, wenn sie als fremd erkennbar sind.

In dieser kurzen Übersicht haben wir herauszustellen versucht, daß das Regulationssystem dynamisch und sehr komplex ist. Erst wenn angemessener Einblick in die vielfältigen Mechanismen besteht, wird es möglich sein, unsere Kenntnis vollständiger auf viele wichtige Probleme der Medizin anzuwenden - von der Organtransplantation und Autoimmunkrankheiten, wo wir am liebsten Immunreaktionen abschalten möchten, bis zu Immundefektzuständen und Malignomen, wo es gleichermaßen nötig ist, sie anzuwerfen.

Die Rolle der Lymphozyten bei der Wahrung der individuellen Integrität

E. Grundmann

In der Phylogenese entwickeln sich mit zunehmender Differenziertheit komplexe immunologische Mechanismen zur Wahrung der somatischen Individualität. Aktuelle Beispiele von Störungen sind Gewebstransplantationen und Tumoren mit Änderung der Antigenstruktur. Die Transplantations- und Tumorimmunologie weist hier die Rolle der T-Lymphozyten im "Immunitätsgewebe" von Abstoßungszonen nach und demonstriert das pathologisch-anatomische Substrat der Abwehr von Tumoren.

Der Erhaltung des Individuums dient eine Vielzahl physiologischer Regulationen. Der Einzeller hat ebensolche Regulationen wie der Mehrzeller, wenn auch auf einer primitiveren Stufe. Wenn die Integrität des Individuums Amoebe angegriffen wird, kann es sich mittels seiner zytoplasmatischen Bewegung wehren, kann die fremde Zelle umfließen und auffressen. Diese Phagozytose ist die einfachste Methode, die individuelle Integrität zu wahren. Die niederen Metazoen (= Mehrzeller) haben dafür besondere Zellen entwickelt. Wie bei den Amoeben ist das eine riskante Angelegenheit. Handelt es sich doch immer um einen Kampf zwischen den phagozytierenden und den phagozytierten Zellen, und nicht selten unterliegt die phagozytierende Zelle oder der gesamte Organismus. Wir kennen das von unseren Granulozyten, den weißen Blutkörperchen, die als "Eiterzellen" Bakterien aufnehmen und daran in Massen zugrundegehen.

Mit der Entwicklung des Immunsystems gewannen die Organismen in der Phylogenese einen hochspezifischen Abwehrapparat, der über Erkennungs- und Abwehrmechanismen in der Lage ist, eigene und fremde Zellen rasch zu unterscheiden und die fremden zu vernichten. Bei diesem Erkennungs- und Abwehrmechanismus spielen die Lymphozyten eine erhebliche Rolle (vgl. Beitrag Mohr).

Im folgenden soll nach einer kurzen Übersicht über entwicklungsgeschichtliche Daten die Rolle der Lymphozyten bei der Transplantatabstoßung und bei der Tumor-Immunabwehr dargestellt werden. Die Tatsache, daß die Lymphozyten auch bei der sogenannten direkten, humoralen Immunreaktion beteiligt sind, sei nur kurz betont, bleibt aber außerhalb der unmittelbaren Erörterung.

A. Entwicklungsgeschichtliche Daten

Die Wirbellosen (Schnecken, Küchenschaben) haben noch keine Lymphozyten. Ihre "Hämozyten" sind zur Phagozytose befähigt. Die ersten, noch primitiven Lymphozyten fanden sich bei den Urfischen im Silur vor etwa 500 Mill. Jahren. Der Hagfisch z.B. hat schon eine primitive Milz und in seinem primitiven Darm Lymphozytenansammlungen. Er kann Transplantate abstoßen, allerdings erst nach längerer Zeit (220,263). Eine akute Transplantatabstoßung ist diesen Urfischen noch nicht möglich. Das Meeres-Neunauge, ein Cyclostoma, hat einen Thymus und gut entwickelte Lymphozyten. Dieses Tier ist in der Lage, die typische Immunreaktion vom verzögerten Typ, also eine Tuberkulinüberempfindlichkeit, zu entwickeln. In der Stufe der Urfische und Cyclostomen wurde phylogenetisch die Immunantwort vom verzögerten Typ entwickelt, und zwar durch die Ausbildung allmählich ausreifender Lymphozyten und die Ausbildung lymphatischer Organe, insbesondere des Thymus.

Noch im Erdaltertum, im Paläozoikum (vor 400 bis 500 Mill. Jahren), entwickelten sich mit den Knorpelfischen die ersten Individuen, die eine Art Skelett hatten. Die primitiven Knorpelfische, wie z.B. der Glatthai, haben ein noch unterentwickeltes Immunsystem analog den Rundmäulern. Die höher entwickelten Knorpelfische, etwa der Stachelrochen, besitzen schon einen gut entwickelten Thymus, eine Milz mit Lymphozyten und auch echte Plasmazellen. Diese Tiere sind zur chronischen Transplantatabstoßung fähig, nicht aber zur akuten Transplantatabstoßung und vor allem noch nicht zu dem sog. immunologischen Gedächtnis, d.h. zum raschen Wiedererkennen eines frühen kontaktierten Antigens.

Dieses findet sich erstmals bei Amphibien im Karbon-Zeitalter (vor 350 Mill. Jahren). In Nachbarschaft der Jugularvenen entwickelten die Amphibien ein kleines Knötchen, den "Jugularkörper", der große, mittlere und kleine Lymphozyten und vereinzelt Plasmazellen enthält. Bei Amphibien kann man erstmals ein schwaches immunologisches Gedächtnis nachweisen. Die später sich entwickelnden Reptil-Säugetiere (z.B. der Ameisenigel) haben einen gut entwickelten Thymus, kleine periphere Lymphknoten, Peyersche Haufen und eine mit Lymphozyten besiedelte Milz. Bei ihnen ist das immunologische Gedächtnis gut ausgebildet. Die meisten heute lebenden Fische gehören zu den Teleostien, die in der Kreidezeit (vor etwa 130 Mill. Jahren) am Ende des Erdmittelalters (Mesozoikum) entstanden sind. Diese höheren Fische haben ein weitgehend, allerdings noch nicht vollständig organisiertes lymphatisches Gewebe mit Lymphozyten aller Größen und vereinzelt Plasmazellen, und diese Tiere haben sowohl ein immunologisches Gedächtnis als auch die Möglichkeit der akuten Transplantatabstoßung (262).

Die Vögel haben nicht nur in ihrer äußeren Gestalt, sondern auch in ihrer immunologischen Entwicklung einen Sonderweg eingeschlagen: sie besitzen ein zusätzliches lymphatisches Organ, die Bursa Fabricii. Sie entsteht aus einem epithelialen Kloakendivertikel in der Nähe der Legeöffnung. Die schon im Ei mögliche chemische Bursektomie oder die postnatale Bursektomie mit anschließender subletaler Röntgenbestrahlung führt zu einer Lymphopenie, einer A-Gamma-Globulinämie und zu einer weitgehenden Störung der humoralen Immunabwehr. Aufgrund solcher Beobachtungen nennen wir den hier beeinträchtigten Lymphozytentyp die "B-Lymphozyten", die bursaabhängigen Lymphozyten. Da die gleiche Lymphozytenform auch im Knochenmark gebildet wird, ist inzwischen auch der Bezug des Names dieser Zellen als "bone-marrow lymphocytes" üblich geworden. Die zweite Lymphozytengruppe wird entweder im Thymus oder in thymusabhängigen Zonen der sekundären lymphatischen Organe gebildet bzw. sie erhält an diesen Stellen ihre charakteristische immunologische Prägung. Diese Lymphozyten werden deshalb "T-Lymphozyten" genannt. Eine strenge Trennung der zentralen lymphatischen Organe für B- und T-Lymphozyten gibt es nur bei den Vögeln. Die Fische und Säuger haben keine Bursa Fabricii.

Tabelle 3. Phylogenese der lymphatischen Organe und der zellulären Immunantwort (nach J.A. Schwarz (528), geändert)

			Lymphatisches Gewebe	Zelluläre Immunantwort
Kambium 550 Mill. Jahre	Wirbellose	Schnecken Küchenschaben	Hämozyten, Phagozyten	Phagozytose
Silur 500	Cyclostomen	Neunauge	epithelialer Thymus, Lymphozyten	Tuberkulinüberempfindlichkeit
	Urfische	Hagfisch	primitive Milz, intestinale Lymphozyten-Aggregate, primitiver Blutlymphozyt	chronische Allotransplantatabstoßung
Devon 400	Knorpelfische	Haie Stachelrochen	Hassallsche Körper im Thymus, lymphoide Milz	chronische Transplantatabstoßung
Karbon 350	Amphibien	Frösche Kröten Salamander	Jugularkörper	schwaches immunologisches Gedächtnis
Trias 200	Reptilsäugetiere	Schnabeltier Ameisenigel	Milz,Thymus,kleine periphere Lymphknoten,Peyersche Plaques,Appendix	immunologisches Gedächtnis
Jura 165	Vögel 1.Säugetiere	Huhn	Bursa Fabricii	akute Transplantatabstoßung
Kreide 130	Teleostier	Karpfen Goldfisch	kleine und mittlere Lymphozyten,wenig Plasmazellen,weiße Milzpulpa	akute Transplantatabstoßung,immunologisches Gedächtnis

Wahrscheinlich ist das gesamte intestinale lymphatische System von den Tonsillen bis zur Appendix und den Lymphknötchen des Enddarmes als Bursa-Äquivalent aufzufassen.

Dieser kurze Überblick (Tabelle 3) zeigt den engen Zusammenhang zwischen der Phylogenese des lymphatischen Systems und der Ausbildung der spezifischen Immunabwehr unter Einschluß der immunologischen Reaktion vom verzögerten Typ, die durch Lymphozyten vermittelt wird.

B. Die Lymphozyten bei der Transplantatabstoßung

Der Erfolg einer Transplantation hängt in erster Linie von den genetischen Differenzen zwischen Empfänger und Transplantat ab.

Die sog. Histokompatibilitätsgene bestimmen, ob ein Transplantat als "fremd" erkannt wird oder nicht. Am besten untersucht ist der H-2-Locus der Maus, der aus mindestens 22 Allelen aufgebaut ist. Ort der Antigenbindung sind die zellulären Membranen, d.h. sowohl die Außenmembran als auch die des endoplasmatischen Retikulums.

Das Transplantat wird toleriert, solange durch den "afferenten" Schenkel des Immunsystems nicht eine entsprechende "Nachricht" an die lymphatischen Organe gelangt ist und über den "efferenten" Schenkel immunkompetente Lymphozyten zum Transplantatort gelangt sind. So ist es z.B. möglich, ein Transplantat durch eine relativ einfache Operation lange Zeit tolerabel zu machen: man stellt einen schmal-gestielten Hautlappen her, womit schon die afferente Verbindung zwischen Transplantat und Empfänger weitgehend unterbunden wird. Ist der Kontakt zwischen Antigen und Lymphozyten einmal hergestellt, dann finden sich im "efferenten" Schenkel der Abstoßungsreaktion bald immunkompetente Lymphozyten ein, welche die Hauptrolle bei der Transplantatabstoßung spielen. 6 bis 9 Tage nach einer Allotransplantation (= Transplantation zwischen verschieden genetischen Individuen der gleichen Spezies) sind mindestens die Hälfte aller Zellen im Transplantat kleine oder große Lymphozyten (235).

Die Bedeutung der Lymphozyten wurde durch Experimente an neugeborenen Mäusen belegt: diese Tiere haben noch kein voll entwickeltes Immunsystem. Sie können Allotransplantate noch nicht abstoßen. Injiziert man ihnen aber Lymphozyten von isogenen, erwachsenen Tieren, dann erwerben sie rasch die Fähigkeit zur normalen Transplantatabstoßung. Das gelingt nur mit Lymphozyten, mit keiner anderen Zellart, auch nicht mit Granulozyten oder Makrophagen.

Daß die T-Lymphozyten hier entscheidend sind, zeigen folgende Experimente: entfernt man Mäusen innerhalb von 24 Std nach der Geburt operativ den Thymus, dann können diese Tiere keine T-Lymphozyten bilden, und Allotransplantate bleiben bei diesen Tieren haften. In gleicher Weise kann man Mäuse durch Injektion von Anti-Thymozyten-Serum gegen Transplantate vollständig tolerant machen.

Sowohl die neonatale Thymektomie als auch die Injektion von Anti-Thymozyten-Serum vermindert die lymphatischen Proliferationen in Milz und Lymphknoten. Nach neonataler Scheinthymektomie, also in im wesentlichen normalen Mäusen, treten z.B. in den parapankreatischen Lymphknoten innerhalb der ersten 12 Tage größere Lymphozytengruppen auf, womit die Lymphfollikelbildung einsetzt. Noch 15 Tage nach der Geburt haben dagegen neonatal thymektomierte Tiere keine Follikel in Milz und Lymphknoten (236).

Die Experimente mit neonataler Thymektomie zeigen, daß zumindest beim kleinen Nager der Thymus ein zentrales Organ nicht nur für die übrigen lymphatischen Organe, sondern überhaupt für die Erhaltung der Integrität des Organismus ist. Wir haben gesehen, daß in der Phylogenese der Thymus zusammen mit den lymphatischen Zellen und der zellulär vermittelten Immunreaktion vom verzögerten

Typ in Erscheinung tritt. Neonatale Thymektomie beeinträchtigt diese individuelle Integrität. Die Tiere wachsen nicht mehr, bekommen ein struppiges Fell, Ödeme, Diarrhoen und sterben meist nach einigen Wochen an einer Infektion. Diese "Auszehrungskrankheit" ("wasting disease") ist durch eine tiefgreifende Störung der zellvermittelten Immunabwehr bedingt.

Ein ganz ähnliches Krankheitsbild kann im Experiment auch dann auftreten, wenn die T-Lymphozyten-Reaktion gestört ist und das Transplantat sich gewissermaßen gegen den Wirt wendet. Das ist die *Graft-versus-host-Reaktion*. Auch sie führt zu einer Auszehrungskrankheit, welche der "wasting disease" nach neonataler Thymektomie beim Nager weitgehend entspricht. Man nennt sie hier "runt disease". Am Anfang tritt als Ausdruck eines Abwehrversuches gegen diese Attacke des Transplantates eine stark vergrößerte Milz auf, die viele, noch vom Wirt produzierte "Blasten", also relativ große lymphatische Zellen enthält. Später werden Milz, Knochenmark und die übrigen inneren Organe weitgehend lymphozytenfrei, und es treten ausgedehnte Entzündungen im Darm und in der Haut, unter Umständen auch in parenchymatösen Organen auf. Auch diese Tiere sterben bald an dieser Auszehrungskrankheit. Die Graft-versus-host-Reaktion ist eine spezifische, klar definierte, induzierte Krankheit.

Sie wurde inzwischen auch beim Menschen beobachtet, und zwar nach *Knochenmarks-Transplantationen*. Diese werden - unter besonderen Vorsichtsmaßnahmen - bei sonst unheilbaren aplastischen Anämien, aber auch zum Ausgleich von zytostatisch oder radiologisch induzierten massiven Leukopenien vorgenommen. Das Ziel der Knochenmarkstransplantation ist die Erzeugung eines sog. Blut-Chimären, d.h. der Empfänger soll das fremde Knochenmark und die von ihm abstammenden Zellen als "eigen" anerkennen. Das gelingt in der Regel nur bei isogenem Knochenmark, also praktisch nur bei eineiigen Zwillingen. Unter möglichst strenger Beachtung der genetischen Faktoren-Analyse und unter Immunsuppression kann eine Knochenmarks-Transplantation auch zwischen nicht-isogenen Individuen lebensrettend sein. Vielfach tritt aber dann doch die Graft-versus-host-Reaktion ein, beginnend mit einem fleckförmigen Erythem, welches bald in breitflächige, ulzerös-hämorrhagische Nekrosen übergeht. Eine massive lymphopenische Enterokolitis mit allgemeiner Auszehrung kann zum Tode führen.

Durch eine gewissermaßen unterschwellige Injektion von immunkompetenten Lymphozyten als Träger einer Graft-versus-host-Reaktion gelingt es im Experiment, Immunkrankheiten zu erzeugen. Insbesondere durch Veröffentlichung der Arbeitsgruppe um R.S. Schwartz in Boston (214,243) sind dabei verschiedene Formen von Glomerulonephritis, Endomyokarditis und auch von rheumaähnlichen Gelenkerkrankungen bekannt geworden und als *"chronische Allogen-Krankheiten"* bezeichnet worden.

In diesem Zusammenhang ist von Interesse, daß während der *Schwangerschaft* ein Austausch zwischen mütterlichen und kindlichen Lymphozyten stattfindet. Ab dem 3. bis 4. Monat der Gravidität stammen etwa 0,3 % der mütterlichen Lymphozyten vom Feten (520). Die Hypertrophie der regionalen Lymphknoten eines graviden Uterus hat man als eine milde Graft-versus-Reaktion bezeichnet (33). Die Unterscheidung zwischen mütterlichen und fetalen Lymphozyten gelingt fluoreszenzmikroskopisch dann, wenn der Fet ein Y-Chromosom trägt, also männlichen Geschlechts ist. Dann kann man das Y-Chromosom im Lymphozyten gut erkennen. Die Mutter wird normalerweise gegen die fremden (genetisch vom Manne stammenden) Lymphozyten durch lymphozytenblockierende Antikörper geschützt (93). Der Fet wird in gleicher Weise gegen mütterliche Antikörper geschützt. Wenn dies nicht der Fall ist, tritt eine Graft-versus-host-Reaktion auf, also eine Auszehrungskrankheit. Eine solche wurde z.B. von Kadowaki (303) bei einem männlichen Säugling im Alter von einigen Wochen beobachtet. Die Lymphozyten des Kindes zeigten den zu erwartenden XX-XY-Chimerismus, d.h. das Kind hatte neben den eigenen auch mütterliche Lymphozyten. Im gekreuzten Lymphozyten-Test waren die Lymphozyten des Kindes reaktionslos gegen die mütterlichen Zellen. Hier fehlten also lympozytenblockierende Antikörper. Es handelt sich hierbei um die gleichen Antikörper, die uns bei der Tumorimmunologie im Zusammenhang mit dem sog. Enhancement-Phänomen beschäftigen werden.

Völlig offen ist noch die Frage, ob dieser transplazentare Lymphozytenübertritt auch wirklich dann folgenlos bleibt, wenn keine akute Reaktion aufgetreten ist. T-Lymphozyten können eine jahrelange Lebensdauer haben, sie können sich in lymphatischen Geweben fortpflanzen, und theoretisch besteht durchaus die Möglichkeit, daß im Erwachsenenorganismus noch mütterliche Lymphozyten vorhanden sind. Ebenso ist es möglich, daß die Mütter noch viele Jahre nach der Geburt Lymphozyten ihrer Kinder in ihren lymphatischen Organen haben und daß diese dort proliferieren. So wären ätiologisch noch unklare Immunkrankheiten als "chronische Allogen-Krankheiten" interpretierbar. Freilich fehlt bislang der klare Beweis. Ob die Tatsache, daß sog. Autoimmunkrankheiten bei Frauen häufiger als bei Männern auftreten, als Hinweis gewertet werden kann, steht noch dahin. Immerhin soll diese Möglichkeit einmal aufgezeigt werden.

C. Die Lymphozyten bei der Tumorabwehr

Immunologisch ist ein maligner Tumor ein Allotransplantat. Er hat gegenüber dem Tumorträger fremde antigene Eigenschaften und wird von ihm mehr oder weniger toleriert. Das Wachstum des Tumors würde danach bedeuten, daß die immunologische Abwehr nicht funktioniert oder nicht ausreicht, um die "fremden" Tumorzellen zu zerstören.

In einem Modellexperiment haben wir das Jensen-Sarkom der Ratte auf Mäuse übertragen (238). Normale Mäuse stoßen diesen xenogenen Tumor rasch ab. Injiziert man aber wiederholt Antilymphozytenserum, so werden die Tumoren toleriert und wachsen rasch, bis man die Seruminjektionen stoppt. Erst dann werden die Tumoren wie ein Allotransplantat abgestoßen. Bei den mit Antilymphozytenserum behandelten Tieren fehlen die Lymphozyten in Umgebung der Tumoren (Abb. 20). Interessant war bei dieser

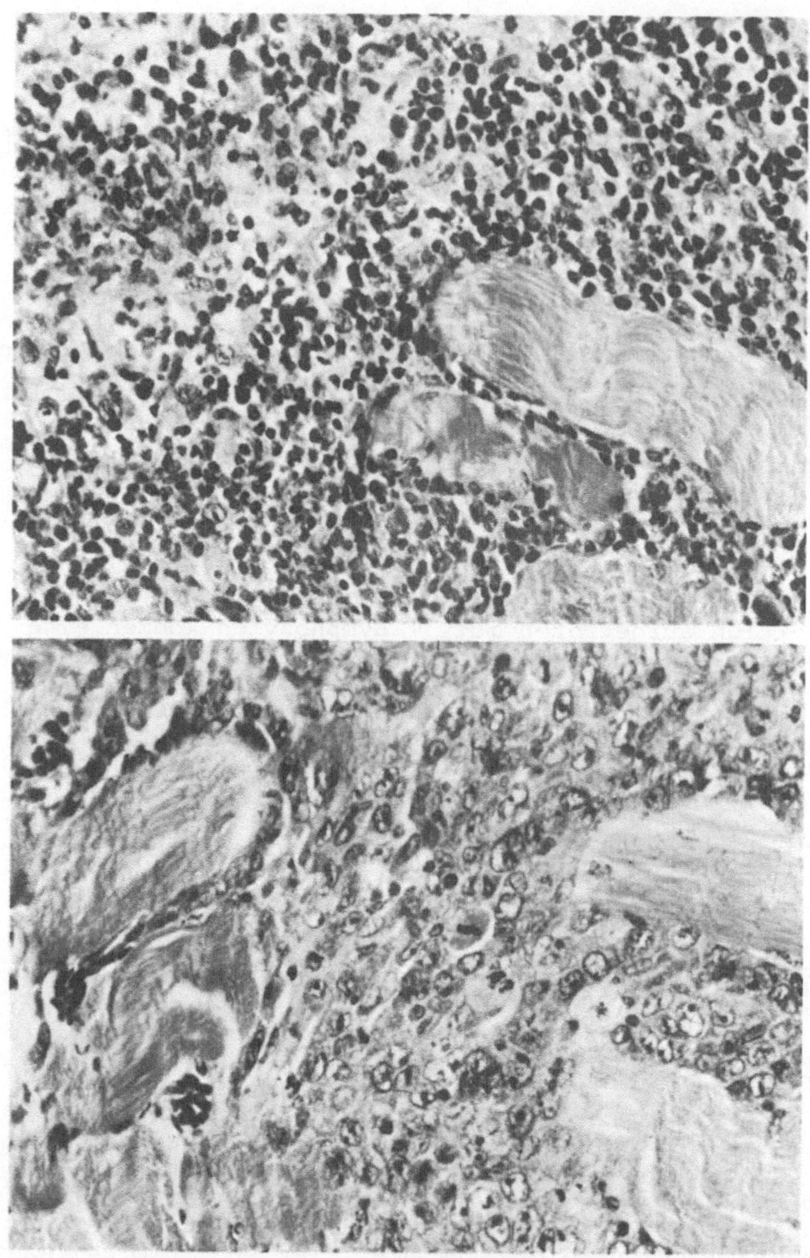

Abb. 20. Xenogene Tumor-Transplantation: Jensen-Sarkom der Ratte, transplantiert auf NMRI-Mäuse. Oben: unbehandelte Maus mit starker lymphozytär-histiozytärer Reaktion. Unten: nach Behandlung mit Antilymphozytenserum keinerlei Abstoßungs-Reaktion. Viele Kerteilungsfiguren. HE. Vergr. 360fach

Beobachtung, daß bei den Tieren, die wegen der Einwirkung des Antilymphozytenserums die xenogenen Tumoren tolerierten, die Mitoseraten in den Tumoren weit über denen normaler Jensen-

Sarkome in der Ratte lagen. Diese starke Mitosesteigerung kann Folge des Fehlens der Lymphozyten sein. Umgekehrt ausgedrückt: die Lymphozyten können offenbar die Proliferation der Tumorzellen hemmen.

Dieser Hypothese sind wir auf mehreren Wegen nachgegangen. Es geht dabei letztlich um die Bedeutung des sog. "Immunitätsgewebes". Unter dieser Bezeichnung faßt man die entzündliche Reaktion in Umgebung wachsender bösartiger Tumoren zusammen. Daß dieses "Immunitätsgewebe" auch bei menschlichen Tumoren von Bedeutung sein kann, hat Berg (45) bei menschlichen Mammakarzinomen festgestellt: Tumoren mit massiv ausgebildeten Lymphozytensäumen haben eine bessere Prognose als Tumoren mit nur wenig Lymphozyten.

Implantiert man Ratten Stücke von Tumoren, die in isogenen Ratten durch Methylcholanthren erzeugt worden waren, so wachsen diese Geschwulste zu 80 % als typische Impftumoren. Implantiert man den Empfängertieren aber 14 Tage vorher den gleichen Tumor unter die Bauchhaut, dann wird der Tumor innerhalb 7 bis 8 Tagen abgestoßen. Histologisch finden sich schon sehr früh massenhaft Lymphozyten in Umgebung des Tumorgewebes. Wir werten dies als Ausdruck einer immunologischen Reaktion nach Vorsensibilisierung also als sog. Second-set-Phänomen. Fisher und Fisher (175) haben diese Versuche quantifiziert und beobachtet, daß die Immunreaktion an einem "Lymphozyten-Index" faßbar ist. Bei Vergleich zwischen mehreren Rattenstämmen fand sich, daß die Stärke der lymphatischen Reaktion parallel mit der Geschwindigkeit der Tumorabstoßung läuft.

Wir haben bei 12 menschlichen Tumoren, und zwar bei Plattenepithelkarzinomen des Kehlkopfes, die Intensität und Lokalisation der lymphatischen Infiltrate und ihre Korrelation zum Tumorwachstum zunächst morphologisch-vergleichend untersucht. Diese Karzinome haben Abschnitte, in denen eine große Zahl von Lymphozyten, Histiozyten und Plasmazellen die Tumorzapfen umgibt. Hier sieht man Auflösungserscheinungen im Tumorgewebe mit Zytolyse und Pyknosen. Meist sind in den Tumorzellen an diesen Stellen keine Kernteilungsfiguren zu finden (Abb. 21a). Unmittelbar daneben können Tumorzapfen völlig frei von lymphozytären Infiltraten sein; dann sieht man hier immer viele Mitosen (Abb. 21 a). Manchmal sind die Karzinomnester von einer Bindegewebsmembran umgeben; dann lassen sich auch dort Mitosen finden, wo viele Lymphozyten unmittelbar an der Außenseite der Bindegewebsmembran liegen. An weiteren 18 Plattenepithelkarzinomen des Kehlkopfes hat Blaeser (56) nach in vitro-Stückchen-Inkubation in ^{3}H-Thymidin die Zellzahl des "Immunitätsgewebes" in unmittelbarer Tumornähe mit der lokalen ^{3}H-Thymidin-Markierungsrate der Tumorzellen verglichen. Die langsam wachsenden Tumorabschnitte hatten eine ^{3}H-Thymidin-Rate von 7,38 %, die schnell wachsenden Tumorabschnitte eine solche von 38,45 %. In gleich großen Arealen fanden sich in Umgebung der langsam wachsenden Tumorabschnitte ziemlich genau 50 % mehr Lymphozyten, Plasmazellen und Histiozyten als in Umgebung der schnell wachsenden Tumorabschnitte. Unter diesen Zellen des Entzündungsfeldes im Tumor waren 28 % Lymphozyten, 30 % Plasmazellen und 28 % Histiozyten, der Rest Monozyten, Mastzellen und andere Bindegewebselemente. Auffallend hoch war

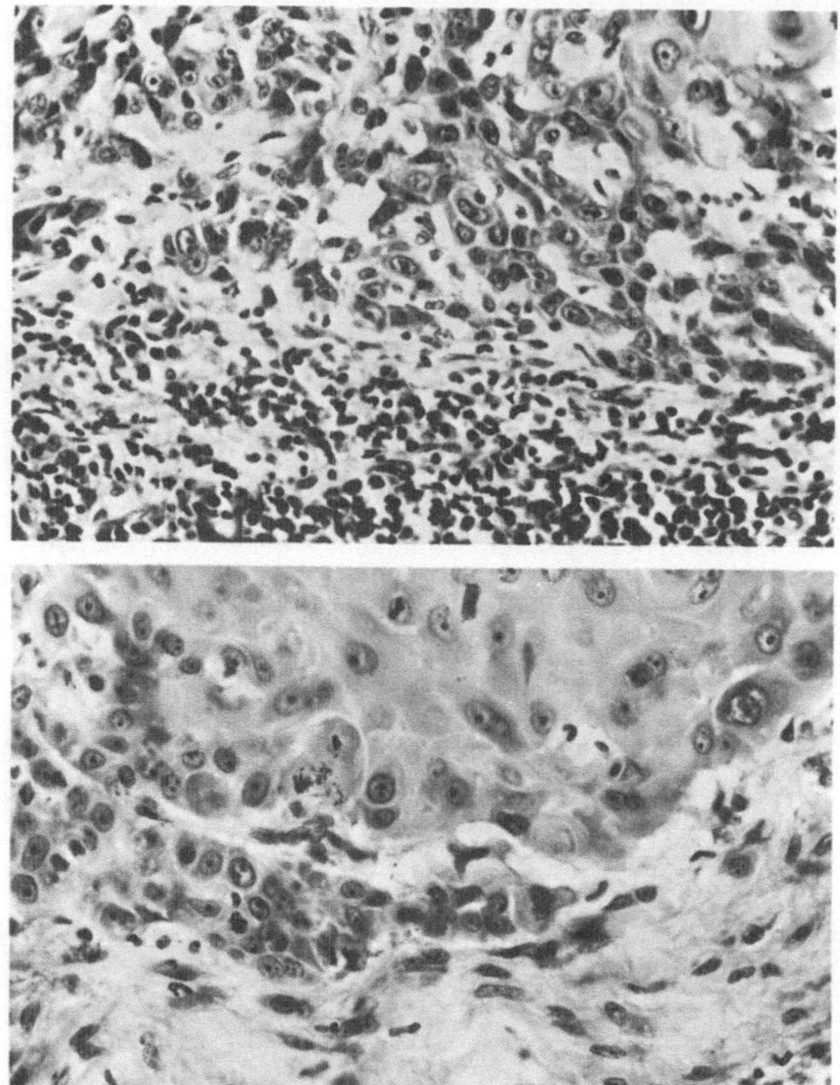

Abb. 21a. Plattenepithel-Karzinom des menschlichen Kehlkopfes mit starker lymphozytärer Reaktion. HE. Vergr. 360fach

Abb. 21b. Plattenepithel-Karzinom des menschlichen Kehlkopfes, hier ohne Lymphozyten-Reaktion, starke mitotische Aktivität in diesem Bereich. HE. Vergr. 360fach

die ^{3}H-Thymidin-Markierungsrate der Plasmazellen in Umgebung dieser Plattenepithelkarzinome: 4,8 % aller Plasmazellen befanden sich zum Zeitpunkt der Inkubation in der S-Phase ihres Mitoszyklus. Lymphozyten waren dagegen nicht markiert, d.h. die im "Immunitätsgewebe" des Tumors vorhandenen Lymphozyten sind aus den zentralen lymphatischen Organen in den Tumor eingewandert und haben dort zum Zeitpunkt der einstündigen in vitro-Inkubation keine DNS-Synthese vorgenommen. Aus diesen Untersuchungen läßt sich weiter folgern, daß die Zellen des "Immunitätsgewebes" nicht nur die Tumorzellen zerstören, sondern auch die Proliferation hemmen. Schließlich ist hervorzuheben, daß neben den Lymphozyten Plasmazellen im "Immunitätsgewebe" aktiv sind. Zumindest weist die von Blaeser (56) gefundene Plasmazellen-Proliferation auf eine solche Aktivität hin.

Analoges ergab sich durch neue Untersuchungen am Hühnchen (416). Wie alle anderen Vögel hat auch das Hühnchen eine Bursa Fabricii und damit ein zentrales lymphatisches Organ für die B-Lymphozyten, die vielfach als Vorläufer, zumindest als enge Verwandte der Plasmazellen angesehen werden. Bei diesen Untersuchungen ergab sich, daß sowohl Lymphozyten als auch Plasmazellen an durch Benzypren induzierte Sarkome sich anlagern und in unmittelbarem, engem Kontakt zu den Tumorzellen stehen. Dabei treten manchmal kleine Zytoplasmafortsätze entsprechend den sog. "Uropoden" auf, wie man sie bisher aus Gewebekulturen kannte. Über den Mechanismus der vor allem durch die T-Lymphozyten verursachten Zytolyse liegen heute viele Untersuchungen, aber noch mehr Hypothesen vor (257). In den Studien am durch Benzypren induzierten Sarkom des Hühnchens fanden sich Bilder, bei denen die Lymphozyten unmittelbar Tumorzellen berühren. Genau an diesen Stellen ist das Zytoplasma der Tumorzellen strukturarm, und die Organellen der Tumorzellen scheinen in Auflösung begriffen zu sein (Abb. 22). Vielleicht handelt es sich hierbei um das in vivo-Äquivalent der zytotoxischen bzw. zytoziden Wirkung der Lymphozyten.

Versucht man eine grob vereinfachte Folgerung aus allen diesen Beobachtungen, so ergibt sich: Das Wachstum eines bösartigen Tumors ist einmal abhängig von der Proliferationsintensität, die dem Tumor eigen ist. Zum anderen steht ihr aber die immunologische Abwehr in Form der Lymphozyten und Plasmazellen entgegen. Dort, wo genügend Abwehrzellen vorhanden sind, können diese die Tumorzellen am Wachstum hindern und sogar zerstören (sog. "killer-cells"). Dort, wo keine Abwehrzellen liegen oder einwandern, kann der Tumor weitgehend ungehemmt wachsen. Da bösartige Tumorzellen wahrscheinlich durch somatische Mutation häufig auch schon im frühen Lebensalter entstehen, hängt die Ausbildung eines morphologisch oder klinisch manifesten bösartigen Tumors nicht zuletzt davon ab, ob die "immunologische Überwachung" (88,589) in der Lage ist, das Wachstum des bösartigen Tumors zu bremsen oder gar ganz hintanzuhalten. Tatsächlich gibt es inzwischen Belege für sog. latente Karzinome, d.h. für Tumorzellgruppen, die voll ausgebildet sind, aber nicht wachsen. Am bekanntesten ist das latente Prostatakarzinom. Nach Liavåg (344) findet sich in der Prostata von über 20 % aller Männer jenseits des 50. Lebensjahres ein solches latentes Prostatakarzinom. In der Gruppe der 90 bis 99jährigen Männer erreicht diese Rate der latenten Prostatakarzinome sogar 66,7 %.

Daß die immunologische Überwachung bei dem Wachstum der Krebszellnester eine Rolle spielt, kann heute als gesichert angesehen werden. Allerdings ist die einfache Deutung von der "Front der

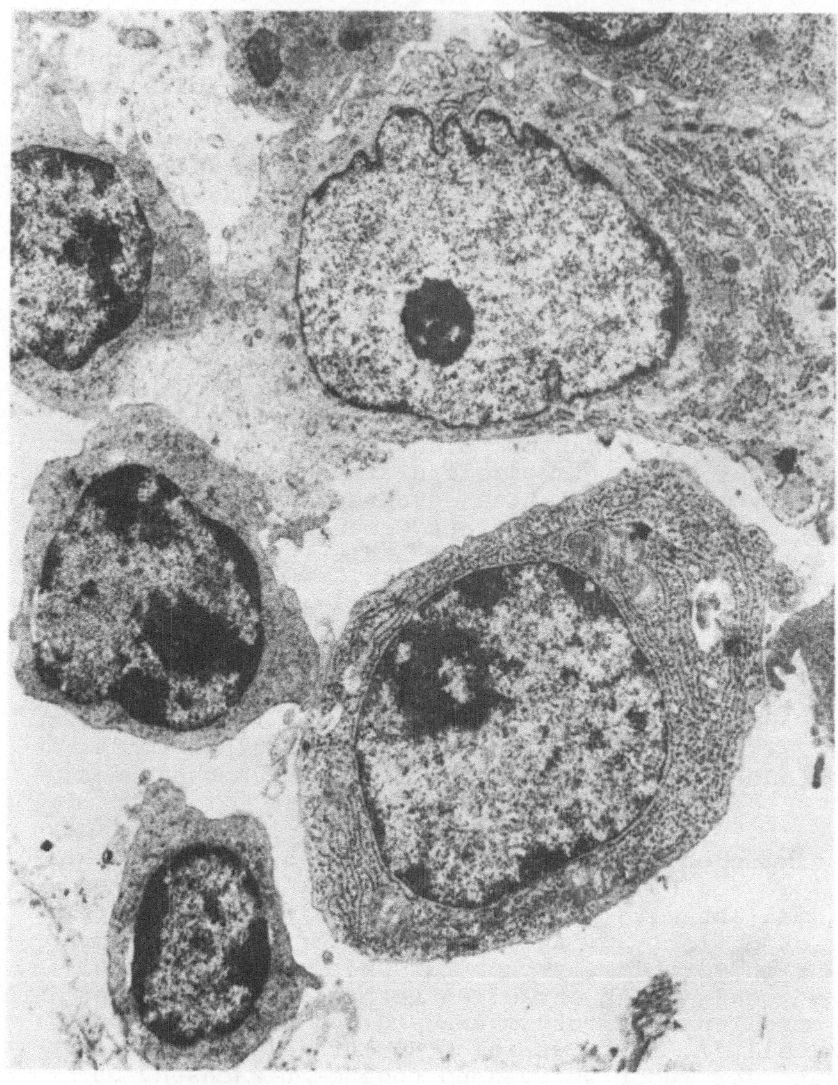

Abb. 22. Durch Benzypren erzeugtes Sarkom beim Hühnchen. Oben rechts eine Tumorzelle, an welche links zwei Lymphozyten angrenzen. Partielle Zytolyse in der Tumorzelle im Bereich der Lymphozyten-Anlagerung. Unter der Tumorzelle eine Plasmazelle (elektronenmikroskopische Aufnahme von H.R. Niedorf). Epon. Vergr. 12500fach

Aggressoren" (= Tumorzellen) gegen "Front der Verteidiger (= T-Lymphozyten) sicher sehr stark vereinfacht. Es handelt sich vielmehr um ein Gleichgewicht, das viele Faktoren umfaßt (480), nicht nur die lokal wirksamen Lymphozyten. Können doch durch humorale Antikörper die lymphozytär gebundenen Antikörper völlständig blockiert werden. Das sind die *"enhancing"-Antikörper*, die das Tumorwachstum fördern. Bildlich gesprochen wird den T-Lymphozyten, die Antigene gegen den Tumor besitzen, eine Hülle übergezogen, so daß ihre Antikörper nicht mehr wirksam werden. Dieses Enhancement-Phänomen ist bei allen modernen Methoden der Immuntherapie des Krebses zu beachten und kann unter Umständen ein rasches Tumorwachstum verursachen.

Immunsuppressive Behandlung , z.B. nach Nierentransplantationen, steigert die Rate der bösartigen Tumoren signifikant (449). Bei angeborenen Immundefekten (vgl. Beitrag Hitzig), z.B. bei der Agammaglobulinämie, beim Wiskott-Aldrich-Syndrom oder bei der Ataxia teleangiectasia treten bevorzugt lymphoretikuläre Sarkome auf. Auch experimentell erzeugte Immundefekte, wie z.B. die schon genannten beiden Eingriffe der neonatalen Thymektomie und der Graft-versus-host-Reaktion, steigern die Rate der lymphatischen Sarkome bis auf 78,3 % (237). Die primär genetisch immundefekten Mäuse der NZB/BZW-Stämme erkranken in hoher Rate an bösartigen Tumoren, wenn es gelingt, diese Tiere länger als ein Jahr am Leben zu erhalten. Man spricht bei diesen Tieren auch vereinfacht von "Immuntumoren". Es handelt sich um Tumoren, die bei chronischer Störung der lymphozytären Immunreaktionen auftreten und als maligne entartete Regenerate des lymphoretikulären Gewebes gedeutet werden (325). Möglicherweise gehören die menschlichen Retikulumzellen-Sarkome als B-Zellen-Lymphome (558) in gleicher Weise hierher wie die Lymphogranulomatose als mögliche T-Lympozyten-Störung (518). Diese Andeutungen zeigen schon, daß hier neue pathogenetische Möglichkeiten für die Entstehung maligner Lymphome erkennbar sind.

Da es sich bei der Tumorabwehr wie bei der Transplantatabstoßung vorwiegend um Lymphozyten vom T-Zellen-Typ handelt, sei schließlich noch auf die Frage eingegangen, welche Rolle der Thymus selbst in der Tumorimmunologie spielt. Wir haben in mehreren Untersuchungsreihen diese Frage experimentell geprüft. Die Fütterung von Mäusen mit Diäthylnitrosamin führt - wie bei der Ratte - zu Leberkarzinomen, allerdings in deutlich geringerer Rate. Neonatale Thymektomie hat weder auf die Frequenz noch auf die Größe der Tumoren einen Einfluß. Auch das Angehen von Transplantationstumoren läßt sich durch neonatale Thymektomie nicht signifikant beeinflussen, solange man im isogenen oder allogenen Bereich bleibt. Dagegen zeigt die Entwicklung von Lungenadenomen nach Fütterung mit 7,12-Dimethylbenzanthrazen eine eindeutige Abhängigkeit: bei den nicht-thymektomierten Tieren traten innerhalb von 32 Wochen nach Behandlung bei 53 % der Tiere Lungenadenome auf, nach neonataler Thymektomie bei 91 %. Der Unterschied war hoch signifikant. Die durchschnittliche Zahl der Adenome pro Tier betrug in der Kontrollgruppe 0,5, in der Gruppe nach Thymektomie 3,3 Tumoren. Die Rate der spontanen Adenome oder der Adenome nach Thymektomie ohne Behandlung mit 7,12-Dimethylbenzanthrazen war dagegen zu vernachlässigen.

Die Rolle des Thymus ist also nach diesen Experimenten nicht ohne weiteres auf einen Nenner zu bringen. Wahrscheinlich ist zum Zeitpunkt der Geburt die Ausbreitung der T-Lymphozyten bereits so weit abgeschlossen, daß die Entfernung des Thymus als Stammorgan oder Prägungsort der T-Lymphozyten von untergeordneter Bedeutung geworden ist.

Trotzdem liegt hier ein wichtiges Problem. Papatestas u. Mitarb. (440) haben die am Mount Sinai Hospital in New York beobachteten Fälle von Myasthenia gravis aus den Jahren 1951 bis 1971 einer retrospektiven Studie unterzogen. Es handelte sich um 1 243 Patienten. 140 dieser Patienten, also 11 %, waren nach Auftreten der Myasthenia gravis an bösartigen Tumoren erkrankt. 46 hatten maligne Thymome, 49 aber Tumoren an anderen Stellen des Organismus. Darunter befanden sich allein 25 Mammakarzinome. Auffallend war weiterhin, daß die meisten Tumoren unmittelbar nach Beginn der Grundkrankheit auftraten. Selbst 19 Jahre nach Beginn der Myasthenia gravis war die durchschnittliche Tumorrate immer noch wesentlich höher als die einer gleich-großen Kontrollgruppe. Bei denjenigen Patienten, die wegen der Grundkrankheit thymektomiert worden waren, sank die Rate der bösartigen extrathymischen Tumoren innerhalb von 5 Jahren auf den Bereich der Kontrollgruppe ab.

Versucht man eine Bilanz aus all diesen experimentellen und klinischen Beobachtungen, dann ist an der Bedeutung des Thymus und der von ihm geprägten T-Lymphozyten bei der immunologischen Tumorabwehr nicht zu zweifeln.

Die Stellung der Lymphozyten bei der Wahrung der individuellen Integrität läßt sich also an mehreren Beispielen belegen. Der Lymphozyt ist eine spezifische Zelle mit spezifischen Antikörpern. Er hat primär oder sekundär einen hohen Differenzierungsgrad und spielt zusammen mit den Plasmazellen eine Art Wächterrolle des Organismus gegen körperfremde Organismen oder Substanzen, welche die individuelle Integrität des Organismus gefährden. Die Transplantatabstoßung ist eine solche typische Abwehrreaktion. Sie gehört zu den biologischen Fundamentalmechanismen des höheren Organismus. Wenn man sie aus therapeutischen Gründen unterdrücken will, greift man tief in die Homöostase ein. Die bösartigen Tumoren sind ein weiteres Beispiel für eine Störung dieser immunologischen Homöostase mit Gefährdung der individuellen Integrität des Organismus.

Hämopoetische Stammzellen: Eine Teilpopulation der „Lymphozyten"

Th. M. Fliedner

Die morphologisch als Lymphozyten zu bezeichnende Zellgruppe enthält neben Immunzellen einen Anteil hämopoetischer Stammzellen. In entsprechenden Bedarfssituationen geht von ihnen die Regeneration der Erythro-, Granulo- und Megakaryozytopoese aus. Neue Experimente begründen die "monophyletische Stammzelltheorie" und charakterisieren diese pluripotente Lymphozytenpopulation.

A. Konzepte zum Ursprung der Blutzellbildung

Am 1. Juni 1909 wurde in der Berliner Hämatologischen Gesellschaft ein Vortrag gehalten, der als Meilenstein in der Geschichte der Hämatologie gelten kann. Alexander Maximow (372) sprach über das Thema: "Der Lymphozyt als gemeinsame Stammzelle der verschiedenen Blutelemente in der embryonalen Entwicklung und im postfetalen Leben der Säugetiere." Aufgrund seiner umfangreichen mikroskopischen Untersuchungen von histologischen Präparaten der hämatopoetischen Gewebe kam Maximow zu folgenden Schlüssen:
"Im Säugetierorganismus existiert eine Zellart, der Lymphozyt im weitesten Sinne des Wortes, die je nach dem Ort ihres Aufenthaltes, je nach Existenzbedingungen verschieden aussehen und verschiedene Differenzierungsprodukte liefern kann. Die Lymphozyten sind ubiquitär, überall gleichwertig, histogene und hämatogene können nicht unterschieden werden. Im adenoiden Gewebe erzeugen sie durch homoplastische Wucherung nur immer wieder Lymphozyten. Die dabei entstehende, leicht transportable Form, der kleine Lymphozyt, zirkuliert mit dem Blut und Lymphstrom überall im Organismus und erlangt nach einer gewissen Periode der Inaktivität bald wieder die volle Entwicklungsfähigkeit."

Mit dieser These wurde Maximow zu einem der hervorragenden Vertreter der sogenannten monophyletischen Theorie der Blutzellbildung und -regeneration und leitete eine bis heute andauernde Auseinandersetzung mit anderen, insbesondere der sogenannten polyphyletischen Theorie ein. Vertreter der polyphyletischen Theorie - wie beispielsweise Ehrlich, Schilling, Schridde oder Naegeli und viele andere - sehen den Ursprung der vom Knochenmark und vom lymphatischen Gewebe produzierten Blutzellen in mindestens zwei unterschiedlichen Stammzellsystemen. Schridde beispielsweise sieht die Endothelzelle der Knochenmarkblutgefäße als Stammzelle der Erythrozyten, Granulozyten und Megakaryozyten und als Stammzelle der Lymphozyten die Gefäßendothelien des lymphatischen Gewebes, also mindestens zwei Ausgangszellen der Blutbildung (Abb. 23).

Heute bestehen - aufgrund eines geradezu erdrückenden Befundmaterials, erhoben mit einem neu entwickelten, funktionell

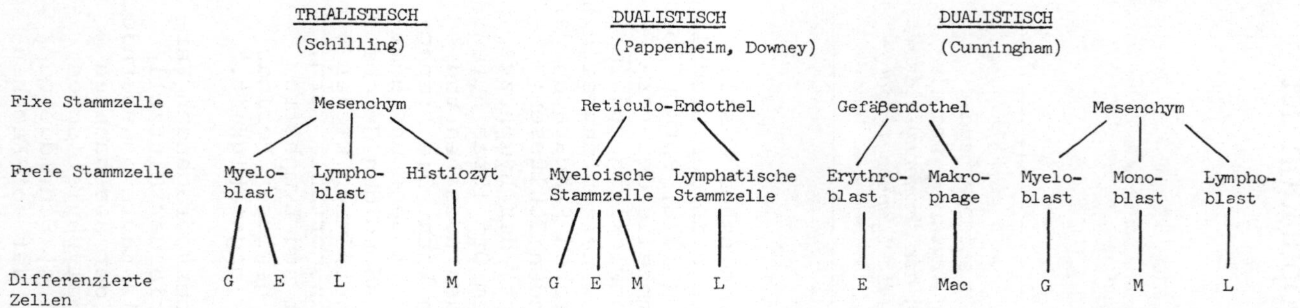

Abb. 23. Polyphyletische Konzepte der Hämopoese. Schematische Darstellung der Elemente der polyphyletischen Theorie der Blutzellbildung. (Aus Metcalf u. Moore: Hemopoietic Cells (380))

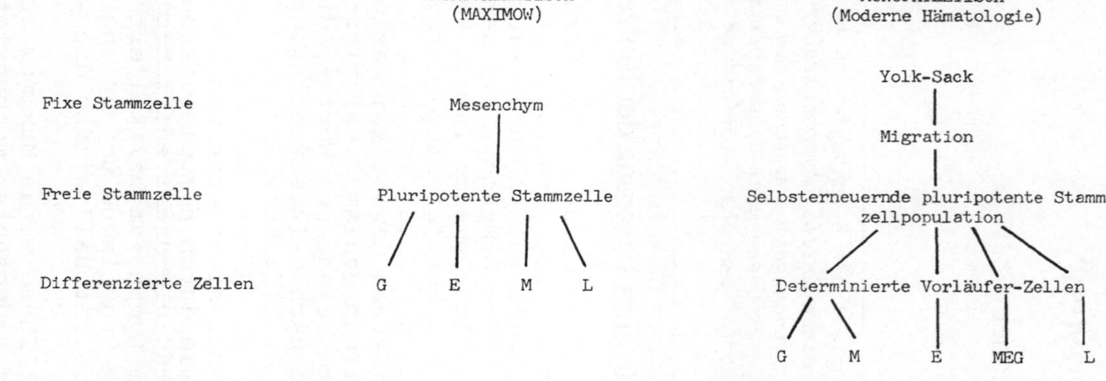

Abb. 24. Schematische Darstellung der Elemente der monophyletischen Theorie der Blutzellbildung. (Aus Metcalf u. Moore (380))

orientierten Methodenarsenal - kaum noch Zweifel, daß Maximow mit den Prinzipien seiner "monophyletischen" Blutbildungstheorie recht hatte, und daß wir uns Zellen mit den lichmikroskopischen morphologischen Kennzeichen des "Lymphozyten" als Stammzellen aller Blutelemente vorzustellen haben, eine These, die dann von Bloom und Yoffey (645) vertreten wurde.

Die Spannweite des Bogens, der sich von Maximow zur modernen Zellforschung spannt, wird deutlich, wenn man aus der Arbeit von Stutman und Good (568) über "Die Heterogenität von Lymphozyten-Populationen" folgende Sätze zitiert: "...Bis vor kurzer Zeit sah man die Lymphozyten als eine einheitliche Zellpopulation an, die letztlich im Hinblick auf eine einzige biologische Funktion verstanden werden konnte" (nämlich Abwehrmechanismus). "Hämopoetische Zellen werden unter dem differenzierenden Einfluß des Thymus zu "T"-Zellen, deren Funktion vor allem in der zellgebundenen Immunität liegt, während jene aus dem Knochemark stammenden Zellen, die unter dem Einfluß der "Bursa" bei Vögeln und von "Bursa-Äquivalenten" bei Säugetieren stehen, zu "B"-Zellen werden und Antikörper produzieren. Darüber hinaus gibt es aufgrund funktioneller Studien eine lymphozytenähnliche, dem Knochenmark entstammende Zellpopulation, die sich in Monozyten und Phagozyten transformieren kann und die als "M-Zellen" bezeichnet werden. Darüber hinaus kann man innerhalb der Lymphozytenpopulation des peripheren Blutes sowie des Knochenmarkes hämopoetische Stammzellen unterscheiden, die über eine uneingeschränkte Entwicklungspotenz verfügen und solche, deren Potenz eingeschränkt ist: "S 1- und S 2-Zellen".

Somit kann die moderne Hämatologie folgendes Konzept einer monophyletischen Theorie der Blutzellbildung vertreten und insofern die Hypothese von Maximow unterstützen (Abb. 24).

Maximow sieht Zellen mit den morphologischen Kriterien eines "Lymphozyten" als die Mutterzelle der 4 großen hämatopoetischen Zellerneuerungssysteme an, der Granulozytopoese (G), der Erythropoese (E), der Megakaryozytopoese (M) und der Lymphozytopoese (L).

Die neuzeitliche Hämatologie ist letztlich der Auffassung, daß das Fließgleichgewicht zwischen Blutzellbildung und -untergang aufrechterhalten wird durch das Vorhandensein eines sich dauernd selbsterneuernden Speichers von Zellen, die in der Lage sind, sich unter dem Einfluß von spezifischen Regulationsfaktoren ("-Poetine") in "determinierte" Zellen zu differenzieren, aus denen dann die Blutzellen - Granulozyten, Monozyten, Erythrozyten, Blutplättchen und Lymphozyten (Immunozyten) - hervorgehen. Es ist heute sichergestellt, daß sich der überwiegende Teil derartiger "pluripotenter" Stammzellen in einem zellkinetischen Ruhezustand befinden - wie es Maximow postulierte -, und diese durch geeignete Mechanismen wieder teilungsaktiv werden und sich dann in differenzierte Blutzellvorstufen umwandeln können. Derartige Zellen sind - ebenfalls von Maximow postuliert - sowohl im Knochenmark als auch in der Blutbahn vorhanden. Diese Tatsache kann nunmehr dazu benutzt werden, derartige pluripotente Stammzellen zu gewinnen, um mit ihnen durch Transplantation eine darniederliegende Knochenmarkfunktion bzw. ein insuffizentes Immunsystem zu restaurieren.

Es ist die Aufgabe dieses Abschnittes, kurz die Methoden zu erwähnen, die der modernen Stammzellforschung zur Verfügung stehen. Danach sollten bestimmte Eigenschaften der lichtmikroskopisch als "Lymphozyten" imponierenden, hämopoetischen Stammzellen besprochen werden.

B. Methodische Aspekte der Stammzellforschung

Jahrzehntelang war die mikroskopische Untersuchung von histologischen und zytologischen Präparaten der blutbildenden Gewebe nahezu die einzige Methode, um der Blutbildungsgenese auf die Spur zu kommen. Seit um 1950 hat sich die Situation rasch verändert. Der Hämatologie steht heute ein breites Methodenarsenal zur Verfügung, um die Genese, die Proliferation, die Regulation und die Funktion der hämopoetischen Zellsysteme eingehend zu erforschen. Dazu gehören beispielsweise die vielfältigen Möglichkeiten, Zellen radioaktiv in ihrer DNS (Desoxyribonukleinsäure) zu markieren und ihren Weg von der Bildung bis zur Reifung und Funktion lückenlos zu verfolgen, wobei die Einzelzellautoradiographie eine zentrale Stellung einnimmt. In der experimentellen Hämatologie kommt der Verwendung von genetischen Markierungen eine große Bedeutung zu: man kann Zellen mit einer bestimmten Chromosomenkonstellation in geeignete Empfänger transfundieren und ihren Weg, Schicksal und Funktion durch zytogenetische Methoden verfolgen. Eine besondere experimentelle und praktische Bedeutung haben die Zelltransplantationen erlangt. Es wird noch eingehend darüber zu sprechen sein, daß es durch Transfusion bestimmter mononukleärer Knochenmark- und Blutzellen in einen toleranten Empfängerorganismus gelingt, dessen gesamte Blutzellbildung zu restaurieren. Darüber hinaus wurden Zellkulturverfahren, Zellseparations- und -präservationsverfahren entwickelt, um die hämopoetischen Stammzellen immer mehr einzugrenzen, sie sozusagen als möglichst gereinigte Stammzellsuspension zu erhalten - es erscheint heute keine Utopie mehr, dieses Ziel in naher Zukunft zu erreichen.

C. Lokalisation pluripotenter Stammzellen

Experimentelle, aber auch klinische Untersuchungen führen zu dem Schluß, daß pluripotente hämatopoetische Stammzellen sowohl im Knochenmark als auch im strömenden Blut, nicht aber in der Lymphe vorhanden sind. Es ist heute bekannt - aufgrund der wegweisenden Studien von Gowans, daß immunreaktive Lymphozyten "rezirkulieren". Das bedeutet, daß sie aus der Blutbahn im Bereich der postkapillaren Venolen der Lymphknoten in die Lymphe übertreten und auf dem Weg über die Lymphbahnen dem strömenden Blut wieder beigemengt werden.

Nicht so die pluripotenten hämopoetischen Stammzellen. Ihr Nachweis gelingt nur im Knochenmark und Blut. Es kann heute kein Zweifel mehr daran geben, daß es bei Tier und Mensch gelingt, ein aplastisches Knochenmark durch Transfusion einer Knochenmarkzellsuspension vollständig zu restaurieren. Bis Juni 1973 waren beim Transplantationsregister in Chicago 166 Patienten registriert, die insgesamt 207 Knochenmarktransplantationen erhalten haben. Bei 77 von ihnen war es mit Sicherheit oder großer Wahrscheinlichkeit zur Ansiedlung der transfundierten Zellen gekommen. Der Nachweis einer derartigen Besiedlung des Markraumes des Empfängers durch Zellen des Spenderknochenmarkes gelingt besonders gut, wenn Spender und Empfänger sich im Geschlechtschromosom unterscheiden. Dann kann eine Chromosomenuntersuchung des Knochenmarkes bei einem marktransplantierten Empfänger Aufschluß darüber geben, ob die gewonnenen Zellen Spender- oder Empfängerzellen sind. In den so untersuchten Patienten kann dann der Nachweis erbracht werden, daß nicht nur die Chromosomen der Zellmitosen des Knochenmarkes, sondern jene der Blutlymphozyten (in einer Zellkultur nach Stimulation mit Phytohämagglutinin) vom Spendertyp sind. Damit ist der Beweis erbracht, daß im Knochenmark Zellen vorhanden sind, die in einem entsprechend vorbehandelten Empfänger nicht nur die Blutzellbildung des Knochenmarkes, sondern auch des lymphatischen Gewebes zu restaurieren vermögen. Zellen mit derartigen Eigenschaften werden als pluripotente Stammzellen bezeichnet, auch als "undeterminierte" oder "uncommitted" Zellen.

Im Tierexperiment am Hund und anderen Labortieren kann nicht nur die Möglichkeit der Regeneration eines funktionsfähigen Knochenmarkes durch die Transfusion und Ansiedlung einer Knochenmarkzellsuspension reproduziert werden. Es kann vielmehr auch nachgewiesen werden, daß sich *im strömenden Blut* Zellen befinden, die die Blutzellbildung in einem Empfängertier komplett zu regenerieren vermögen.

Im präklinischen Modell - am Hund - werden mit Hilfe einer Zellseparationszentrifuge aus dem strömenden Blut in einer 4- bis 5-stündigen Sitzung ca. 20 - 30 x 10^9 Blutleukozyten gewonnen. Werden derartige Leukozyten, entweder frisch oder nach Kryopräservation, in Gegenwart von Dimethylsulfoxyd bei etwa - 196°C, in einen durch ionisierende Strahlen aplastisch gemachten Empfängerhund transfundiert, so kommt es innerhalb von 10 Tagen zu einer Knochenmarkrepopulation und zwar sowohl bei autologer wie bei allogener Leukozytentransfusion. Der Grad der Wiederherstellung der von Knochenmark ausgehenden Blutbildung ist abhängig von der Zahl der transfundierten Leukozyten (Abb. 25).

Obgleich bei den autologen Stammzelltransfusionsversuchen der Nachweis der Herkunft der repopulierenden Zellen vom Spender nicht belegt werden kann, so sprechen doch alle Befunde dafür, daß es so ist. Erstmalig wurde von Ford u. Mitarb. (181) und später von anderen Gruppen der eindeutige Beweis erbracht, daß mit einer derartigen Versuchsanordnung das Knochenmark und das lymphatische Gewebe nach letaler Ganzkörperbestrahlung durch chromosomal unterscheidbare Knochenmarkzellen, aber auch durch Blutleukozyten vollständig regeneriert werden kann. Dagegen

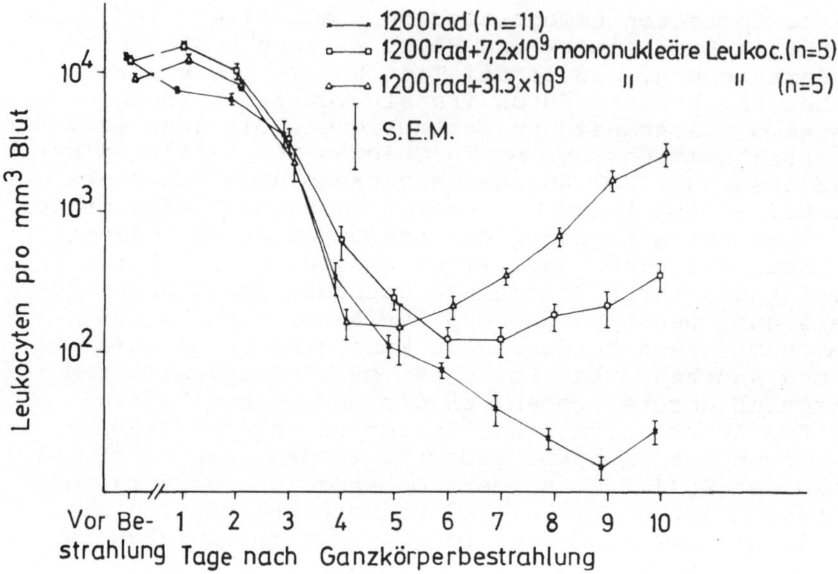

Abb. 25. Präklinisches Modell der hämopoetischen Regeneration der Blutstammzellen. Ablauf der Leukozytenregeneration im Blut von mit 1200 rad bestrahlten Hunden nach Transfusion von verschiedenen Zahlen autologer kryopräservierter Blutleukozyten. Beachte die Abhängigkeit der Regenerationsrate von der Zahl der transfundierten Blutleukozyten

verfügen die kernhaltigen Zellen der Lymphe nicht über eine derartige Pluripotenz.

Die Befunde der Gruppe um Micklem (386) - wiederum unter Verwendung von Chromosomenmarkierung - lassen eindeutig erkennen, daß es in der Lymphe zwar Zellen gibt, die in der Lage sind, in den lymphatischen Geweben zu proliferieren und Regenerationsherde zu bilden, daß aber eine endgültige und dauernde Repopulation des lymphatischen Systems nach strahleninduzierter Aplasie nur durch Zellen möglich ist, die aus dem Knochenmark oder dem strömenden Blut stammen. Derartige Befunde lassen sich so deuten, daß es in der Lymphe Zellen gibt, die nur noch eine lymphozytär begrenzte Stammzellaktivität besitzen, im Knochenmark und Blut dagegen Zellen, die alle Blutzellsysteme einschließlich die der lymphatischen Organe regenerieren können.

Fassen wir zusammen: Bei Mensch und Tier ist es möglich, ein funktionsuntüchtiges Knochenmark und lymphatisches System durch Transfusion einer hinreichenden Zahl von Markzellen oder Blutleukozyten zu regenerieren. Dadurch wird die Bildung von Erythrozyten, Granulozyten, Monozyten, Blutplättchen und Lymphozyten wieder hergestellt und zwar durch Zellen, die vom Spender stammen.

D. Quantitative und qualitative Aspekte der pluripotenten Stammzellen

Die Frage nach der Identität von pluripotenten hämopoetischen Stammzellen und ihren Differenzierungsfähigkeiten führte zu einer

Reihe von wesentlichen Versuchsansätzen. Zunächst steht fest, daß sich pluripotente Stammzellen auch normalerweise unter den Blutleukozyten befinden. Da die Granulozyten wegen des hohen Grades ihrer Zelldifferenzierung wohl kaum als "Stammzellen" in Frage kommen, und da im Blut normalerweise keine Retikulum- und Endothelzellen sind, konzentriert sich das Problem darauf, im Blut wie im Knochenmark nach "undifferenzierten" mononukleären Zellen zu fahnden, die sich unter bestimmten Bedingungen der Mikroökologie zu Vorstufen der Blutzellen entwickeln können.

Es war die Gruppe um Till und McCulloch, die in der Maus eine Methode entwickelte, mit deren Hilfe eine Quantifizierung der hämopoetischen Stammzelle möglich wurde, die sog. Milzkolonie-Methode.

Dabei wird einer letal bestrahlten Maus eine Suspension von Knochenmarkzellen oder Blutleukozyten gegeben. Nach 9 Tagen wird die Milz untersucht. Dann findet man hämopoetische Zellbildungsherde, die man an der Milzoberfläche makroskopisch sieht und auszählen kann. Ihre Zahl ist der Zahl der transfundierten Stammzellen proportional und kann dazu verwendet werden, den Stammzellen-Gehalt einer Zellsuspension zu prüfen. Es konnte nun gezeigt werden, daß jede derartige Kolonie - die erythropoetisch, myelozytär oder megakaryozytär sein kann - aus einer einzigen Zelle hervorgegangen sein muß. Die Zellbestimmungen führen zum Ergebnis, daß bei der Maus etwa 1 von 10 000 Markzellen und 1 von 100 000 Blutleukozyten pluripotente Stammzelleigenschaften besitzen. Diese zunächst nur funktionell nachzuweisenden Zellen wurden als "Colony forming unit" oder "CFU" bezeichnet, ein Ausdruck, der heute bei allen experimentellen Hämatologen synonym mit "pluripotente Stammzelle" eingeführt ist.

Von Bedeutung ist in diesem Zusammenhang die Tatsache, daß die Zellen das "CFU"-Speichers nur einen sehr geringen Umsatz haben. Diese Zellen (80 - 90 % oder mehr, je nach den Untersuchungsbedingungen) sind zum allergrößten Teil normalerweise zytokinetisch ruhend - man spricht davon, daß sie sich in einer "G_0"-Phase befinden - also nicht im Zellzyklus zwischen 2 Zellteilungen stehen.

Die Gruppe von Fliedner (179) hat ein Modell entwickelt, das es offensichtlich erlaubt, derartige Stammzellen nicht nur funktionell zu erfassen, wie im "Milz-Kolonie-Versuch" von Till und McCulloch, sondern sie auch lichtmikroskopisch zu identifizieren.

Der Ansatz dieser Gruppe geht davon aus, daß latent ruhende Zellen des erwachsenen Organismus zumindest während der Embryonalentwicklung und in der postnatalen Wachstumsphase zytokinetisch aktiv waren, und daß die zytokinetisch latente Ruhe von pluripotenten Stammzellen erst allmählich eintritt und zwar in dem Maße, indem das Wachstum des Organismus zur Ruhe kommt. Der Nachweis von latent ruhenden Stammzellen gelingt, wenn Versuchstieren (Ratten) pränatal und in der postnatalen Wachstumsphase (bis zu 6 Wochen) ^{3}H -Thymidin markiertes Thymidin als Dauerinfusion oder in kurzen Abständen (z.B. alle 6 - 8 Std) gegeben wird. Dann sind am Ende der Markierungsperiode alle Zellkerne des Versuchstieres (Zellen die dauernd zur Ruhe gekommen sind, wie z.B. Nervenzellen, Zellen

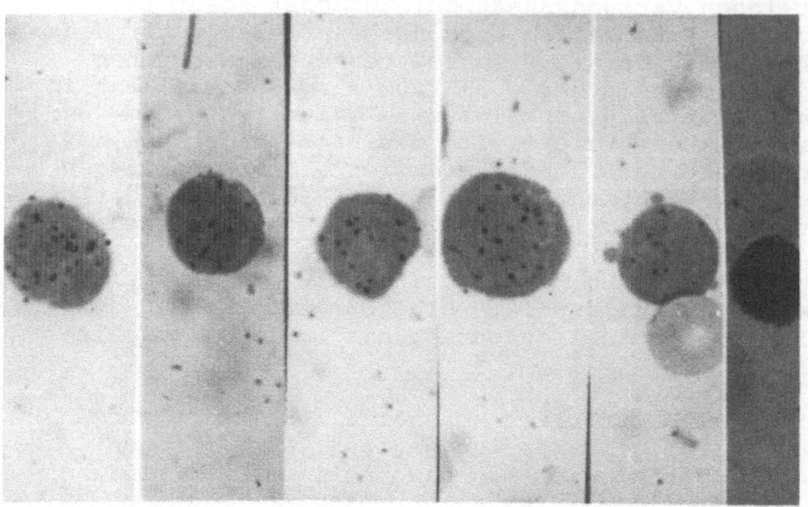

Abb. 26. Latent ruhende Knochenmarklymphozyten; es handelt sich um Marklymphozyten der Ratte, die durch prä- und postnatale Dauermarkierung mit ^{3}H-Thymidin markiert wurden und latent ruhen. Derartige Zellen lassen sich unter geeigneten Bedingungen reaktivieren und werden als "pluripotente" Stammzellen anzusehen sein

die latent zur Ruhe gekommen sind, wie z.B. Leberzellen, und aktiv sich umsetzende Zellen, wie z.B. Blutzellen und ihre Vorstufen), radioaktiv markiert. Innerhalb von 2 - 4 Wochen verschwindet die radioaktive Markierung von all jenen Zelltypen, die zu sich aktiv umsetzenden Zellsystemen gehören (es bleiben also z.B. Nervenzellen, Muskelzellen und Leberzellen markiert). Im Knochemark gehören beispielsweise Endostzellen, Endothel- und Retikulumzellen zu derartig markierbaren latenten Ruhezellen, aber auch ein kleiner, aber deutlicher Anteil (ca. 5 %) jener Zellen, die man aufgrund ihrer Morphologie im gefärbten Blut- oder Markausstrich als Lymphozyten bezeichnet.

In einer großen Zahl von Versuchsanordnungen konnten nun Hinweise erbracht werden, daß es wohl diese latent ruhenden Knochenmarklymphozyten sind, unter denen sich pluripotente hämopoetische Stammzellen befinden. So konnte beispielsweise gezeigt werden, daß die Markregeneration nach Gaben von Hydroxyurea (mit dem man bei 4 Injektionen im Abstand von 6 Std die gesamte proliferationsaktive Hämopoese ausschalten kann, da es spezifisch jene Zellen tötet, die sich in der Phase der DNS-Synthese befinden) von den latent ruhenden Marklymphozyten ausgeht. Es kommt nämlich zu einer Welle von Blutzellneubildung, bei der ein großer Teil der sich entwickelnden Blutzellvorstufen radioaktiv markiert ist. Daß die Regeneration nicht von den ebenfalls markierten Endothel- und Retikulumzellen ausgeht, geht z.B. daraus hervor, daß bei einem derartigen Versuch zwar die markierten Marklymphozyten in dem Maß ihre Markierung verlieren, wie die differenzierten Blutzellvorstufen markiert werden, nicht aber die Zellen der Knochenmarkmatrix. Ebenso sprechen Versuche, in denen die Knochenmarkzellpopulation mit Hilfe eines Albumin-

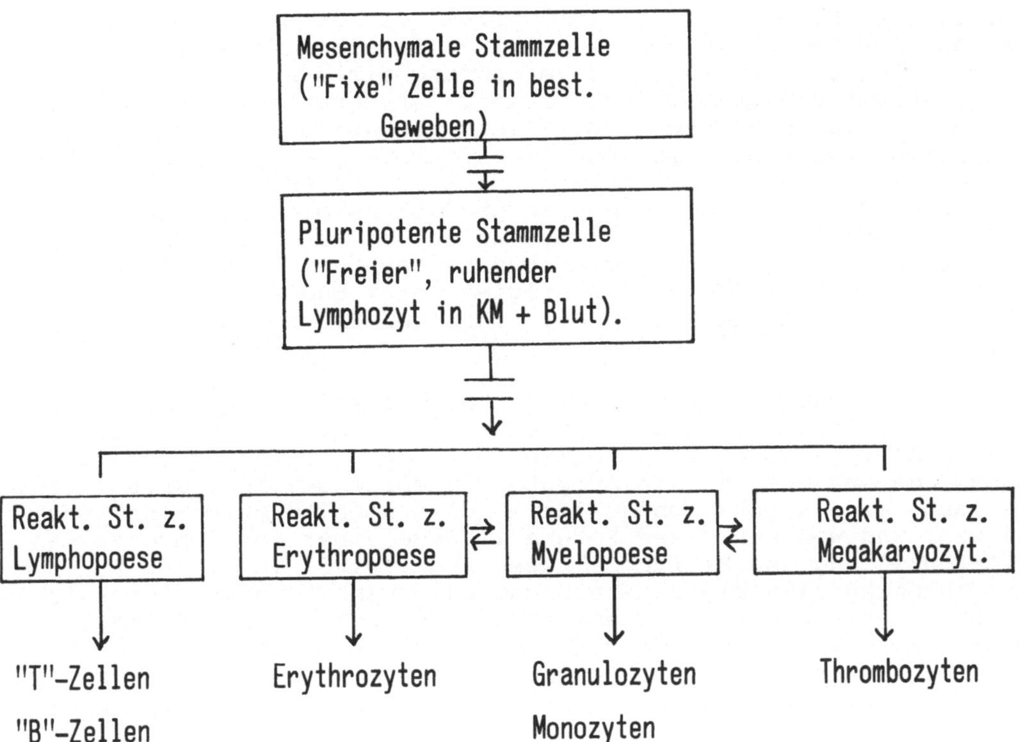

Abb. 27. Schema zur Frage der Beziehungen von Lymphozyten zur Hämopoese. Es gibt offenbar eine kleine Gruppe von mononukleären Knochenmark- und Blutzellen, die sich lichtmikroskopisch nicht von anderen "Lymphozyten" unterscheiden lassen, die aber funktionell über die Fähigkeit der Regeneration aller Blutzellsysteme verfügen. Normalerweise wird das Fließgleichgewicht in Lymphozytopoese, in Erythro-, Myeolo- und Megakaryozytopoese durch Stammzellen aufrechterhalten, die auf den Einfluß von spezifischen Substanzen (z.B. Erythropoetin) sich reaktiv in eine der Zellinien "differenzieren" können (= Reakt. St. z.). Darüber hinaus gibt es offenbar in bestimmten Geweben (z.B. Knochenmanschetten) Stammzellen, die unter extremen Verhältnissen hämopoetisch aktiv werden können

gradienten aufgetrennt und dann fraktionsweise in bestrahlte Empfängertiere transplantiert wurden, dafür, daß es die markierten, also ruhenden Marklymphozyten sind, von denen die Markregeneration ausgeht. Die Zellfraktion mit der höchsten Zahl von solchen Ruhezellen hattedie höchste Regenerationsquote.

Aus dieser Sicht läßt sich die Hypothese nachdrücklich stützen, daß die Zellen in Knochenmark und Blut, die über eine pluripotente Entwicklungsmöglichkeit verfügen, lichtmikroskopisch zur Lymphozytenpopulation gehören und sich der größte Teil von Ihnen unter den Bedingungen des Fließgleichgewichtes zwischen Blutzellbildung und -untergang in einem - zytokinetisch gesehen - latenten Ruhezustand befindet. Aus diesem werden sie dann "geweckt", wenn die hämopoetischen Systeme zahlenmäßig soweit reduziert sind, daß ihre Selbsterhaltung in Frage gestellt ist. Beispiele von solchen ^{3}H-Thymidin-markierten Ruhezellen sind in Abb. 26 dargestellt. Ihre Einordnung in ein "System" von Stammzellen ergibt sich aus dem Schema in Abb. 27. Mit Hilfe eines verfeinerten Zelltrennungsverfahrens unter Verwendung eines Albumingradienten gelang es van Bekkum (37) und Dicke (134) derartige mononukleäre Zellen mit pluripotenten Stammzelleigenschaften in Albuminfraktionen stark anzureichern. Diese Autoren haben derartige "Stammzellen-Kandidaten" von Mensch, Affe und Maus elektronenoptisch darstellen können. Danach handelt es sich um eine Zelle, die sich deutlich von Lymphozyten unterscheidet, wie man sie beispielsweise im Ductus thoracicus beobachtet. Diesen "Stammzellen-Kandidaten" fehlen ein Golgi-Apparat und endoplasmatisches Retikulum sowie Lysosomen, Ribosomen-Cluster und multivesikuläre Körper.

Diese Untersuchungen stützen also ebenfalls die These, daß sich unter den (lichtmikroskopisch definiert) Marklymphozyten pluripotente hämopoetische Stammzellen befinden. Sie lassen auch erkennen, daß es nunmehr die Aufgabe der Forschung ist, abzuklären, wie lange eine solche mononukleäre Zelle noch "pluripotent" ist und wann und wodurch diese Potenz im Zuge einer fortschreitenden Differenzierung und Reifung eingeschränkt wird. In diesem Zusammenhang spielen die internen und externen Steuerungsmechanismen der hämopoetischen Zellsysteme im allgemeinen und des Stammzellsystems im besonderen eine große Rolle, über die aber bisher nur wenig gesicherte Daten vorliegen.

E. Zur Frage der „determinierten“ Stammzellen

Es ergibt sich nun die Frage nach jenen Zellen, die unter normalen Bedingungen das Fließgleichgewicht der Blutzellbildung aufrechterhalten. Denn die im Abschnitt D dargestellten Befunde implizieren, daß die pluripotenten, latent ruhenden Knochenmarkstammzellen erst dann aktiv werden, wenn es gilt, die Blutzellbildung in einem aplastischen Knochenmark zu restaurieren. Es muß also wohl eine Stammzellpopulation geben, die die Eigenschaft hat, die verschiedenen Zellsysteme - Erythropoese, Granulozytopoese, Megakaryozytopoese sowie Lymphozytopoese - dauernd mit zellulärem Nachschub zu versorgen, ohne sich selbst zu erschöpfen. Im statistischen Mittel müssen sich also 50 % der Zellen bei einer Stammzellteilung letztlich spezifisch differenzieren, während die anderen 50 % im Stammzellenspeicher verbleiben und dessen Größe konstant erhalten.

Daß es derartige, für spezifische Zelldifferenzierung "determinierte", Stammzellen gibt, geht vor allem aus den Studien der Gruppe um Ford und Micklem (182) hervor. Unter Verwendung von Transplantationsversuchen mit "chromosomenmarkierten" Zellen ergab sich die Notwendigkeit, von den hämopoetisch pluripotenten Zellen in Knochenmark und Blut solche zu unterscheiden, die nur noch über die begrenzte Fähigkeit verfügen, die Zellpopulationen des lymphatischen Gewebes zu restaurieren. Es gibt Hinweise, daß sich aus dem pluripotenten Stammzellenspeicher und unter dem Einfluß zweier unterschiedlicher Milieu-Bedingungen (Thymusepithel einerseits und Bursa-Äquivalent andererseits) zwei lymphozytär determinierte Stammzellenspeicher entwickeln, aus denen die "T"- bzw. "B"-Zellsysteme hervorgehen über die im Detail an anderen Stellen dieses Werkes berichtet wird. Im Schema Abb. 27 werden die Zellen dieses determinierten Zellspeichers auch "reaktionsfähige" Stammzellen genannt, damit soll zum Ausdruck gebracht werden, daß es Stammzellen sind, die - aufgrund von bisher weitgehend unbekannten Entwicklungs- bzw. Differenzierungsschritten - in der Lage sind, auf spezifische Einflüsse hin mit einer "T"- bzw. "B"-Zellenbildung zu reagieren.

Auch für das Granulozyten/Monozyten-System, das Erythrozytensystem und das Megakaryozyten/Plättchen-System gibt es experimentelle Hinweise für die Existenz von "determinierten" Stammzellpopulationen, die unter normalen Verhältnissen in der Lage sind, die Blutzellbildung aufrechtzuerhalten, ohne sich zu erschöpfen. Im Schema Abb. 27 werden diese Zellen als "reaktive" Stammzellen bezeichnet, und zwar deshalb, weil es vielfältige Hinweise gibt, daß es sich um Zellen handelt, die sich unter dem Einfluß von spezifischen Faktoren in Vorstufen einer der Zelllinien umwandeln können.

Für die Erythropoese gilt als gesichert, daß es Stammzellen gibt, die sich unter dem Einfluß von Erythropoetin in auch morphologisch erkennbare Erythrozytenvorstufen umwandeln können. Eine typische Versuchsanordnung, um diesen Vorgang nachzuweisen, wurde mit dem "Hypertransfusionsmodell der Maus" entwickelt. Dabei wird der Hämatokrit bei der Maus auf einen sehr hohen Wert (z.B. 70 %) gebracht. Innerhalb von wenigen Tagen verschwindet daraufhin die gesamte, morphologisch erkennbare Erythropoese. Injiziert man solchen Tieren nun Erythropoetin, so entwickelt sich - proportional zur applizierten Dosis - eine erythropoetische Welle, deren Größe man beispielsweise mit einer Radioeisen-Einbau-Methode quantitativ erfassen kann.

Daß ein solch erythropoetisch determinierter Stammzellenspeicher unabhängig von einem vorgeschalteten pluripotenten Stammzellenspeicher ist, geht aus den Untersuchungen von Lamerton (328) bei Ratten hervor. Werden nämlich Ratten einer kontinuierlichen Strahlenbelastung ausgesetzt (z.B. 50 rad/Tag), so läßt sich zeigen, daß zwar die Fähigkeit eines solchen Knochenmarkes, ein aplastisches Knochenmark zu regenerieren, stark eingeschränkt ist (dazu ist ein funktionsfähiger pluripotenter Speicher erforderlich). Nicht eingeschränkt ist jedoch die Fähigkeit, auf einen Blutentzug mit einer kräftigen erythropoetischen Regenerationswelle zu reagieren, ein Vorgang also, der zunächst nur einen funktionell intakten "determinierten" Stammzellenspeicher erfordert.

Eine Vielzahl von Studien unter Verwendung der "^{3}H-Thymidin-Suizid"-Methode lassen den Schluß zu, daß die "Erythropoetin-reaktiven-Stammzellen" sich dauernd im Zellzyklus befinden (es also keine latent ruhenden "G_0"-Zellen gibt), und daß der Anteil der dauernd in DNS-Synthese befindlichen Zellen etwa bei 40 - 50 % liegt. Bei dieser Methode wird einem Versuchstier eine zytotoxische Dosis von ^{3}H-Thymidin gegeben, so daß alle Zellen in der DNS-Synthese die strahlende Substanz inkorporieren und dadurch devitalisiert werden.

Ähnliche Hinweise auf das Vorliegen von "reaktionsfähigen" spezifisch determinierten Stammzellenpopulationen liegen auch für die Granulozytopoese und Megakaryozytopoese vor.

Hier war es vor allem eine Methode, die von Metcalf und Bradley sowie von Pluznik und Sachs entwickelt wurde, die Einblicke in diese Stammzellenspeicher erlaubte. Bei dieser Methode werden Knochenmarkzellen oder auch mononukleäre Blutleukozyten in vitro unter geeigneten Bedingungen kultiviert. Durch den Zusatz von Agar zum Zellkulturmedium werden die sich in der Kultur entwickelnden Zellpopulationen als "Kolonien" beieinandergehalten. Diese entwickeln sich unter dem Einfluß von spezifischen Faktoren, z.B. der "colony stimulating activity" (CSA), zu Granulozytenvorstufen, die dann voll ausreifen. Es gibt Hinweise, daß dieser stimulierende Faktor von Monozyten/Makrophagen gebildet wird, während andere Befunde zeigen, daß die reifen Granulozyten einen Stoff produzieren, der die granulozytär differenzierten Blutzellvorstufen in ihrer Proliferation hemmen kann. Da in solchen Agar-Zellkolonien nicht nur Granulozyten, sondern auch Monozyten bzw. Makrophagen entstehen, nimmt man an, daß die Ursprungszellen eng verbunden oder identisch sind, und daß es auf die Wachstumsbedingungen sowie interne und externe Regulationsfaktoren ankommt, welche Zelltypen sich wann entwickeln. Diese granulozytär determinierten Stammzellen sind ebenfalls zum großen Teil dauernd im Zellzyklus und etwa 40 - 50 % von ihnen dauernd in aktiver DNS-Synthese.

Das Wissen um die Stammzellen, die auf spezifischen Reiz hin mit einer Megakaryozytenbildung reagieren können, ist noch sehr unvollständig. Auch hier gibt es Hinweise auf das Vorliegen einer von der Gruppe pluripotenter Stammzellen unabhängig reagierenden Zellpopulation, jedoch sind die Befunde noch zu dürftig, um konkrete Aussagen zu machen.

Im Schema Abb. 27 des Stammzellensystems sind zwischen den reaktionsfähigen Stammzellen in Richtung Granulozytopoese, Erythropoese und Megakaryozytopoese Pfeile angebracht, die darauf hinweisen, daß zwischen diesen Zellspeichern offenbar Gleichgewichtszustände bestehen oder anders ausgedrückt, daß zwischen diesen Zellspeichern eine Konkurrenz ("competition") existiert. Es gibt experimentelle Hinweise, daß die Differenzierung von "determinierten" Stammzellen in das erythrozytäre, granulozytäre oder megakaryozytäre System vom Bedarf der Peripherie, und das heißt wohl von der Konzentration an Stimulations- bzw. Hemmfaktoren des einen oder anderen Systems, abhängig ist.

Dazu wurde in der Gruppe um Fliedner von H. Heit, W. Heit und B. Kubanek ein Testsystem entwickelt, das die früheren Techniken der Erythropoeseuntersuchung (Hypertransfusion von Erythrozyten mit nachfolgender Erythropoetinstimulation) mit den modernen Techniken der Gnotobiotik (also Verwendung keimfreier Tiere) verbindet. Es war nämlich beobachtet worden, daß es nach Ganzkörperbestrahlung von keimfreien Mäusen im Zuge der Anämie und Thrombozytopenie zu einer sehr starken Regeneration der Knochenmarkerythropoese bzw. Megakaryozytopoese kam, aber nur zu einer verzögerten granulozytären Regeneration. In den konventionellen Kontrolltieren kam es dagegen zu einer normalen Entwicklung der

Myelopoese. Eine Vorverlegung der myelozytären Regeneration - nachweisbar u.a. am Auftreten entsprechender Zahlen von Agar-Colony-Forming-Cells (CFC) - konnte erzielt werden, wenn den keimfreien, bestrahlten Tieren Endotoxin injiziert wurde. Wird durch Erythrozytentransfusion in den keimfreien Mäusen eine Polyglobulie erzeugt, und damit die erythropoetische Regeneration unterdrückt, so ergibt sich ebenfalls eine Vorverlegung der granulozytären Regeneration.

Derartige Befunde lassen die Deutung zu, daß die Steuerung der hämopoetischen Knochenmarkregeneration dem Bedarf des jeweiligen Zellsystems angepaßt wird, daß also die zur Differenzierung bereitstehenden und damit insoweit "determinierten" Stammzellen untereinander im Fließgleichgewicht stehen.

F. Vom Ursprung der pluripotenten Stammzellen

Woher kommen denn nun die pluripotenten Stammzellen, die im Knochenmark des erwachsenen Organismus unter den latent ruhenden Lymphozyten postuliert werden müssen? Ist die Regenerationskraft des Markes erloschen, wenn diese pluripotenten, latent ruhenden Stammzellen fehlen?

Patt und Maloney (445) haben die alten Untersuchungen von Röhlich (1941) aufgegriffen und sich die Frage gestellt: Wie regeneriert eigentlich das Knochenmark, wenn es mechanisch ausgeräumt wurde: wird es z.B. von zirkulierenden Stammzellen her regeneriert? Diese Autoren räumten lange Röhrenknochen bei Kaninchen aus und spülten die Markhöhle mit einer Dextranlösung aus, so daß sie sicher sein konnten, daß in der Markhöhle keine Knochenmarkzelle mehr vorhanden war. Es kam nach einigen Tagen zu einer Regeneration des Markes. Daß es sich dabei nicht um eine Einwanderung von entsprechenden Stammzellen für das Stroma und das hämopoetische Parenchym aus dem strömenden Blut handelte, schalteten sie dadurch aus, daß sie den gesamten Rest des Körpers außer dem ausgeräumten Knochen massiv bestrahlten. Die Regeneration von Stroma und Hämopoese erfolgte offenbar von Zellen, die in den Haversschen Kanälen normalerweise zytokinetisch ruhen, sich nach einer derartigen Stimulation aber zur Proliferation, Differenzierung und hämopoetischer Reifung anregen lassen. Somit ist wahrscheinlich gemacht, daß beim Erwachsenen als "letzte Reserve" noch ein Stammzellspeicher mesenchymaler Natur vorhanden ist. Allerdings bleibt die physiologische Bedeutung dieser Stammzellpopulation noch ungeklärt.

Das Studium der Embryogenese der Knochenmarkhämopoese wurde in neuerer Zeit vor allem durch Moore vorangetrieben. Danach kann es wohl kaum einen Zweifel daran geben, daß es während der embryonalen Entwicklung einen Migrationsstrom von pluripotenten Stammzellen durch das Blut gibt, der sich jeweils dorthin ergießt, wo die zirkulierenden Stammzellen die notwendigen und hinreichenden mikroökologischen Ansiedlungsbedingungen finden.

Der Ursprung aller Hämopoese ist offensichtlich im Dottersack zu suchen. Dieses ist offensichtlich ein einzigartiger Prozeß, bei dem sich die hämopoetischen Stammzellen aus mesenchymalen Zellen durch spezifische Differenzierung entwickeln. Diese mesenchymalen Ursprungszellen selbst besitzen als solche offenbar keine hämopoetischen Fähigkeiten. Alle anderen Organe mit Blutzellbildung, die sich im Laufe der Embryogenese entwickeln (Leber → Milz → Knochenmark), erhalten die notwendigen pluripotenten Stammzellen auf dem Blutweg. Somit übt sich während der Embryogenese eine Fähigkeit zur hämopoetischen Regeneration auf dem Wege der intravasalen Kolonisation ein, der auch im erwachsenen Organismus nicht verloren geht. Auch hier verbleibt ein konstanter Siegel von pluripotenten Stammzellen im strömenden Blut. Sobald an irgendeiner Stelle des Knochenmarkes ein Defizit an Stammzellen eintritt (z.B. durch Lokalbestrahlung), kommt es zum Einstrom von Stammzellen mit anschließender Proliferation und Differenzierung. Dieses ist eine notwendige Voraussetzung einer lokalen Regeneration durch "endogene" Kolonisation. Hinreichend wird diese Voraussetzung offenbar erst dann, wenn auch die Mikroökologie eine hämopoetische Differenzierung und Proliferation begünstigt. War beispielsweise die Strahlendosis in einem lokal bestrahlten Markabschnitt zu hoch (über 4 - 5000 rad), so mag es zwar zuerst zu einer Ansiedlung hämopoetischer Stammzellen kommen. Eine solche Matrix ist jedoch offenbar nicht in der Lage, eine hämopoetische Regeneration aufrechtzuerhalten. In einer ganz anderen Versuchsanordnung kann das Prinzip einer hämopoetischen Regeneration auf dem Blutwege im Erwachsenen-Organismus ebenfalls wahrscheinlich gemacht werden. Bindet man - wie schon von Sacerdotti, Frattin und Maximow (1902 - 1909) durchgeführt - die Arterie und Vene einer Niere eines erwachsenen Kaninchens ab, so entwickelt sich zunächst eine Nekrose der Niere. Später kommt es jedoch zur Organisation dieses nekrotischen Gewebes, zur Bindegewebseinwanderung, zur Knochenbildung, zur Ausbildung einer bindegewebigen Markmatrix und dann schließlich zur extramedullären Blutzellbildung. Auch hier wird wiederholt, was der Organismus spätestens während der Knochenmarkembryogenese gelernt hat: die Migration von Blutstammzellen in eine geeignete Matrix mit anschließender Proliferation und Differenzierung.

G. Schlußfolgerungen

Somit schließt sich nach mehr als 6 Jahrzehnten der Kreis, den Maximow in seinen Arbeiten erstmalig konsequent betreten hat. Die Entwicklung der monophyletischen Theorie der Blutzellbildung ergibt demnach folgenden Stand: Unter den Bedingungen des normalen Fließgleichgewichtes der Hämopoese werden die Blutzellsysteme durch eine Gruppe "hämopoetisch determinierter" Stammzellen mit raschem Zellumsatz aufrechterhalten, die in der Lage sind, je nach Bedarf auf einen spezifischen Reiz - z.B. Erythropoetin - sich in auch morphologisch erkennbare Blutzellvorstufen zu differenzieren, sich durch Zellteilung zu vermehren und auszureifen. Dabei scheint den immunologischen Systemen der sog. "B"- und "T"-Zellen eine Eigenständigkeit zuzukommen, während die auf einen

Reiz - z.B. Erythropoetin - reaktionsfähigen, determinierten Stammzellen der Erythro-, Myelo- und Megakaryozytopoese untereinander in einem Gleichgewicht stehen. Bei bestimmten Bedarfsbedingungen (z.B. Strahlenaplasie) kann die Regeneration *aller* hämopoetischer Zellsysteme aus einem undeterminierten, pluripotenten Speicher von Stammzellen erfolgen, die morphologisch (lichtmikroskopisch) zur Gruppe der *Lymphozyten* gehören. Darüber hinaus schlummern in bestimmten Mesenchymzellen auch im erwachsenen Organismus noch hämopoetische Potenzen, die aber nur bei extremem Bedarf mobilisiert werden.

Die weitere Forschung wird die Aufgabe haben, die derzeitigen Vorstellungen zu überprüfen und zu verfeinern. Auf alle Fälle ist das Anliegen dieses Abschnittes, die Beziehungen von Lymphozyten zu hämopoetischen Zellsystemen aufzuzeigen, wohl so zusammenzufassen: mit dem lichtmikroskopisch belegten Begriff "Lymphozyt" wird eine funktionell heterogene Gruppe von mononukleären Zellen der blutzellbildenden Gewebe zusammengefaßt, von denen ein kleiner Anteil über pluripotente Stammzelleigenschaften verfügt. Also ist - funktionell gesehen - nicht jeder "Lymphozyt" dem anderen gleich. Stutman und Good (568) kamen aufgrund eines intensiven Literaturstudiums zum Schluß, daß es derzeit ca. 14 Zellgruppen mit den lichtmikroskopischen Kriterien von "Lymphozyten" gibt, die sich aber funktionell deutlich voneinander unterscheiden lassen. 2 dieser Zellgruppen haben die funktionellen Eigenschaften von "determinierten" bzw. "undeterminierten" Stammzellen.

Der Einfluß des lymphatischen Systems auf den Alterungsvorgang

R. L. Walford* und W. Tittor**

Für den Alterungsvorgang als immunologisches Phänomen werden ätiologisch eine Reihe von Modellen vorgestellt. Pathogenetisch beruht die immunologische Theorie des Alterns auf erwiesenem Nachlassen der Immunfunktionen auf der einen Seite und Zunahme autoimmunologischer Phänome auf der anderen. Für diesen Prozeß wird eine genetische Programmierung angenommen. Tierexperimentelle Daten weisen auf die Möglichkeit hin, diese Alterungsvorgänge durch Manipulation des Immunsystems zu verzögern.

Ein Römer der Antike wurde durchschnittlich 22 Jahre alt. Heutzutage beträgt die Lebenserwartung in Europa und Amerika 74 Jahre. Wenn man die durchschnittliche Lebensspanne als Maß der physiologischen Alterung nimmt, dann wurde seit der Antike ein gewaltiger Fortschritt erzielt. Es ist jedoch nicht zulässig, Altern in dieser Weise zu messen, denn die höhere Lebenserwartung in unserer Zeit ist nicht Ausdruck verzögerter Alterung, sondern Folge gesünderer Ernährung, verbesserter Gesundheitsfürsorge und Beherrschung infektiöser und anderer Erkrankungen. Das Alter der am längsten Lebenden ist wohl das beste Einzelmaß des Alterungsvorganges. Und dieses hat sich seit damals nicht auffallend verändert. Daher muß man annehmen, daß eine Optimalisierung hygienischer und ärztlicher Maßnahmen hinsichtlich der Lebenserwartung vielleicht auf der Populationsbasis, nicht jedoch auf der Individualbasis einen weiteren Fortschritt erbringen kann. Auch die beste ärztliche Versorgung verhilft uns nicht dazu, älter als die Greise der Antike zu werden. Eine echte Lebensverlängerung ist nur durch Beeinflussung des Alterungsprozesses möglich.

Nach diesen Vorbemerkungen sei nun die Rolle immunologischer Phänomene bei der Alterung diskutiert, wobei man von einem ätiologischen, von einem pathogenetischen oder vom Gesichtspunkt der Alterskrankheiten ausgehen kann.

A. Ätiologie

Ätiologische Alterstheorien lassen sich entweder in stochastische (zufällige Primärereignisse, evtl. mit autokatalytischen Sekundärwirkungen) oder in programmierte Vorgänge, wie z.B. Ablauf der

* Mit Unterstützung des "USPHS Grant HD-534"
** Mit Unterstützung der Deutschen Forschungsgemeinschaft

Thymusuhr (86) oder in programmiertes Versagen des toleranzerhaltenden homeostatischen Apparates einteilen (615). Immunologische, für das Altern verantwortliche Mechanismen können stochastisch, programmiert oder beides sein. Spezifische, altersbedingte Thymusveränderungen wurden im Detail bereits früher erörtert (615). Die Idee der Thymusuhr korreliert mit Hayflick's Ergebnissen, welche zeigen, daß die Anzahl der Zellteilungen einer Somazellpopulation begrenzt ist. Während wir uns mit Hayflick's Theorie (250) wenig befreunden können, muß man fairerweise feststellen, daß andere Untersuchungen zunehmend seine Theorie erhärten. Ergebnisse über die in vivo auftretende Alterung eines antikörperbildenden Zellklones sind ein Beispiel dafür (629). Die These, daß Nachlassen der Thymusfunktion das Altern in Gang setze, würde an Wahrscheinlichkeit gewinnen, wenn in alternden Tieren eine Verminderung der T-Zellfunktion vor einer Funktionsminderung der B-Zellen einträte, was bis jetzt nicht nachgewiesen werden konnte. Altersbezogene Degenerationsveränderungen in den die Germinalzentren mitformenden Retikulumzellen (B-Zellareal) wurden bereits beschrieben (243). Die Transformation der Immunoblasten zu Plasmazellen nimmt im Alter ab (42). Obwohl die erwachsene, keimfrei gehaltene Maus einen voll entwickelten Thymus besitzt und einige Studien eine verlängerte Lebensdauer den keimfrei erzogenen Mäusen zuzuschreiben, dokumentieren neuere, sehr sorgfältige Untersuchungen eine verkürzte Lebensspanne solcher Tiere (12). Die dabei vorgenommenen Messungen des renalen Lysozyms, der Kollagenlöslichkeit und seniler Amyloidose - alles brauchbare Parameter der Alterung - deuteten auf einen beschleunigten Alterungsvorgang.

Die Auffassung vom Verlust der toleranzerhaltenden homeostatischen Kontrolle ist eine umfassendere ätiologische These, da diese den Alterungsprozeß nicht so starr mit einem phylogenetisch spät auftretenden Organ wie dem Thymus verknüpft.

Ein neuerdings vorgeschlagener Mechanismus für die Entstehung und Erhaltung der Toleranz besteht in aktiver Suppression und nicht in Elimination potentiell gegen "Selbst" reagierender Zellen, wobei die Suppression möglicherweise von T-Zellen ausgeht (205). Von verschiedener Seite ist berichtet worden, daß sowohl in der T- als auch B-Zellinie die Fähigkeit "Selbst" zu erkennen verankert sei, jedoch normalerweise keine Reaktion gegen "Selbst" erfolge. Verlust der Selbsttoleranz oder Aufhebung der Suppression könnte zu einer Graft-versus-host-(GVH-) analogen Reaktion, Autoaggression und Alterung führen.

In eigenen Arbeiten haben wir die mögliche Bedeutung des HL-A-Systems für den Alterungsprozeß hervorgehoben (616). In humanen Zellkulturen scheinen die HL-A-Antigene verlorenzugehen, bevor auffallende Degernationserscheinungen auftreten (217). Der Schwund dieser Antigene von der Lymphozytenoberfläche könnte die Identifizierung des "Selbst" erschweren.

Es wurde auch schon angenommen, daß die immungenetische Mannigfaltigkeit Folge einer Derepression mutabilitätskontrollierender Gene für das HL-A-System sei (616), was eindeutig einem programmierten ätiologischen Vorgang entspräche. Aus dieser Sicht ließe sich eine "limitierte Gentheorie der Alterung" aufstellen, die zum Ausdruck bringen sollte, daß das Altern letzten Endes nicht so sehr auf multiple Membran- und Zytoplasmadefekte oder diffuse chromosomale Veränderungen zurückzuführen sei, sondern eher auf die Wirkung weniger, z.B. drei oder vier Gene.

Normale Zellen in der Gewebekultur lassen sich durch Einschleusen einiger Virusgene in ihren Gensatz in einen unsterblichen Klon verwandeln. Eine limitierte Gentheorie obengenannter Art, die sich zu einer immunologischen Theorie weiterentwickeln ließe, kann viele Beobachtungen erklären, wie z.B. die Korrelation zwischen H2- bzw. HL-A-Antigenen und Suszeptibilität zu bestimmten Krankheiten im murinen und humanen System, der deutliche Wandel der Immunisation mit dem Alter und die enge Assoziation der Immunfunktion mit dem H2- bzw. HL-A-System (59,261). In Mäusen scheint das H2b-Gen mit der längsten Lebenserwartung gekoppelt zu sein. Eine ähnliche Beziehung zwischen HL-A 11 und Altwerden besteht offenbar im humanen System (627). Wenn Altern durch nur wenige Gene programmiert wird, dann liegen eines oder mehrere dieser Gene am ehesten auf dem Chromosomen Nr. 17 in der Maus und auf dem das HL-A-System tragenden Chromosom im Menschen.

B. Pathogenese

Bei pathogenetischer Betrachtungsweise des Alterungsvorganges baut man weniger auf Spekulationen auf. Hinweise für ein Nachlassen der Immunfunktion im Alter gibt es genügend. Die Antikörperreaktion gegen Schaferythrozyten sinkt bei sehr alten Mäusen auf etwa 5 bis 10 % der Reaktion jüngerer Tiere (222). Die Anzahl der T- und B-Lymphozyten in peripheren lymphatischen Organen nimmt im Alter offenbar nicht ab (468), obwohl die proliferative Kapazität nachläßt (42). Allerdings vermindert sich die Zahl der für die humorale Antwort zuständigen immunkompetenten Einheiten (360).

Erste Ergebnisse unserer Untersuchungen an Mäusen ergaben einen altersabhängigen Reaktionsabfall auf Lipopolysaccharide und Pokeweed. In der Lymphozytenmischkultur nimmt die Zellreaktivität bei Verwendung von Lymphozyten sehr alter Mäuse auf über die Hälfte ab. Ähnlich sinkt die zellgebundene lympholytische Aktivität auf etwa ein Viertel (617). Ein Teil unserer Ergebnisse ist in Abb. 28 dargestellt, welche die in alten Mäusen nachlassende Stimulierbarkeit auf Phytohämagglutinin illustriert.

Asofsky u. Mitarb. (16) konnten mit Hilfe der GVH-Reaktion in vivo innerhalb der T-Lymphozytenlinie T_1-Zellen (precursor cells) und T_2-Zellen (amplifier cells) unterscheiden und eine synergistische Aktion der letzten beiden dokumentieren. Uns gelang eine ähnliche Aufteilung und Nachweis eines synergistischen Effektes mit Hilfe der Lymphozytenmischkultur in vitro (590,592). Von diesen T-Zellsubpopulationen zeigte lediglich die T_2-Zelle einen altersabhängigen Funktionsabfall (591). Neueste Daten weisen darauf hin, daß in den Milzen alter Mäuse eine weitere Zellpopulation existiert, welche die Reaktion in der Lymphozytenmischkultur zu hemmen vermag (204). Eine sorgfältige Aufgliederung

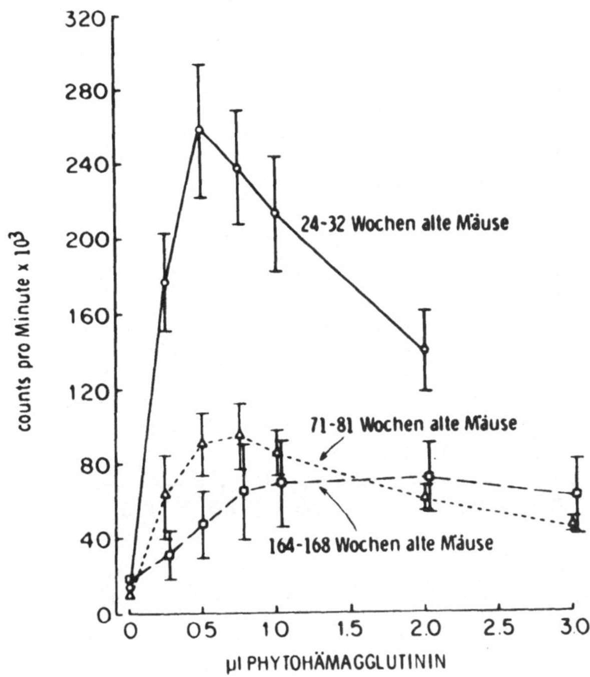

Abb. 28. ^{3}H-Thymidininkorporation PHA-stimulierter Milzzellen weiblicher Mäuse der (C5zBL/6J x 129) F_1-Generation in drei Altersgruppen. In den zwei jüngeren Altersgruppen stellt jeder Wert das Mittel der Thymidininkorporationen von zwölf Mäusen, in der ältesten Gruppe von acht Mäusen dar. Die vertikalen Linien repräsentieren den Standardfehler des Mittelwertes (Mathies u. Mitarb. (370))

der komplexen Immunreaktion in bestimmte Einzelvorgänge und Untersuchungen der altersabhängigen Veränderungen wurde von Makinodan (359) durchgeführt.

Selbstverständlich ist die Funktionsminderung im Alter nicht nur auf den Immunapparat beschränkt. Das Besondere im Immunverhalten ist jedoch die Dualität zweier entgegengesetzt ablaufender Vorgänge, die Verminderung der Immunfunktion einerseits und die Zunahme von Autoimmunmanifestationen andererseits (Abb. 29). Dieses interessante Phänomen läßt sich in anderen physiologischen Systemen nicht beobachten. Nicht nur im humanen (Abb. 30), sondern auch im murinen System (649) läßt sich eine erhebliche Zunahme der Autoantikörperrate nachweisen. Autoantikörper sind besonders für autoimmunfreudige Mausstämme charakteristisch, sie treten aber auch in stärkerem Maße in anderen Stämmen auf.

Es ist von großer theoretischer Bedeutung, ob der Funktionsabfall des Immunapparates im Alter vor oder nach den Autoimmunmanifestationen einsetzt. Nachlassende Immunfunktion könnte das Erwachen autoaggressiver Klone ermöglichen. Andererseits könnten Verlust der Selbsttoleranz und damit verbundene Autoaggressionserscheinungen sich schwächend auf die normale Immunfunktion auswirken, ähnlich wie dies bei der GVH-Reaktion der Fall ist.

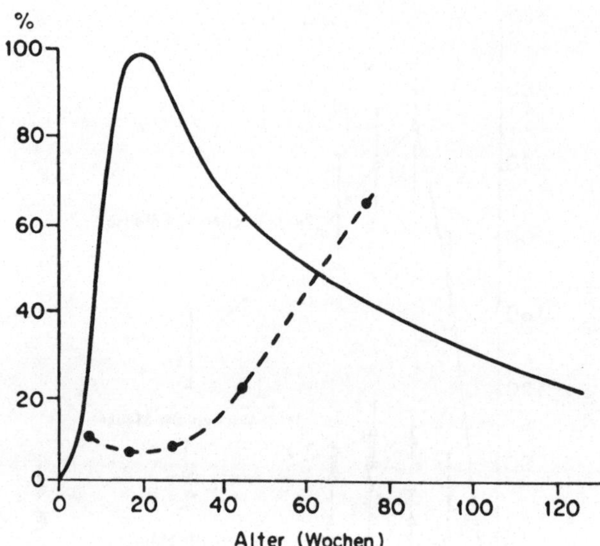

Abb. 29. Die ausgezogene Kurve zeigt die relative humorale Primärantwort von Mausmilzzellen der (C57BL x C3H/Anf)F_1-Generation in Abhängigkeit vom Alter (nach Makinodan u. Peterson, 1966). Die gestrichelte Kurve illustriert die Altersabhängigkeit antinukleärer Antikörper in C57BL-Mäusen (nach Siegel u. Mitarb. (538))

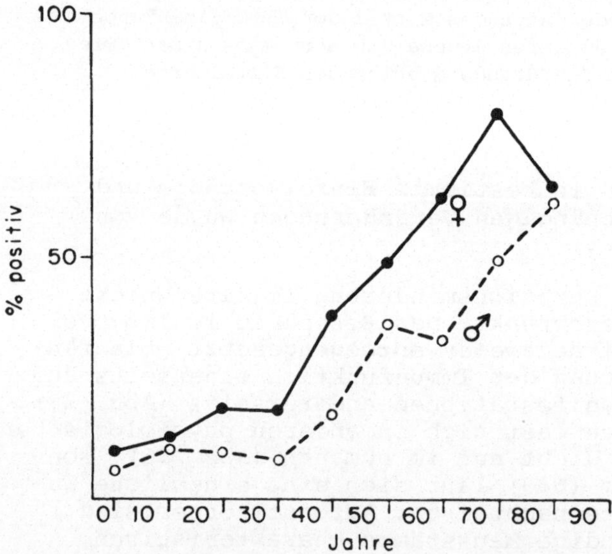

Abb. 30. Altersbezogene Zunahme von Antikörpern in Normalpersonen (nach Whittingham u. Mitarb. (626))

So lassen sich beide Auffassungen vertreten. Das frühe Auftreten autoimmunähnlicher Läsionen in altwerdenden CBA- und C57Bl/6-Mäusen (346) spricht für die erste Auffassung. Staples und Talal (555) sehen in der rapiden Toleranzaufhebung gegen Fremdantigene und im Toleranzverlust gegen Eigenantigene in autoimmunfreudigen Mäusen eine Parallele. Morton und Siegel (411) konnten in NZB-Mäusen keine Immundepression vor Einsetzen von Autoimmunitätserscheinungen feststellen. Im Gegenteil, sie registrierten nur eine abgeschwächte Immunantwort gegenüber exogenen Antigenen in Tieren mit Coombs-positiver Anämie und Splenomegalie. Nach Salomon und Benveniste (502) entwickeln sich Immundeppression und Autoimmunität gleichzeitig. Yunis u. Mitarb. (648) glauben, daß sich die Autoimmunitätserscheinungen vor einer Thymusinsuffizienz einstellen. Nach unseren Vorstellungen liegt vielleicht ein autokatalytischer Rückkopplungsmechanismus mit selbstdestruktiven Zügen vor: In dem Ausmaß wie Autoimmunitätsprozesse die Wirkung einer GVH-Reaktion imitieren, wird die Autoimmunität normale Immunreaktionen unterdrücken und dadurch das Auftauchen autoimmuner Klone begünstigen oder eine Toleranzaufhebung zulassen.

C. Immunologische Modelle

Man kann die GVH-Reaktion und verwandte Vorgänge als brauchbare Modelle für den Alterungsprozeß ansehen (615). So lassen sich bemerkenswerte, gemeinsame Züge beobachten, wie z.B.: lymphoide Verarmung und Hypoplasie, Fibrose, hyaline Ablagerungen, zunehmende Anzahl der Plasmazellen in lymphoiden Organen, hyaline Veränderungen in den Glomerula, renale Atrophie, schwache Reaktion auf antigene Stimuli und positive Autoantikörperteste.

In früheren Arbeiten beschäftigten wir uns mit immunologischen Modellen wie Parabiose und Lymphozytentransplantation (Injektion neugeborener Mäuse mit immunkompetenten Zellen), wobei sich beide Tiere bzw. Empfänger und Spender in schwachen Histokompatibilitätsantigenen unterschieden (615). Der Verlauf dieser Versuche entsprach einer vorzeitigen Alterung.

Neuerdings hat man syngenetische, immunkompetente Zellen alter Mäuse bestrahlten Empfängern mittleren Alters injiziert und dadurch eine Lebensverkürzung der Empfängertiere bewirkt (7,359). Wenn man in einem ähnlichen Experiment Milzzellen alter Mäuse des Stammes A in junge syngenetische Tiere verpflanzt, entwickeln sich in letzteren früher als erwartet antinukleäre Antikörper (577). Möglicherweise werden aufgrund eines Toleranzverlustes Zellen alter Mäuse gegen eigene Antigene aktiviert und verursachen eine GVH-ähnliche Reaktion.

Ein sehr gutes Modell für den Alterungsvorgang ist die Sekundärkrankheit nach Thymektomie, welche in ihren Zügen der GVH-Reaktion analog ist und ausgiebig von Yunis u. Mitarb. (648,649) untersucht wurde. Der immunologische Defizienzstatus alter Mäuse unterscheidet sich kaum von dem nach Thymektomie. Die Thymektomie in erwachsenen Tieren hat eine beträchtliche Verkürzung der Lebensspanne zur Folge (292).

Verschiedene autoimmunfreudige Stämme, wie z.B. die NZB-Maus, weisen Merkmale vorzeitiger Alterung auf und können deshalb als legitimes Modell der Alterung angesehen werden. NZB-Mäuse sind in ihren ersten 3 Lebensmonaten klinisch unauffällig, beantworten aber die Applikation verschiedener Antigene (Schaferythrozyt oder Rindergammaglobulin) mit einer überschießenden Reaktion. Sie entwickeln noch jung eine Coombs-positive, hämolytische Anämie, zirkulierende DNS- und DNP-Antikörper, positive LE-Tests und renale sowie kardiale Läsionen immunologischer Natur. Die T-Zellreaktivität in der Lymphozytenmischkultur, bei der Transplantatrejektion und nach Exposition mit Phythämagglutinin, erscheint auffallend vermindert. Pathologische Veränderungen in diesen Mäusen sind ausführlich von Yunis u. Mitarb. (649) beschrieben worden. So sinkt in älter werdenden NZB-Mäusen die Zahl positiver Zellen, was offenbar in nicht autoimmunfreudigen Stämmen wie CBA- oder C57BlxC3H nicht der Fall ist (468,565).

Die ausgiebigen Studien mit NZB- und anderen Stämmen wären der Sache dienlicher, wenn man nicht eine scharfe Trennung zwischen autoimmunfreudigen und normalen Mäusen vorgenommen hätte. Wenn das NZB-Modell richtig interpretiert wird und vorzeitige Alterung repräsentiert, dann darf man erwarten, ähnliche Autoimmunphänomene in langlebigen Stämmen zu einem späteren Zeitpunkt ebenfalls vorzufinden. Tatsächlich scheint dies auch der Fall zu sein. Der Nachweis antinukleärer Antikörper hängt von der Empfindlichkeit der Methode ab und findet sich auch in normalen langlebigen Zuchtreihen in höherem Alter.

Linder u. Mitarb. (346) wiesen in SA-, CBA- und C57BL/6-Mäusen ab dem 8. Lebensmonat zunehmend interkapilläre Glomerulosklerose und weitere renale Läsionen nach, ähnlich wie sie sich in NZB-Mäusen zeigen. Darüber hinaus konnten sie in 8 Monate alten C57Bl/6-Mäusen in 33 % Antikörper gegen Kernsubstanz und quergestreifte Muskulatur feststellen und folgerten, daß viele der immunologischen Merkmale in NZB-Mäusen auch in anderen Zuchtreihen zu finden seien, sofern man danach suche. Die Ergebnisse stützen die Auffassung, daß kurzlebige, autoimmunfreudige Stämme vorzeitig altern.

Eine immunologische Mangelsituation im Tier oder Mensch stellt ein weiteres Modellsystem dar. Hypophysäre Zwergmäuse leben durchschnittlich nur 4 1/2 Monate und zeigen vorzeitige Alterungszeichen, wie z.B. reduzierte Wachstumsfähigkeit explantierter Gewebsfragmente. Der endokrinologische Mangelzustand verhindert eine normale Reifung des lymphatischen Systems, weswegen die Mäuse immuninsuffizient sind. Jedoch läßt sich durch bloße Lymphozyteninjektion deren Lebensdauer auf über 12 Monate verlängern (165).

Immunologische Mangelsituationen im Menschen hat man bis jetzt vom gerontologischen Standpunkt aus kaum untersucht, obwohl diese Patienten eine erhöhte Krebsrate und häufiger Autoimmunmanifestationen aufweisen (194).

Bei all diesen Modellsystemen muß man sich fragen, ob die zu beobachtenden Vorgänge tatsächlich einer beschleunigten Alterung entsprechen. Für Experimente, welche die Lebensdauer langlebiger Stämme bedeutend verlängern, besonders wenn das Alter der am längsten Lebenden erhöht werden kann, trifft dieser Einwand nicht zu.

Eindeutig läßt sich die Alterung mit zwei Maßnahmen verzögern: kalorische Unterernährung in früher Kindheit und milde Körpertemperaturerniedrigung in wechselwarmen Tieren. Die Ernährungsstudien gehen auf McCays (374) Beobachtungen zurück, der mit einer von frühester Jugend an verabreichten, qualitativ adäquaten aber kalorisch erheblich reduzierten Diät, die Lebensdauer von Ratten um 50 - 100 % verlängern konnte. Die wohl anspruchvollste neuere Arbeit auf diesem Gebiet wurde von Ross u. Mitarb. (489, 490) ausgeführt und war hauptsächlich biochemisch orientiert. Unter der diätetischen Behandlung lebten die Ratten nicht nur bedeutend länger, sondern es traten auch alle Parameter des Alterungsvorganges (Auftreten von Alterskrankheiten, Kollagenveränderungen, typisches Leberenzymmuster etc.) in einer späteren Lebensphase auf. Die Gründe, warum die Lebensprolongation nach kalorischer Unterernährung immunologischer Natur sein mögen, wurden an anderer Stelle erörtert (615). In einer Untersuchung von Jose u. Mitarb. (302) wurden 20 Tage alten Mäusen täglich für zwei Wochen entweder 8,5 Kalorien einer 28 % oder 8,0 Kalorien einer 6 % oder 4,0 Kalorien einer 6 % kaseinhaltigen Diät verfüttert. Danach erhielten die Tiere normale Vollkost. 5 bzw. 8 und 12 Wochen nach der diätetischen Restriktion wurde deren Immunverhalten überprüft (zelluläre zytolytische Aktivität gegen Mastozytomzellen und Hämagglutination gegen allogenetische Erythrozyten). Die proteinarm und besonders die proteinarm und hypokalorisch ernährten Mäuse zeigten in der 5. Woche beträchtlich verminderte Immunreaktionen, die sich in der folgenden Periode etwas erholten. Scheinbar wirkt sowohl proteinarme als auch kalorienarme Ernährung immunsuppressiv. In Wirklichkeit mögen die Verhältnisse komplizierter liegen, als man annehmen möchte, denn die Autoren beobachteten ihre Mäuse lediglich für wenige Monate. In eigenen Experimenten studierten wir die Immunfunktion (PHA-Stimulierbarkeit und "plaque-forming-assay") in zwei Gruppen von Mäusen. Die erste erhielt ab der 4. Lebenswoche täglich 14 Kalorien einer 10,8 %, die zweite zur selben Zeit 7 Kalorien einer 10,8 % kaseinhaltigen Diät. In der 20. Lebenswoche zeigte die 2. Gruppe zunächst reduziertes Immunverhalten, in der 52. Lebenswoche jedoch erheblich stärkere Immunaktivität als die erste Gruppe. Was durch die kalorisch ärmere Diät zunächst als immunsuppressive Wirkung aufgefaßt werden kann, mag in Wirkleichkeit einer verzögerten Reifung des Immunapparates entsprechen. Die dabei zu beobachtende Verlängerung der Lebensdauer könnte damit kausal zusammenhängen. Während eine endgültige Erklärung für diese Beobachtungen z.Z. noch nicht möglich ist und weitere Studien folgen sollten, bestätigen jedoch diese Ergebnisse, daß mit McCay'scher Diät die Immunfunktion nachhaltig beeinflußt werden kann.

Hält man Fische bei 15°C Wassertemperatur, dann liegt deren Lebensdauer beträchtlich über der bei 20°C gehaltenen Kontrolltieren. Dabei treten auch Kollagenveränderungen auf, die auf verspätete Alterung hindeuten (615). Die Lebensverlängerung ist nicht notwendigerweise Folge reduzierten Stoffwechsels, da die Wachstumsrate und evtl. Länge und Gewicht dieser Fische in niedrigerer Umgebungstemperatur sogar größer war. Tatsächlich geht auch aus der umfangreichen Literatur über den Einfluß der Temperatur auf metabole Prozesse, Enzymreaktionen und andere che-

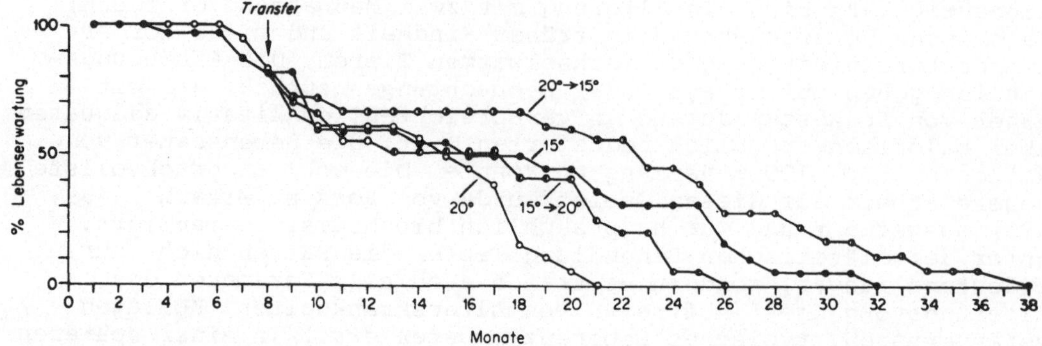

Abb. 31. Wirkung der Wassertemperatur auf die Lebenserwartung für Fische (nach Liu u. Walford (350))

mische Vorgänge hervor, daß die Wirkungen sehr unterschiedlich sein können (350). Die Annahme, die verlängerte Lebensdauer nach Temperaturerniedrigung gehe auf reduzierte metabole oder chemische Abläufe zurück, ist nicht korrekt. Allerdings sind alle meßbaren Größen der Immunfunktion in niedriger Temperatur reduziert. Die Temperatursenkung ist wohl die feinste Form einer Immunsuppression. Wir untersuchten auch, wie sich ein Wechsel der Umgebungstemperatur von 15° auf 20° und von 20° auf 15° auf 8 Monate alte Fische auswirkt (Abb. 31). Am längsten lebten die Fische, die ihre ersten 8 Monate bei 20°C und den Rest ihres Lebens bei 15°C verbrachten. Nun erwartet man besonders in der letzten Lebenshälfte zunehmende Autoimmunaktivität, so daß Immunsuppression durch Temperaturerniedrigungen in dieser Periode ihren optimalsten Effekt auf die Autoimmunisierung ausüben sollte. Es ist interessant, daß kalorische Unterernährung in der frühen Wachstumsphase und Körpertemperaturerniedrigung - zumindest in Fischen - in der letzten Lebensphase ihren günstigsten Effekt haben.

D. Alterskrankheiten

Eine der besten Parameter der Alterung ist das Auftreten der sog. Alterskrankheiten. Diese Gruppe schließt alle Erkrankungen ein, die innerhalb des absteigenden Teils der mehr oder weniger rechtwinkligen Lebenskurve am häufigsten auftreten. Dazu zählen Tumoren, Amyloidose, Altersdiabetes, rheumatoide Polyarthritis, verschiedene kardiovaskuläre und weitere Erkrankungen. Die mögliche Rolle gestörter Immunfunktion in der Tumorpathogenese braucht hier nicht erörtert zu werden. Daß die senile Amyloidose im Menschen häufig vorkommt, ist in neueren Untersuchungen mehrfach gesichert worden (641). Tatsächlich ist die senile Amyloidose die verbreitetste Krankheit in Vertebraten. Wahrscheinlich ist dabei ein immunologisches Geschehen im Spiele, denn Amyloid besteht zum großen Teil aus L-Ketten der Immunglobuline (188). Die bekannteste Alterskrankheit, für die sich wohl schwer eine immunologische Ätiologie oder Pathogenese beweisen läßt, ist die Arteriosklerose. Da diese in Vertebraten nicht ubiquitär verbreitet ist, besteht auch keine Veranlassung, eine solche Beziehung anzunehmen. Nichtsdestoweniger sollte man sich daran erinnern, daß von untersuchten 90 % der Einwohner von Busselton in Australien in der Gruppe mit positiven Serumautoantikörpern die Sterberate gegenüber der seronegativen Gruppe signifikant höher lag und daß man als Todesursache in der seropositiven Gruppe hauptsächlich vaskuläre Erkrankungen bei Männern und weniger häufig Krebs in beiden Geschlechtern fand (356).

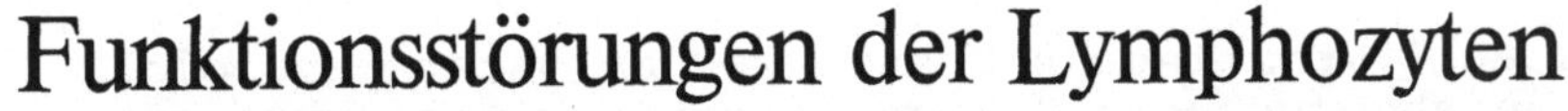

Funktionsstörungen der Lymphozyten

Lymphozytenkinetik bei lymphatischen Systemerkrankungen (chronische lymphatische Leukämie, Lymphogranulomatose)

P. Schick

Kinetische Untersuchungen des Lymphozytenumsatzes bieten überraschende Ergebnisse zum Entstehungsmechanismus der Lymphozytose bzw. Lymphopenie bei den beiden verbreitetsten lymphatischen Systemerkrankungen.

Von einem intakten lymphatischen System werden unter physiologischen Bedingungen abgestorbene Zellen kontinuierlich durch neugebildete der gleichen Art ersetzt. Ein derartiges Gleichgewicht zwischen Produktion auf der einen und physiologischem Verlust oder Verbrauch auf der anderen Seite garantiert ein konstantes Zellniveau. Ist jedoch diese Balance gestört, dann kommt es, je nachdem auf welcher Seite und in welcher Weise dort die Störung angreift, zur Lymphozytenvermehrung oder zur Manifestation einer Lymphopenie. Es soll die Aufgabe dieses Referates sein, die Mechanismen aufzuzeigen, die verantwortlich sind für die Zellvermehrung bei der chronischen lymphatischen Leukämie und die häufig beobachtete Lymphozytopenie beim M. Hodgkin (2,633).

Vor der Darstellung der Pathomechanismen, wie sie sich aus der Sicht der Zellumsatzkinetik präsentieren, sollen noch kurz die in Betracht kommenden Untersuchungsmethoden sowie Produktion und Umsatz normaler Blutlymphozyten des Menschen besprochen werden.

Bei der in vivo-Markierung mit 3 H-Thymidin kann man davon ausgehen, daß dieses radioaktiv markierte Nukleosid ausschließlich von proliferierenden Zellen während der DNS-Synthese eingebaut wird. Teilt sich die markierte Zelle, so werden die inkorporierten 3 H-Thymidinmoleküle zu etwa gleichen Teilen an die Tochterzellen weitergegeben. Diese Kernmarkierung kann an ausgestrichenen Zellen mit Hilfe von autoradiographischen Verfahren sichtbar gemacht werden. Dadurch läßt sich die Anzahl der täglich neugebildeten Blutlymphozyten und - unter bestimmten Voraussetzungen - auch deren Lebensdauer bestimmen.

Eine andere Methode macht sich die Tatsache zunutze, daß nach einer Strahlentherapie ein Teil der Blutlymphozyten bestimmte Chromosomenaberrationen aufweist. Aus der Geschwindigkeit, mit der diese Zellen aus dem Blut eliminiert werden, lassen sich Lebenszeiten errechnen (417), die mit den Ergebnissen der erstgenannten Markierungsmethode (s. unten) in Einklang stehen.

Als Anhaltspunkte für die Produktion und Erneuerung normaler Blutlymphozyten des Menschen existieren fast ausschließlich Meßwerte, die an Patienten mit lokalisierten soliden Tumoren gewonnen wurden, deren hämatologische Routinewerte, insbesondere die Lymphozytenzahlen, aber normal waren (417,444). Ob damit auch die Proliferationskinetik des lymphatischen Systems völlig physiologischen Verhältnissen entspricht, sei dahingestellt. Trotz dieser Einschränkung sollen die folgenden Definitionen einer langen bzw. kurzen Lymphozytenlebensdauer sowie das Verhältnis der sich daraus ergebenden zwei Populationen zueinander als "normale" Bezugswerte dienen:

Danach gehören etwa 90 % der Blutlymphozyten zur langlebigen Population mit einer mittleren Lebensdauer zwischen 1 Jahr und 1,5 Jahren (417). Die meisten kurzlebigen Lymphozyten leben etwa 12 Tage, eine numerisch unbedeutende Anzahl wird bereits innerhalb von 48 Std aus dem Blut eliminiert. Um die Anzahl innerhalb beider Populationen konstant zu halten, bedarf es eines täglichen Zustroms von insgesamt 45 neugebildeten Lymphozyten/mm^3 Blut (444), von denen nur etwa fünf Zellen als langlebig zu klassifizieren sind. Mit anderen Worten: Auf den 10%-Anteil der kurzlebigen Zellen entfällt der größte Teil der täglichen Blutlymphozyten-Neuproduktion, während die Elimination der langlebigen derart gering ist, daß ihr Niveau bereits durch den Zustrom von fünf neugebildeten langlebigen Lymphozyten/mm^3/Tag aufrechterhalten wird.

Völlig veränderte Werte zeigen dagegen die bei den lymphatischen Systemerkrankungen (Tabelle 4):

Bei drei typischen Fällen von chronischer lymphatischer Leukämie mit Lymphozytenzahlen zwischen 36 000 und 120 000/mm^3 war die tägliche Neuproduktion stark erhöht (585). Der Zustrom von 340 bis 740 neugebildeten Blutlymphozyten entsprach gegenüber dem bei Tumorpatienten gemessenen Wert von 45 Zellen einer Steigerung um das 8- bis 16fache. Erstaunlicherweise war auch bei den Hodgkin-Kranken eine erhöhte Produktion zu verzeichnen (510), und zwar besonders deutlich bei den stark lymphopenischen Formen mit Werten von 130 bzw. 260 Blutlymphozyten/mm^3/Tag.

Tabelle 4

Diagnose	Gesamtzahl d. Blutlymphozyten /mm^3	Einstrom neugebildeter Blutlymphozyten /mm^3/Tag
Solid. Tu. (n=4)	~2.200	~45
CLL_1	120.000	580
CLL_2	110.000	740
CLL_3	36.000	340
M. Hodgkin	700	130
M. Hodgkin	1.100	260
M. Hodgkin	1.700	60

Offensichtlich kann also bei beiden Erkrankungen eine stark gesteigerte Blutlymphozytenproduktion auftreten. Es stellt sich die Frage, weshalb eine vermehrte Produktion bei der chronischen Lymphadenose mit einer leukämischen Zellvermehrung, beim M. Hodgkin dagegen mit erniedrigten Lymphozytenzahlen einhergeht.

Bei den zwei von Theml u. Mitarb. (585) eingehender untersuchten lymphatischen Leukämien bestanden die neugebildeten Zellen etwa zu 90 % aus kurzlebigen Lymphozyten mit einer Lebensdauer um 10 Tage (Tabelle 5). Zwar ähnelte damit der prozentuale Anteil an der Gesamtproduktion und die Lebensdauer dieser kurzlebigen Zellen den entsprechenden Vergleichswerten bei Tumorpatienten, die absoluten Produktionszahlen waren jedoch bei den lymphatischen Leukämien um mehr als das zehnfache gesteigert. Durch einen täglichen Einstrom dieser Größenordnung wird von den kurzlebigen Lymphozyten ein Zellspiegel aufgebaut, der weit über dem Niveau der kurzlebigen Population bei den Tumorpatienten liegt. Er erreicht bei den Leukämien Werte um 5000 Zellen/mm^3, gegenüber lediglich 200 beim Vergleichskollektiv.

So imponierend sich diese Zellzahl auf den ersten Blick auch ausnehmen mag, die allein durch den gesteigerten Einstrom kurzlebiger Lymphozyten zustande kommt - sie kann nicht darüber hinwegtäuschen, daß sie gegenüber einer Lymphozytenmasse von über 100 000/mm^3 Blut numerisch von untergeordneter Bedeutung ist.

Um die gestörte Umsatzkinetik der langlebigen Lymphadenose-Lymphozyten (Tabelle 6) zu verdeutlichen, sei noch einmal auf die Bezugswerte bei den Tumorpatienten hingewiesen: Danach leben langlebige Lymphozyten etwa 1 Jahr bis 1,5 Jahre; der tägliche Verlust von etwa 5 Zellen/mm^3 wird durch die gleiche Anzahl neugebildeter Zellen ausgeglichen. Daraus resultiert ein konstantes Niveau von etwa 2000 langlebigen Lymphozyten/mm^3 Blut.

Demgegenüber zeigten beide Leukämien eine Kombination aus Produktionssteigerung und verzögertem Abbau von langlebigen Lymphozyten. Ein täglicher Einstrom von etwa 70 Zellen/mm^3, deren Lebensdauer mindestens 4 bis 5 Jahre beträgt, führt zwangsläufig zu einer enormen Akkumulation dieser pathologischen Zellen.

Somit zeichnet sich die Umsatzkinetik der Blutlymphozyten bei beiden Leukämiefällen durch drei Störungen aus:

1. Die Produktion langlebiger Zellen ist erheblich gesteigert;
2. die mittlere Lebensdauer dieser Lymphozyten ist auf mindestens 4 bis 5 Jahre verlängert;
3. die Produktion kurzlebiger Lymphozyten ist ebenfalls stark erhöht.

Die Punkte 1 und 2 sind die entscheidenden Mechanismen der massiven Lymphozytenakkumulation.

Nun wäre es wahrscheinlich falsch, die bei ausgeprägten Leukämien gemessenen Werte dahingehend zu interpretieren, daß bereits mit Beginn der Erkrankung eine Produktionssteigerung in gleichem Umfang auftritt. Vielmehr lassen die von Schiffer (511) zusammengetragenen Verlaufsstudien an unbehandelten chronischen lymphatischen Leukämien vermuten, daß dem Krankheitsprozeß eine per-

Tabelle 5

Diagnose	Kurzlebige Blutlymphozyten			
	Anteil an d. Blutlymphozyten -Neuproduktion	Mittlere Lebenszeit	Niveau /mm^3	Anteil an d. Bltulymphozyten -Gesamtzahl/mm^3
Solid. Tu.	89 %	(2)-12 Tage	~ 200	~9,1 %
CLL_1	86 %	5-12 Tage	4.200	3,5 %
CLL_2	91 %	5-15 Tage	5.200	4,7 %

Tabelle 6

Diagnose	Langlebige Blutlymphozyten			
	Einstrom neugebildeter /mm^3/Tag	Mittlere Lebenszeit	Niveau /mm^3	Anteil an d. Blutlymphozyten -Gesamtzahl/mm^3
Solid. Tu.	~5	~1-1,5[a] Jahre	~ 2.000	~90,9 %
CLL_1	80	≧4 Jahre	115.800	96,5 %
CLL_2	60	≧5 Jahre	104.800	95,3 %

[a]Norman u. Mitarb. (417)

manente Ausweitung der Produktion zugrunde liegt, die sich in einer dauernd fortschreitenden Akkumulation pathologischer Zellen manifestiert.

Welches Verhalten zeigen nun beim M. Hodgkin die neugebildeten Blutlymphozyten? Sie werden einerseits in gesteigerter Anzahl produziert, kompensieren andererseits aber nicht einmal die bestehende Lymphozytopenie. Ein weiterer Widerspruch scheint auch innerhalb dieser Patientengruppe zu bestehen, und zwar dahingehend, daß die Neuproduktion der zwei Patienten mit besonders ausgeprägter Lymphozytenverminderung höher liegt als bei dem Kranken mit subnormalen Lymphozytenzahlen.

Diese scheinbaren Gegensätze finden ihre Klärung in der deutlich verminderten Lebensdauer der neugebildeten Zellen, die zwischen 1 Tag und 5,5 Tagen liegt. Durch die extrem rasche Elimination können diese Lymphozyten, obwohl sie bei zwei Patienten stark vermehrt ins Blut einströmen, nur einen Zellspiegel aufbauen, der zahlenmäßig wenig über dem Niveau der kurzlebigen Zellen bei Tumorpatienten liegt (Tabelle 7). Andererseits repräsentiert dieses - verglichen mit dem hohen Zustrom - niedrige Niveau 35 bis 50 % der Gesamtlymphozytenzahl bei den zwei Patienten mit

Tabelle 7

Diagnose	Kurzlebige Blutlymphozyten			
	Einstrom neugebildeter /mm³/Tag	Mittlere Lebenszeit	Niveau /mm³	Anteil an d. Blutlymphozyten -Gesamtzahl/mm³
Solid. Tu.	40	(2)-12 Tage	~ 200	~9,1 %
M. Hodgkin	130	1-5,5 Tage	340	48,6 %
M. Hodgkin	260	1-2,5 Tage	390	35,5 %
M. Hodgkin	60	1,5-3,5 Tage	170	10,0 %

Tabelle 8

Diagnose	Langlebige Blutlymphozyten			
	Einstrom neugebildeter /mm³/Tag	Mittlere Lebenszeit	Niveau /mm³	Anteil an d. Blutlymphozyten -Gesamtzahl/mm³
Solid. Tu.	~5	1-1,5[a] Jahre	~2.000	~90,9 %
M. Hodgkin	1 ?	? 1-1,5 Jahre	360	51,4 %
M. Hodgkin	2 ?	? 1-1,5 Jahre	710	64,5 %
M. Hodgkin	4 ?	? 1-1,5 Jahre	1.530	90,0 %

[a]Norman u. Mitarb. (417)

ausgeprägter Lymphozytopenie. Bei ihnen ergibt sich damit ein Restbestand an langlebigen Zellen von 350 bzw. 700 mm³, was gegenüber den Vergleichswerten bei Tumorpatienten einem Defizit von 70 bzw. 85 % entspricht. Der Fall mit der subnormalen Gesamtzahl weist dagegen nur eine Verminderung um 30 % auf.

Die Frage, ob beim aktiven M. Hodgkin überhaupt noch langlebige Lymphozyten an das Blut abgegeben werden, kann derzeit noch nicht eindeutig beantwortet werden. Angenommen, die Lebensspanne langlebiger Zellen entspräche bei dieser Erkrankung den angegebenen Richtwerten von 1 Jahr bis 1,5 Jahren, dann läge der maximale Schätzwert für die Neuproduktion derartiger Blutzellen bei den lymphopenischen Fällen um 1 bis 2 Zellen/mm³/Tag. Das entspräche etwa 30 % des Einstroms, der beim Vergleichskollektiv gemessen wurde (Tabelle 8).

Vorausgesetzt, daß die Prämisse einer annhähernd normalen Lebensspanne für die langlebigen Lymphozyten zutrifft, lassen sich auch beim M. Hodgkin drei Störungen der Umsatzkinetik lymphatischer

Blutzellen nachweisen:

1. Der Zustrom langlebiger Zellen ist zumindest bei ausgeprägter Lymphozytopenie drastisch vermindert;
2. die Produktion kurzlebiger Zellen ist gesteigert;
3. die Lebensspanne dieser Zellen ist im Vergleich zu der der kurzlebigen Lymphozyten bei Tumorpatienten verkürzt.

Dokumentationen der Lymphozytenzahlen bei Hodgkin-Patienten aus einer Zeit, zu der noch keine radiologische oder zytostatische Therapie möglich war, zeigen, daß bereits die Erkrankung selbst eine wesentliche Ursache der fortschreitenden Lymphozytopenie darstellt (2,633). Folglich könnte man die geschilderten Störungen dahingehend interpretieren, daß ein zunehmendes Defizit in der Produktion langlebiger Lymphozyten der entscheidende Faktor für die fortschreitende Lymphozytopenie ist.

In diesem Punkt stünde damit der M. Hodgkin in diametralem Gegensatz zur chronischen lymphatischen Leukämie.

Sicherlich kann die Darstellung einiger kinetischer Befunde, die an einer kleinen Anzahl von Kranken erhoben wurden, kein vollständiges Bild von den komplizierten pathophysiologischen Vorgängen bei diesen Erkrankungen vermitteln. Ganz sicher läßt sich damit auch noch nichts Allgemeingültiges über die proliferationskinetischen Variationen aussagen, die bei den verschiedenen Erscheinungsformen dieser beiden lymphatischen Systemerkrankungen bestehen könnten. Es handelte sich bei diesem Referat um den Versuch, an Hand der Blutlymphozytenumsatzkinetik die wesentlichen Proliferationsstörungen bei einigen charakteristischen Fällen aufzuzeigen.

Immunpathologie lymphatischer Systemerkrankungen

H. Huber, Ch. Pathouli, C. Huber und G. Michlmayr

Mit den Oberflächenmarkern für T- und B-Lymphozyten fanden sich bei den meisten lymphatischen Systemerkrankungen (z.B. chronische Lymphadenose, Lymphosarkom, M. Waldenström, Retikuloendotheliose, M. Hodgkin) charakteristische Verschiebungen im Gleichgewicht und der Funktion beider Zellreihen, die zu einer Neueinteilung der Lymphome überleiten. Von zentraler klinischer Bedeutung sind diese Befunde, da oft der Immundefekt den Verlauf lymphatischer Systemerkrankungen bestimmt.

Fortschritte in der funktionellen Charakterisierung zirkulierender Lymphozyten und Methoden zur Erfassung von Subpopulationen dieser Zellen haben die Immunpathologie lymphatischer Systemerkrankungen neuerlich zur Diskussion gestellt. Lymphatische Systemerkrankungen können im Hinblick auf die Beteiligung funktionell unterschiedlicher und methodisch differenzierbarer Anteile des lymphatischen Gewebes charakterisiert werden.

In den vorigen Kapiteln dieses Bandes wurde auf die verschiedenen Eigenschaften von B- und T-Lymphozyten eingegangen. Eine unterschiedliche Beteiligung dieser Anteile des lymphatischen Gewebes ist bei Systemerkrankungen dieser Zellen postuliert und durch klinische Untersuchungen bestätigt worden. Wie gezeigt werden soll, ergeben sich daraus Hinweise und praktisch wichtige Schlußfolgerungen zur Pathogenese, Klinik und Differentialdiagnose lymphatischer Systemerkrankungen. Krankhafte Defekte von T-Lymphozyten äußern sich vor allem in Störungen der zellulären Immunität, mit gehäufter Anfälligkeit für Infekte mit Mykobakterien, Pilzen und manchen Viren. Pathologische Veränderungen in der B-Reihe führen zu Abweichungen der Immunglobulinbildung, woraus vermehrt bakterielle Infektionen, besonders des oberen Respirationstraktes (vor allem mit Pneumokokken, Hämophilus und Streptokokken) resultieren.

A. Serologische Marker zur Differenzierung lymphatischer Zellen

1. Methoden zur Erfassung von T-Lymphozyten (105,229,280,300,385, 643)

Auf die Methoden zum Nachweis der T-Lymphozyten sowie deren Funktion wurde in den Beiträgen von Zimmermann u. Mitarb. sowie Mohr bereits eingegangen. Zum Rosettentest mit Schaferythrozyten

Tabelle 9. Membranmarker zur Differenzierung mononukleärer Zellen

	Ig-Determinanten	Spontanrosetten	Bindung von EA[a]
B-Lymphozyten	+	-	±[b]
T-Lymphozyten	-	+	-
Makrophagen	-	-	+

[a]Erythrozyten-IgG-Antikörperkomplexe
[b]Bindungsfähigkeit für aggregiertes IgG und lösliche Antigen-Antikörperkomplexe

möchten wir auf die Beobachtung hinweisen, daß durch Vorbehandlung der Erythrozyten mit Neuraminidase ein höherer Prozentsatz von Blutlymphozyten reaktionsfähig wird (385,623) (Tabelle 9).

Zur Häufigkeit rosettenbildener Lymphozyten unter diesen Bedingungen s. Tabelle 10.

2. Methoden zur Erfassung von B-Lymphozyten (51,105,136,142,229, 276,280,300,384,533)

s. Beiträge Zimmermann u. Mitarb. sowie Mohr.

Zur Häufigkeit (prozentueller Anteil von B- und T-Lymphozyten unter den Blutlymphozyten) s. Tabelle 10 sowie Abb. 32.

Tabelle 10. Häufigkeit von B- und T-Lymphozyten bei verschiedenen lymphatischen Systemerkrankungen (280)

Erkrankung	Fallzahl	B-Lymphozyten mit Bindungsfähigkeit für		T-Lymphozyten mit Bindungsfähigkeit für
		^{125}J-AGG	^{125}J-anti-GAM	E_N
chronische Lymphadenose	18	64±7	64	7±1
Lympho- und Retikulumzellsarkose	16	33±7	32±7	37±7
M. Hodgkin	22	29±5	27±4	52±4
"Hairy cell"-Leukümie	3	78±4	74±4	14±3
Kontrollen	10	29±4	26±5	66±2

E_N = Erythrozyten nach Vorbehandlung mit Neuraminidase

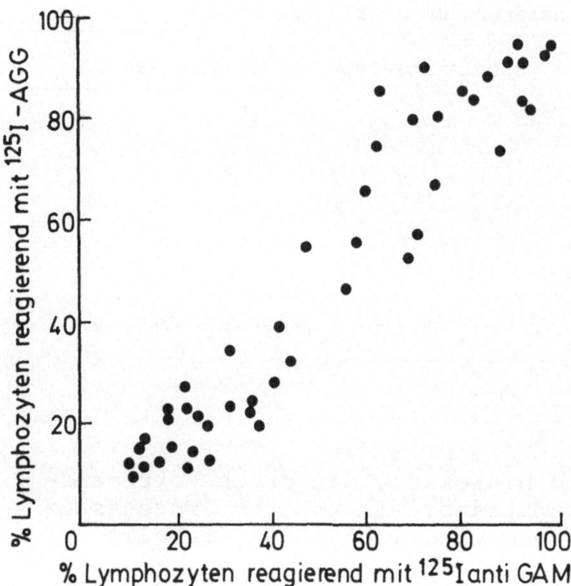

Abb. 32. Korrelation von Lymphozyten mit Ig-Determinanten (Abszisse) und Lymphozyten mit Rezeptoren für aggregiertes IgG (Ordinate)

B. Die chronische Lymphadenose als Leukämie der B-Lymphozyten

Blutlymphozyten der Mehrzahl der Patienten mit chronischer Lymphadenose (CLL) zeigen eine starke Vermehrung von Zellen mit Ig-Determinanten (Tabelle 10, Abb. 33), die damit nach den oben diskutierten Kriterien als B-Zellen angesprochen werden können (4,106,202,276,280,317,533). Art und Dichte der Ig-Determinanten an den leukämischen Lymphozyten sind unterschiedlich, wobei am häufigsten Determinanten der IgM- (und IgD-) Klasse beobachtet wurden. Das membrangebundene IgM zeigt bei manchen Patienten Antikörpereigenschaften gegen IgG, so daß es sich wie ein "membrangebundener Rheumafaktor" verhält (533).

Schwere Ketten mit den antigenen Eigenschaften von IgD sind an einem hohen Prozentsatz leukämischer Zellen beobachtet worden (451,494). Der gleichartige Charakter der zellständigen Ig auf der überwiegenden Mehrzahl der leukämischen Zellen des einzelnen Patienten legt eine monoklonale Herkunft der leukämischen Lymphozyten nahe.

Die Zuordnung der leukämischen Zellen zu B-Lymphozyten wird durch Versuche mit aggregiertem IgG gestützt (276). Entsprechend dem Anteil von Zellen mit Ig-Determinanten ist auch die Zahl von Lymphozyten mit Rezeptoren für aggregiertes IgG stark erhöht (Tabelle 10). Diese Vermehrung geht parallel der Lymphozytenzahl im peripheren Blut (Abb. 34)

Die Ergebnisse über die Bindungsfähigkeit der leukämischen Zellen für Immunkomplementkomplexe mittels des C3-Rezeptors sind demgegenüber unterschiedlich

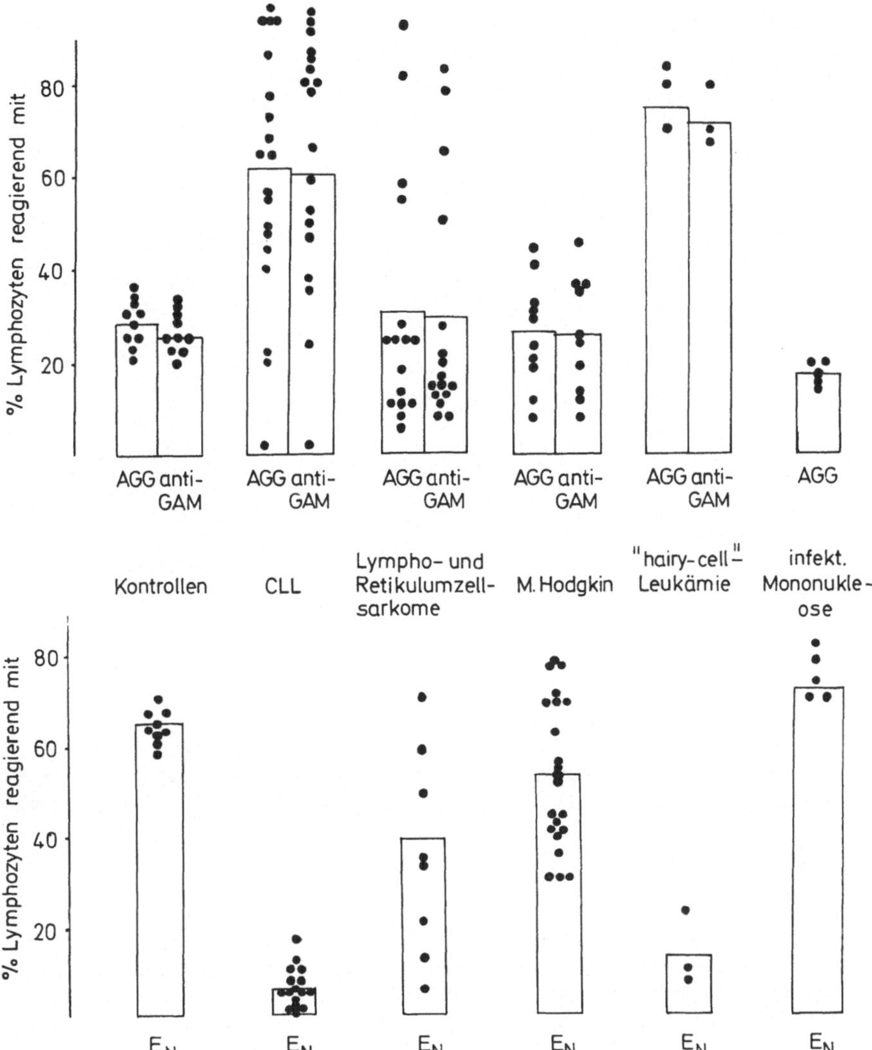

Abb. 33. Prozentsätze von B- und T-Lymphozyten im peripheren Blut von verschiedenen lymphoproliferativen Erkrankungen. AGG = aggregiertes IgG; anti-GAM = Antiserum gegen IgG, IgA, IgM; E_N = mit Neuraminidase behandelte Schaferythrozyten

(384,457). Unter optimalen Bedingungen, wie sie offensichtlich bei Verwendung von Mäuseserum als Komplementquelle gegeben sind, reagiert meist ein sehr hoher Prozentsatz leukämischer Zellen. Leukämische Zellen binden vor allem C3 d, während die Rezeptoreigenschaft für C3 b weniger ausgeprägt ist.

Hinweise für funktionelle Defekte der leukämischen Lymphozyten ergaben sich unter verschiedenen Versuchsbedingungen. Die Dichte der Ig-Determinanten und von Rezeptoren für aggregiertes IgG an der Einzelzelle waren in unserer Patientengruppe häufig vermindert (276). Mitogene mit Wirksamkeit für normale B-Lymphozyten - Pokeweed-Mitogen oder Sepharose-gebundenes PHA - führen zu einer gegenüber Normallymphozyten verminderten Blastentrans-

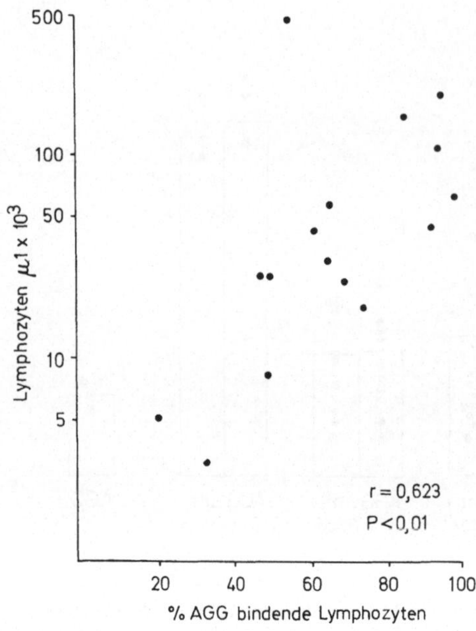

Abb. 34. Korrelation von B-Lymphozyten und Lymphozytenzahl bei CLL (270) (Abkürzungen siehe Abb. 33)

formation (107). Die eingeschränkte Fähigkeit leukämischer Lymphozyten zur Rezirkulation könnte ebenfalls auf das Vorliegen einer defekten B-Lymphozytenpopulation hinweisen (74,177), siehe jedoch auch (159) (Tabelle 11). In vitro-Versuche zum ^{3}H-Thymidineinbau in Blutlymphozyten zeigen darüber hinaus, daß die Teilungsaktivität der Zellen bei CLL gegenüber normalen Lymphozyten deutlich erniedrigt ist.

Als Folge der Vermehrung leukämischer B-Lymphozyten nimmt der relative Anteil von Zellen mit Charakteristika von T-Lymphozyten ab (385,533) (Tabelle 10, Abb. 33, Abb. 34). Dies wurde durch Auswertung der Spontanrosetten sowie der PHA-Reaktionsfähigkeit gezeigt. Typischerweise findet sich ein verzögertes Maximum der PHA-Transformation (248). Die Funktion der T-Lymphozyten ist in vitro offensichtlich normal (644), wenn nicht durch therapeutische Maßnahmen eine Beeinflussung dieser Zellen hervorgerufen wird. Auch die zelluläre Immunität ist nach den Ergebnissen der Hautallergietestung bei vielen Patienten intakt (282).

Die Vermehrung von Lymphozyten mit Ig-Determinanten, die als Vorstufen Ig-sezernierender Zellen angesehen werden können, steht in auffallendem Gegensatz zum Mangel voll entwickelter Plasmazellen.

In Knochenmarkausstrichen sind Plasmazellen gewöhnlich nicht vermehrt, manchmal auch sehr deutlich vermindert. Immunfluoreszenzuntersuchungen weisen auf die geringe Zahl Ig-haltiger plasmazellulärer lymphatischer Zellen hin (14, 317). Die häufig beobachtete Verminderung von Ig im Serum legt bei etwa normaler Halbwertszeit einen Defektzustand Ig-sezernierender Zellen nahe (614). Bei einzelnen Patienten mit einem Blutbild wie bei CLL kann allerdings im Lymphknoten eine Plasmazellvermehrung nachgewiesen werden. Diese Patienten dürften dem Krankheitsbild des Immunozytoms zugeordnet werden können (202), auf das noch später hingewiesen werden soll.

Tabelle 11. Lymphozyten mit Ig-Determinanten im peripheren Blut und Ductus thoracicus bei Normalpersonen und bei Patienten mit chronischer Lymphadenose (177)

	Lymphozyten mit					
	μ-Determinanten x 10^3 / μl			K-Determinanten x 10^3 / μl		
	Blut	Ductus thor.	Blut[a] / D.th.	Blut	Ductus thor.	Blut[a] / D.th.
U.S., CLL	73.0	42.0	1.7	73.0	42.0	1.7
C.M., CLL	53.0	3.0	18.2	117.0	7.0	17.2
C.S., CLL	2.0	0.4	5.0	332.0	27.0	12.2
Normalperson	0.05	0.36	0.1	0.21	0.96	0.2
Normalperson	0.24	0.56	0.4	0.60	0.82	0.7
Normalperson	n.t.[b]	n.t.[b]	n.t.[b]	0.34	0.65	0.5

[a] Das Verhältnis von B-Lymphozyten im peripheren Blut und Ductus thoracicus ist bei Patienten mit CLL gegenüber Normalpersonen erhöht. Dies wurde als Rezirkulationsdefekt der leukämischen B-Zellen gedeutet (177).
[b] not tested.

Die Verminderung der Ig im Serum betrifft in erster Linie IgM, seltener IgA oder IgG (281). Häufig werden auch Abnahmen von IgE beobachtet. Ein M-Gradient war im eigenen Material in 18 % der Fälle nachweisbar, wobei wieder in erster Linie IgM betroffen war.

Von Autoantikörpern, welche bei Patienten mit CLL in gehäufter Inzidenz vorkommen, sei an jene gegenüber autologe Erythrozyten erinnert. Die Schwere der Anämie dieser Patienten ist der Verkürzung der Erythrozytenlebensdauer korreliert. Coombs-positive hämolytische Anämien treten in 5 - 10 % der Patienten auf, Kälteautoantikörper fanden wir bei 7 % unserer Kranken.

Die CLL wurde als akkumulative Erkrankung funktionell mangelhafter Lymphozyten bezeichnet (123) vgl. Beitrag Schick. Diese Hypothese wird durch einige der erwähnten Beobachtungen gestützt: Dem Vorliegen in ihren Membraneigenschaften defekter Lymphozyten, ihrer im Mittel erniedrigten Teilungsaktivität (585), und ihrer - in typischen Fällen - mangelhaften Entwicklungstendenz zu Ig-sezernierenden Zellen. Eine Reifungsstörung langlebiger B-Lymphozyten zu Plasmazellen, deren Halbwertszeit kurz ist, könnte zusammen mit dem Rezirkulationsdefekt einen wichtigen Faktor bei der leukämischen Zellvermehrung darstellen.

Tabelle 12. Immunpathologische Befunde beim M. Hodgkin (4)

Normale Immunitätslage	:	1. Stadium I der Erkrankung - zu Beginn der Erkrankung, bei unbehandelten Patienten 2. 30-40 % der Patienten im Stadium II, III u. IV - zu Beginn der Erkrankung, bei unbehandelten Patienten 3. Lokalisierte Erkrankungen in Remission 2 Jahre und mehr nach Strahlentherapie 4. Anerge Stadien III und IV nach Polychemotherapie
Anergie (negative Hautteste, keine Sensibilisierung nach Dinitrochlorobenzol oder beides)	:	1. 60-70 % der Patienten im Stadium II, III u. IV - zu Beginn der Erkrankung bei unbehandelten Patienten[a] 2. Großteil der Patienten unter Therapie mit aktiver bzw. nicht beeinflußbarer Erkrankung[b]
Gestörte zelluläre und humorale Immunitätslage	:	1. Patienten mit weit forgeschrittener Erkrankung bzw. terminale Fälle

[a] Anergie häufiger bei lymphozytenarmen Formen. Anerge Patienten scheinen eine schlechtere Prognose zu haben.
[b] Patienten, die nach der Therapie im Hauttest mit Tuberkulin positiv werden, scheinen länger zu überleben als jene, welche negativ bleiben.

C. Lymphozytenfunktionsstörung bei malignem Lymphogranulom

Lymphozytenfunktionsstörungen verschiedener Art sind ein wichtiges Charakteristikum des malignen Lymphogranuloms, die vor allem im fortgeschrittenen Stadium nachweisbar sind (Tabelle 12). Die vor allem bei Patienten in fortgeschrittenen Stadien nachweisbare Lymphopenie geht häufig mit einer starken Vermehrung von Blutlymphozyten in DNS-Synthese einher (277). Daraus wurde auf eine erhöhte Neubildungsrate geschlossen (277,533).

Die höchsten Werte beobachteten wir bei Patienten in aktiven Krankheitsstadien; unter zytostatischer Therapie nahm der Anteil dieser Zellen ab. Bei Patienten im Generalisationsstadium konnte nach in vivo-Markierung mit ^{3}H-Thymidin ein erhöhter Lymphozytenumsatz nachgewiesen werden (533). Die Lymphopenie trotz erhöhter Proliferationsrate - in erster Linie anscheinend von T-Lymphozyten (279) - dürfte damit durch eine verkürzte Lebensdauer zirkulierender Lymphozyten mitbedingt sein.

Die Blastentransformation der Blutlymphozyten in Gegenwart von PHA und anderen Mitogenen ist bei der Hodgkinschen Erkrankung sehr häufig eingeschränkt (79,249,260). Dies gilt besonders für das Stadium III und IV, kann jedoch auch in Frühfällen nachweisbar sein (Abb. 35).

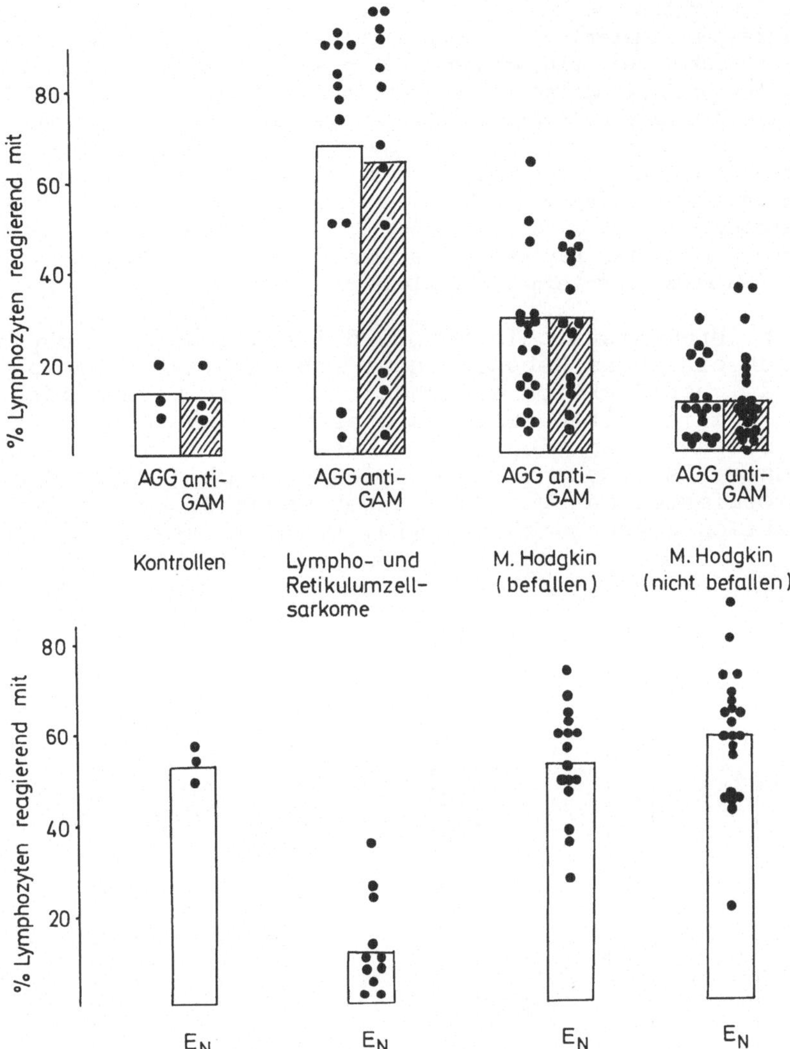

Abb. 35. Prozentsätze von B- und T-Lymphozyten in Lymphknoten von verschiedenen lymphoproliferativen Erkrankungen (Abkürzungen siehe Abb. 33)

Das Ausmaß der verminderten Transformation unter PHA reicht bei manchen Patienten an Ergebnisse heran, wie wir sie bei der CLL finden. Bei beiden Patientengruppen tritt auch die maximale Transformation verzögert auf (249). Obwohl nach Ergebnissen mit immunologischen Markern der Anteil von T-Lymphozyten annähernd im Normbereich liegt (Tabelle 10), machen die Ergebnisse der Lymphozytenkultur in vielen Fällen einen Funktionsdefekt dieser Zellen wahrscheinlich.

Der Funktionsdefekt von T-Lymphozyten geht auch aus den in vivo-Ergebnissen der Hautallergietestung hervor. Im Frühstadium ist die Reaktionsfähigkeit normal; pathologische Testergebnisse sind im Stadium III und IV der Erkrankung am häufigsten (79).

Die Testergebnisse können durch die Behandlung beeinflußt werden. Nach erfolgreicher Therapie sieht man nicht selten ein neuerliches Auftreten positiver Reaktionen, ein prognostisch günstiger Befund. Neben Tuberkuloprotein sollten weitere Antigene wie insbesonders Streptokokken- und Mumpsantigen in die Hautallergieteste einbezogen werden (282). Patienten mit Anergie zeigen eine signifikant niedrigere Reaktionsfähigkeit gegen PHA in der Lymphozytenkultur, als solche mit erhaltener Hautreaktion. Interstitielle Pneumonien und andere Komplikationen, die durch normalerweise wenig pathogene Keime wie Pneumocystis carini, Zytomegalie, Candida und andere Erreger bedingt sind, waren bei unseren Patienten fast immer von einer ausgeprägten Einschränkung der PHA-Reaktionsfähigkeit begleitet.

Nach ihrem histologischen Bild ist die Hodgkinsche Erkrankung durch ein enges Nebeneinander von neoplastischen Zellen und entzündlicher Reaktion gekennzeichnet. Schon seit längerem wurde auf Ähnlichkeiten zwischen diesem Krankheitsbild und der Graft-versus-host-Reaktion hingewiesen (4). Das maligne Lymphogranulom könnte als lymphatische Neoplasie durch das Vorhandensein tumorassoziierter Antigene und einer gegen diese gerichteten Abwehrreaktion gekennzeichnet sein. Für diese Hypothese sprechen eine Reihe

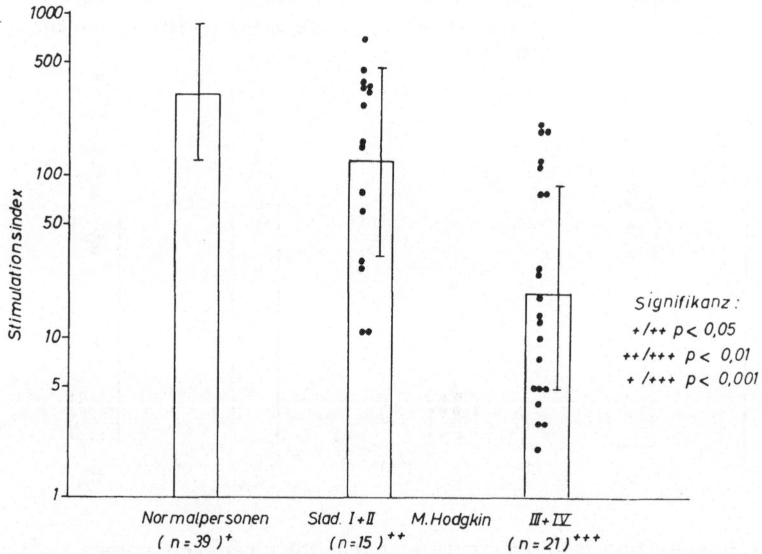

Abb. 36. Phytohämagglutinin-Stimulation von Blutlymphozyten bei M. Hodgkin

von Beobachtungen. So wurde auf tumorzellassoziierte Antigene beim M. Hodgkin hingewiesen, deren nähere Charakterisierung zum Verständnis der Erkrankung sehr wesentlich beitragen dürfte (431). Die Reed-Sternbergzelle enthält intrazytoplasmatisch Ig, so daß ihre Herkunft von B-Lymphozyten postuliert wurde. Die Bildung von Ig mit der Fähigkeit, sich an Patientenlymphozyten oder normale Lymphozyten zu binden, konnte in Zellsuspensionen aus der Milz von Hodgkin-Patienten festgestellt werden und auf die Bildung antilymphozytärer Antikörper hinweisen (353).

Der obenerwähnte gesteigerte Umsatz von Blutlymphozyten wäre damit als Verbrauch zirkulierender Lymphozyten, vielleicht im Verlauf von Abwehrreaktionen zu deuten. Weitere Untersuchungen müssen allerdings erst den Beweis liefern, daß in der prognostisch

Tabelle 13. Klassifikation einiger Nicht-Hodgkin-Lymphome

	Nomenklatur nach[a]	
	Lennert[b]	Rappaport[c]
Lymphosarkom	Germinozytom (Zentrozytom)	m.l.[d], poorly differentiated, diffus (nodular?)
großfollikuläres Lymphoblastom (Brill-Symmers)	Germinoblastom (zentroblastisch-zentrozytisches Lymphom)	m.l., lymphocytic-histiocytic, nodular m.l., lymphocytic, poorly differentiated, nodular
Retikulosarkom	Immunoblastom	m.l., histiocytic, diffuse
lymphoblastisches Lymphosarkom	Burkitt-Typ	m.l., undifferentiated, Burkitt's lymphoma
	"convoluted cell type" (Lukes) andere	m.l., undifferentiated, non-Burkitt

[a]Beim Vergleich der Nomenklaturen wurden nur einige der wahrscheinlich engsten Korrelationen gegenübergestellt (202).
[b]Lennert 1974, in Klammer die modifizierte Kieler Klassifikation (202).
[c]Rappaport 1966 (475).
[d]malignant lymphoma.

günstigen lymphozytenreichen Form dieser Erkrankung das Gleichgewicht zwischen Tumor und Reaktion auf seiten der Abwehr, in den meist rasch verlaufenden lymphozytenarmen Formen auf seiten der Tumorzellen liegt (4).

D. Die „Nicht-Hodgkin"-Lymphome

Die "Nicht-Hodgkin"-Lymphome (NH) umfassen in erster Linie pathologische Veränderungen des lymphatischen Gewebes, für welche die Bezeichnung Lympho- oder Retikulumzellsarkome üblich war. Dazu kommt noch die Brill-Symmersche Erkrankung. Bei der Mehrzahl dieser Erkrankungen handelt es sich um Lymphome der B-Lymphozyten (106,280,276,501,533,559,558).

Im eigenen Material wurden Suspensionen von Lymphknoten mit drei Markern untersucht. Die Tumorzellen banden bis auf wenige Ausnahmen markierte Antiseren gegen Ig sowie aggregiertes IgG (280,276). Lymphozyten mit der Bindungsfähigkeit für Schaferythrozyten waren selten (280,385) (Abb. 36).

Unter den NH-Lymphomen finden sich Erkrankungen verschiedenen Verlaufs und unterschiedlicher Prognose (197,202), so daß ihre Differenzierung, vor allem nach dem feingeweblichen Bild, von großer Bedeutung ist (Tabelle 13). Auf Kriterien zur Abgrenzung von

Lympho- und Retikulumzellsarkomen kann im Rahmen dieses Beitrages nicht näher eingegangen werden. Sowohl das Lymphosarkom ("Germinozytom" nach Lennert) als auch das Retikulumzellsarkom ("Immunoblastom" bzw. "histiozytäres Lymphom") leiten sich meist von B-Lymphozyten her.

Systematische Untersuchungen an Lymphknotenbiopsien von Patienten mit Retikulumzellsarkomen unter Verwendung immunchemischer, elektronenmikroskopischer und zytochemischer Methoden wurden von Stein u. Mitarb. durchgeführt (558). Der intrazytoplasmatische Ig-Gehalt war bei fast allen der 16 untersuchten Fälle deutlich bis sehr ausgeprägt erhöht (IgM 12 Fälle, IgA 1 Fall). Die Tumorzellen waren reich an Polyribosomen, enthielten jedoch nur selten ein ausgeprägtes endoplasmatisches Retikulum. Markerenzyme für Zellen der Makrophagenreihe (unspezifische Esterase, saure Phosphatase u.a.) waren an den Tumorzellen negativ. Zwischen den Tumorzellen fand sich jedoch ein variabler Anteil von Makrophagen und Retikulumzellen, deren Vorhandensein als reaktiv angesehen wurde. Es wurde geschlossen, daß die neoplastischen Zellen dieser Sarkome Eigenschaften des Immunoblasten der B-Zellreihe - gelegentlich mit Reifungstendenz zu Plasmazellen - zeigen.

Von den Keimzentrumszellen in den B-Zellarealen des Lymphknotens leiten sich die Tumorzellen des Germinoblastoms (Brill-Symmersche Erkrankung) her. In erkrankten Lymphknoten wird ein buntes Gewebsbild mit Germinozyten und Germinoblasten beobachtet, wobei in fortgeschrittenen Stadien eine Zunahme der letzteren Zellen beobachtet werden kann (300). Klinisch besteht häufig ein biphasischer Krankheitsverlauf (197). Nach einem, nicht selten länger dauernden Stadium geringer Progredienz schließt eine Phase an, die das Vollbild einer Erkrankung hoher Malignität zeigt. Splenomegalien können eine Manifestation schon früher Stadien sein. Markinfiltrationen mit B-Lymphozyten und auch ein vermehrtes Auftreten dieser Zellen im Blut (mit charakteristisch gebuchtetem Kern) weisen keinesfalls schon auf die Phase hoher Malignität hin. Nach der Rappaportschen Nomenklatur dürfte diese Patientgruppe in erster Linie unter den nodulären Lymphomen vom gemischtzelligen Typ zu finden sein.

In Einzelfällen von NH-Lymphomen ist der Tumor aus T-Lymphozyten aufgebaut. Lymphome mit Mediastinaltumor und häufig leukämischem Blutbild ("lymphoblastisches Sarkom" nach Lukes) dürften sich unter ihnen finden (202).

Als zytochemischer Marker für dieses Lymphom wurde eine positive Reaktion auf saure Phosphatase in den Tumorzellen beschrieben (340). Wie eng die Korrelation zwischen T-Lymphozyteneigenschaft und dem Ausfall dieser zytochemischen Reaktion ist, bleibt noch abzuklären.

In nicht wenigen Fällen von NH-Lymphomen können auch unter den lymphatischen Zellen des Blutes vermehrt bis überwiegend Zellen mit Ig-Determinanten nachgewiesen werden (280). Es handelt sich dabei um Fälle mit Ausschwemmung von Tumorzellen ins Blut (Abb.33).

E. Lymphome mit Differenzierung zu Ig-sezernierenden Zellen

Das aus tierexperimentellen Ergebnissen postulierte Konzept (396) einer Entwicklung von Lymphozyten mit membrangebundenem Ig bis zum Vollbild einer Plasmazelle mit dem subzellulären Apparat für

Ig-Sekretion (71) findet beim M. Waldenström ein immunpathologisches Korrelat. Im Kreislauf dieser Patienten sind B-Lymphozyten der IgM- (und IgD-) Klasse meist deutlich vermehrt (451, 533). Im Knochenmark der Patienten zeigen "lymphoide Retikulumzellen" zu einem Teil auch intrazellulär - und Plasmazellen fast regelmäßig - das monoklonale Ig (451,533). Das durch Immunfluoreszenzuntersuchungen nachweisbare zytoplasmatische Ig stellt das Korrelat jenes Speicher- und Transportapparates des endoplasmatischen Retikulum dar, welches für Ig-sezernierende Zellen charakteristisch ist (71). Elektronenmikroskopisch ist in den lymphoiden Retikulumzellen ein zartes bis sehr ausgeprägtes endoplasmatisches Retikulum nachweisbar (651), so daß wir den M. Waldenström als eine monoklonale B-Lymphozytenproliferation mit Reifungstendenz zu Plasmazellen ansehen können.

Wie schon im Zusammenhang mit den NH-Lymphomen besprochen, kann bei manchen Fällen von Immunoblastomen (Retikulumzellsarkomen) eine Reifungstendenz der pathologischen B-Lymphozyten bis zu Ig-sezernierenden Zellen beobachtet werden (558). Zur Diagnose des M. Waldenström ist daher das typische Knochenmarksbild und der Biopsiebefund (inklusive Mastzellvermehrung) zu fordern. Beim M. Waldenström ist die Ausschwemmung monoklonaler B-Lymphozyten meist schon in Frühstadien nachweisbar, der M-Gradient im Serum gewöhnlich ausgeprägter und die Erkrankung von besonders langsamer Progredienz. Damit ist die Abgrenzung von therapeutischer und prognostischer Bedeutung.

In manchen Fällen von monoklonaler IgM-Vermehrung stellt sich die Differentialdiagnose gegenüber der idiopathischen Kälteagglutininkrankheit. Auf die nahe Verwandschaft dieser beiden Erkrankungen weist besonders Schubothe hin (523). Der Kälteagglutinintiter beim typischen M. Waldenström ist allerdings in positiven Fällen meist nur mäßig erhöht und das Paraprotein kann durch wiederholte Absorptionen mit Erythrozyten in der Kälte höchstens zu einem Teil herausabsorbiert werden. Auch andere Antikörpereigenschaften wie gegen Gamma-Globulin u.a. (532) des monoklonalen Proteins wurden beim M. Waldenström beobachtet.

Der M. Waldenström stellt eine besondere Verlaufsform lymphatischer Systemerkrankungen mit Reifungstendenz zu Plasmazellen dar. Lympho-plasmozytoide Lymphome werden zusammenfassend als Immunozytome bezeichnet, die einerseits gegenüber Lymphosarkomen und verwandten Erkrankungen, bei Vorliegen eines leukämischen Blutbildes gegen die CLL abgegrenzt werden. Sie zeigen meist einen langsam progredienten Krankheitsverlauf und können sich zu prognostisch ungünstigeren Immunoblastomen ("Retikulumzellsarkome") entwickeln.

Im Serum von Patienten mit Immunozytomen sind polyklonale Ig-Vermehrungen häufiger als M-Gradienten. Letztere werden in etwa 1/3 der Fälle beobachtet, wobei solche der IgM- wie solche der IgG- und der IgA-Klasse vorkommen (202). Ig-Mangelzustände sind ungewöhnlich. Etwa die Hälfte der Patienten zeigt ein leukämisches Blutbild, wobei die Differentialdiagnose gegenüber der CLL schwierig sein kann. Immunpathologisch steht dieses Lymphom mit Entwicklungstendenz zu Plasmazellen der CLL als reifungsgestörtes B-Zellymphom gegenüber.

Plasmozytome können als monoklonale Proliferation schon differenzierter B-Lymphozyten angesehen werden. Der Anteil von Blutlymphozyten mit Ig-Determinanten liegt etwa im Normalbereich (533). Ig-Mangelzustände finden sich bei etwa 40 % der Patienten (282)

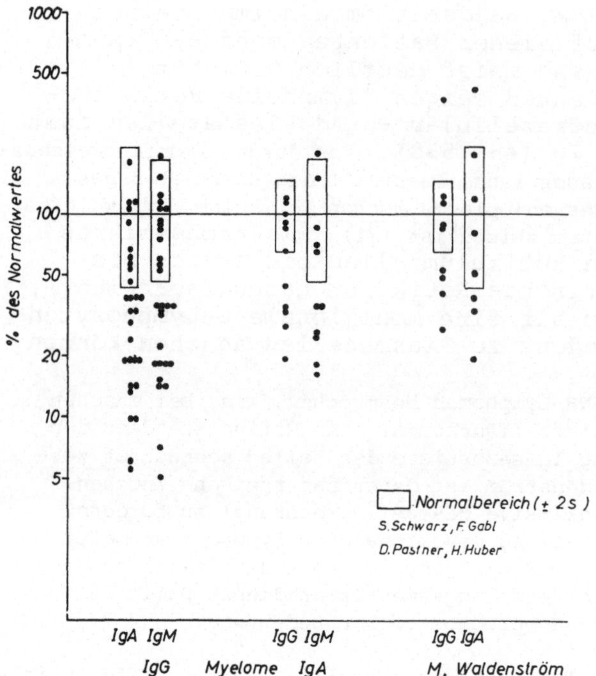

Abb. 37. Serumimmunglobuline bei monoklonalen Gammapathien

Die so auffallende Verminderung von Plasmazellen mit der Sekretionsfähigkeit für normale Ig könnte in der Bildung von Inhibitoren durch die neoplastischen Zellen eine Erklärung finden. Diese Inhibitoren ("Chalone") könnnten die Reifung zirkulierender B-Zellen in normale Plasmazellen hemmen (501).

F. Unreifzellige lymphatische Leukämie

Bei der Mehrzahl von Patienten mit unreifzelliger lymphatischer Leukämie (ULL) reagieren die leukämischen Zellen weder mit T- noch mit B-Zellmarkern (38,106,195,533). Diesen Fällen gegenüber stehen solche, bei denen sich eine starke bis bevorzugte Vermehrung von Lymphozyten mit T-Zelleigenschaften nachweisen läßt (63,310). Bei den seltenen Fällen von ULL, die membrangebundenes Ig zeigen (195), sollte eine Bindung von Ig an die Zellmembran, die Antikörpern entsprechen könnte, ausgeschlossen werden.

Mehrere Arbeitsgruppen beschrieben Fälle von ULL, bei denen die leukämischen Blasten eine Bindungsfähigkeit für Schaferythrozyten zeigten oder mit spezifischen Antiseren gegen T-Lymphozyten reaktionsfähig waren. In verschiedenen Untersuchungsserien war der Anteil solcher T-Zelleukämien unterschiedlich, in größeren Serien zeigten um 20 % der ULL solche Eigenschaften (106). Bei kombinierter Anwendung des Rosettentestes und eines spezifischen Anti-T-Zell-Antiserums verhielten sich bei 4 von 24 Patienten die Blasten wie T-Lymphozyten (195). In einem eigenen Fall lag ein ausgeprägter Mediastinaltumor vor, wie dies auch von anderer Seite beobachtet wurde.

Über Einzelfälle von ULL mit Oberflächen-Ig wurde berichtet. Seligman u. Mitarb. sahen unter 34 Patienten mit ULL einen Kranken, bei dem dieses Ig als tatsächliches Zellprodukt angesehen wurde (533). Hier erhebt sich selbstverständlich die Frage, ob es sich in manchen dieser Fälle nicht um ein Lympho- oder Retikulumzellsarkom mit Ausschwemmung handelt. In 4 weiteren Fällen der vorher zitierten Arbeitsgruppe war zwar Ig in geringer Dichte an der Zellmembran nachweisbar, es wurde nach Trypsinierung jedoch nicht nachgebildet, so daß der Verdacht auf Bindung von Antikörpern an die Zellmembran naheliegt. Die bei Patienten mit ULL nachweisbaren Immunphänomene umfassen neben der Sensibilisierung autologer Lymphozyten gegen leukämische Zellen auch die Bildung spezifischer Antikörper.

G. Seltene lymphatische Systemerkrankungen

Bei der Mycosis fungoides (M.f.) und insbesonders dem Sezary-Syndrom werden charakteristische immunpathologische Abweichungen gefunden, die auf eine Beteiligung der T-Lymphozyten hinweisen (78,533).

Die M.f. zeigt einen chronischen Verlauf, wobei zunächst Hauterscheinungen vorherrschen, später ein Befall von Lymphknoten und schließlich nichtlymphatischer Organe auftreten kann. In diesem Stadium erinnert das Zustandsbild an ein malignes Lymphom. Das Sezary-Sydrom ist darüber hinaus durch die Ausschwemmung großer - meist hyperploider - lymphatischer Zellen mit vielgebuchteten Kernen charakterisiert, die zu einem leukämischen Blutbild führen können. Bei anderen Patienten fehlen allerdings diese Kernveränderungen. Bei der M.f. und besonders dem Sezary-Sydrom als wahrscheinliche Variante dieser Erkrankung findet sich eine sehr deutliche Vermehrung von T-Lymphozyten im Blut, deren Rolle bei dem Krankheitsprozeß allerdings noch nicht geklärt ist.

Zur Abgrenzung der leukämischen Retikuloendotheliose ("hairy cell leukaemia") von anderen Systemerkrankungen tragen Untersuchungen mit Zellmarkern bei. Diese Untersuchungen haben die Frage, ob es sich hier um eine Erkrankung lymphatischer Zellen - B-Lymphozyten - oder um Abkömmlinge der Makrophagenreihe handelt, neuerlich zur Diskussion gestellt (92,280,289,558).

Die leukämische Retikuloendotheliose ist durch das Auftreten von Zellen mit zarten ("haarigen") Zytoplasmafortsätzen charakterisiert, die besonders unter dem Phasenkontrastmikroskop deutlich sind. Es besteht meist eine periphere Panzytopenie mit einem variablen Anteil dieser Zellen im Blut und ein deutlich bis sehr ausgeprägter Milztumor. Das Knochenmark ist meist dicht von diesen Zellen infiltriert, wobei eine begleitende Faservermehrung Schwierigkeiten bei der Markgewinnung geben kann ("lymphoide Myelofibrose"). Das Vorhandensein von Ig an der Zelloberfläche könnte für die B-Zell-Natur der Neoplasie sprechen, ebenso auch der geringe Gehalt an Enzymen, die für Zellen der Makrophagenreihe spezifisch sind. Das Serumlysozym ist nicht erhöht. Die Bindungsfähigkeit für Erythrozyten-IgG-Antikörperkomplexe wurde demgegenüber als Hinweis ihrer Makrophageneigenschaft angesehen (289) und es ist noch nicht mit Sicherheit ausgeschlossen, daß die Ig an der Zelloberfläche adsorbiert und nicht durch sie synthetisiert werden. Zytochemisch ist eine Tartratresistente saure Phosphatase in etwa 2/3 dieser Zellen charakteristisch (92). Plasmazellen finden sich im Lymphknoten in enger Nachbarschaft zu diesen neoplastischen Zellen. Im weiteren Gegensatz zur CLL sind Ig-Mangelzustände selten.

Das Burkitt-Lymphom (B.L.) ist ein in unseren Breiten sehr seltenes lymphoblastisches Sarkom von undifferenziertem Typ. Bei dieser Erkrankung mit bevorzugtem Befall von B-Lymphozyten lassen sich besonders deutlich Unterschiede, aber auch Parallelen zwischen neoplastischer und passagerer lymphatischer Hyperplasie deutlich machen. Die mit Wahrscheinlichkeit durch dasselbe EB-Virus kausal bedingte infektiöse Mononukleose (I.M.) (160) zeigt zwar eine schwere Störung der B-Zell-Funktion, die jedoch - passager - von einem ausgeprägten proliferativen Respons, insbesonders von T-Lymphozyten begleitet wird (279,439).

Das B.L. ist ein multizentrisch wachsendes Lymphom mit Prädilektion für Kiefer, retroperitoneales Bindegewebe, Eingeweide des Bauchraumes, für das Ovar, die Speicheldrüsen, Schilddrüse und Zentralnervensystem, während lymphatische Organe wenig befallen sind (197). Es befällt vor allem Kinder und ist endemisch für die Malariagebiete Ostafrikas und Neuguineas. Sporadische Fälle mit variablerem klinischen Bild wurden in verschiedenen, einschließlich unserer Länder beobachtet (216). Während bei den endemischen Fällen das EB-Virus als kausales Agens mit großer Wahrscheinlichkeit gesichert ist (160), konnte in unseren Breiten dieser Zusammenhang nur in Ausnahmefällen wahrscheinlich gemacht werden. Es handelt sich meist um therapeutisch gut beeinflußbare B-Zell-Lymphome.

Auch bei der I.M. dürften die B-Lymphozyten durch das EB-Virus infiziert sein. Die Vielzahl z.T. sehr ungewöhnlicher Antikörper weist serologisch auf eine tiefgreifende Alteration dieser B-

Tabelle 14. Zuordhung lymphatischer Systemerkrankungen zu B- oder T-Zell-Lymphomen

---

Systemerkrankungen der B-Lymphozyten

Chronische lymphatische Leukämie (CLL)
Lymphosarkom (Germinozytom)
Großfollikuläres Lymphoblastom (Germinoblastom)
Retikulosarkom (Immunoblastom)
Multiples Myelom
M. Waldenström und andere lympho-plasmazytoide Lymphome
"Hairy cell"-Leukämie
Burkitt-Lymphom

Systemerkrankungen der T-Lymphozyten

Unreifzellige lymphatische Leukämie[a]
Lymphoblastisches Sarkom (convoluted type von Lukes)
Sezary-Syndrom (Mycosis fungoides)
Seltene Formen von CLL und anderen Lymphomen

Unklassifizierbare lymphatische Systemerkrankungen oder Erkrankungen unter gleichzeitiger Beteiligung von B- und T-Lymphozyten

Unreifzellige Leukämie[a]
Einige andere Lymphome

[a]Die meisten unreifzelligen lymphatischen Leukämien verhalten sich wie "Null"-Zellen. (Näheres siehe Text)

Lymphozyten hin (586). Die charakteristische lymphatische Reaktion im peripheren Blut wie auch die Lokalisation der lymphatischen Hyperplasie im Lymphknoten weist auf eine Vermehrung vor allem der T-Lymphozyten hin (280,385,439) (Abb. 33). Drüsenfieberzellen binden Schaferythrozyten im Spontanrosettentest. Von anderer Seite wurde allerdings eine gleichzeitige Vermehrung von Lymphozyten mit Ig-Determinanten nachgewiesen (158). Bei manchen Lymphozyten mit membrangebundenem Ig könnte es sich allerdings um Zellen mit adsorbierten Autoantikörpern handeln. Es liegt nahe, diese klinisch passagere Infektion mit EB-Virus dadurch zu erklären, daß eine wirksame lymphatische Reaktion - in erster Linie von T-Lymphozyten - gegenüber einem potentiell onkogenen Virus erfolgt. Chronische Malariainfekte in Endemiegebieten könnten demgegenüber zu einer gestörten immunologischen Abwehr und zum Überwuchern der Tumorzellen unter besonderen Bedingungen führen.

Abschließend leiten die dargestellten Befunde der T-B-Zell-Charakterisierung zu einer Einteilung der Lymphome über, wie sie Tabelle 14 zusammenfaßt.

Konnatale Defektzustände des lymphatischen Systems

W. H. Hitzig

Angeborene Immundefektzustände lassen sich heute in schrittweisem diagnostischem Vorgehen einem Ausfall der B- oder T-Zellreihe zuordnen, deren klassische Beispiele der M. Bruton und das DiGeorge-Syndrom darstellen. Häufiger jedoch finden sich kombinierte Mangelzustände der humoralen und zellulären Immunität oder Defekte einzelner Ig-Klassen, die sich umschriebenen Syndromen zuordnen lassen und über den Rahmen pädiatrischer Erkrankungen hinausreichen. Nach Analyse des pathomechanischen Defektes bieten sich Therapiemöglichkeiten und künftige Behandlungstrends an.

Angeborene Störungen manifestieren sich häufig schon im frühen Kindesalter und können bei vielen Krankheiten eine wichtige Rolle spielen; ihr Studium obliegt daher vor allem dem Pädiater. Auf vielen Gebieten haben solche Untersuchungen zum Verständnis nicht nur der speziellen Krankheit, sondern auch der entsprechenden normalen Funktion beigetragen. Dies gilt in besonderem Maße für das Gebiet der kongenitalen Immundefekte, auf dem zudem die klinischen Beobachtungen in sehr glücklicher Weise durch tierexperimentelle Forschungen ergänzt wurden, woraus eine gegenseitige Förderung resultierte.

Als Ausgangspunkt für die heutige Forschungsrichtung werden mit Recht die Arbeiten über die kongenitale Agammaglobulinämie bezeichnet (81,218,291). Kurze Zeit später erkannte Barandun (28, 29,30), daß ungenügende Antikörperbildung auch bei Patienten beobachtet werden kann, in deren Serum Gammaglobulin vorhanden ist; er führte deswegen den Begriff des Antikörpermangel-Syndroms ein. - Diesen rein humoralen Ausfällen wurden 1958 die kombinierten Immundefekte (268,594) und 1968 der ausschließlich zellulär bedingte Immunmangel gegenübergestellt (137).

Auf der Suche nach tierexperimentellen Äquivalenten der beim Menschen gefundenen Ausfälle gelangte die Schule von Good (218) zur Formulierung der "2-Komponenten-Theroie"; sie besagt im wesentlichen, daß Knochenmarksstammzellen im Laufe der Embryonalentwicklung durch 2 übergeordnete Zentralorgane, den Thymus und die Bursa Fabricii zu immunkompetenten Zellen modifiziert werden. Die thymusabhängigen oder "T-Zellen" sind für die zellulären, die bursaabhängigen "B-Zellen" für die humoralen Immunreaktionen verantwortlich. Für vollwertige Immunreaktionen ist ein Zusammenwirken dieser Zellen notwendig (Zell-Kooperation), wofür zusätzliche Hilfszellen (helper-cells) postuliert werden (s. ausführliche Beiträge in diesem Band von Zimmermann, von Mohr, von Brent u. Davies und von Fliedner). Die Methodik der Untersuchungen in der Klinik und im Laboratorium hat sich in den letzten Jahren sehr stark spezialisiert und kompliziert. Um die Übersicht nicht zu verlieren, sollte man im Untersuchungsgang schrittweise vom Einfachen zum Komplizierten fortschreiten:

Auf der 1. Stufe (allgemeine Praxis) werden aus Anamnese, klinischem Untersuchungsbefund und einfachen Laboruntersuchungen (Blutbild, Urin, evtl. bakteriologische Kulturen) die Verdachtsmomente für das Vorliegen eines Immunmangels zusammengetragen.

Auf der 2. Stufe (pädiatrische Praxis) kann auf Grund der präzisierten Anamnese (unter anderem polytop auftretende, rezidivierende Infekte) diese Vermutung bestärkt werden; nun werden orientierende Spezialuntersuchungen eigeleitet (Gesamteiweiß, Elektrophorese, ubiquitäre Antikörper wie Isoagglutinine und Antistreptolysintiter). Als Faustregel kann man die Zahl 1000 als untere Normgrenze angeben (1000 Granulozyten/µl, 1000 Lymphozyten/µl, 1000 mg % Gammaglobulin). Falls die Untersuchung weitergeführt werden muß ist auf einer

3. Stufe (Spezialabteilung einer pädiatrischen Klinik) eine größere Anzahl spezialisierter Untersuchungen notwendig (z.B. quantitative Bestimmung der B- und T-Zellen und der Immunglobuline, Serien von Hauttesten, in vitro-Stimulation der Lymphozyten mit unspezifischen Mitogenen wie Phytohämagglutinin oder spezifischen Antigenen wie Tuberkulin). Bei besonderen Fällen wird man sich in einer

4. Stufe (pädiatrische Forschung) zu noch ausführlicheren Untersuchungen entschließen (Enzym-Untersuchungen, biochemische Teste, genetische Abklärung etc.).

Zudem sind (auf der 2. - 4. Stufe) solide Kenntnisse der Erbgesetze zur weiteren Beurteilung dieser oft hereditären Erkrankungen nötig.

A. Systematik

Die systematische Unterteilung der klinischen Phänomene kann von verschiedenen Gesichtspunkten aus erfolgen: für die ersten Gedankengänge am Krankenbett, die gewöhnlich vom unbestimmten Symptomenkomplex als "rezidivierende Infekte" ausgehen, ist eine weitgefaßte Beurteilung zu empfehlen (Tabelle 15). Sobald die ersten Ergebnisse das Gesichtsfeld auf Erkrankungen des immunologischen Apparates einengen, treten speziellere Überlegungen in den Vordergrund, wie die Unterscheidung von zellulären und humoralen Ausfällen. In konsequenter Durchführung versucht die Klassifizierung eines Expertenkomitees der Weltgesundheitsorganisation auf die primär defekte Zelle selbst zurückzugehen (110) (Tabelle 16). Als Basis dient das B- und T-Zell-Konzept.

Der kürzlich gelungene Nachweis eines spezifischen Enzymdefektes (mangelnde Adenosin-Deaminase) eröffnet den neuen Aspekt einer

Tabelle 15. Rezidivierende Infekte: Pathogenese (nach Johnston (298))

Defekt der	Lokalisation	Erreger	Beispiel
Schleimhaut-Oberflächen	monotop	pathogene Bakterien	Mukoviszidose
Phagozyten:			
- quantitativ: Neutropenie	*polytop*	pathogene Bakterien	Kostmann-Syndrom
- qualitativ: Neutropathie		Saprophyten	Prgressive septische Granulomatose
Asplenie		Pneumokokken Hämophilus	
Immun-Reaktionen:			
- Hyperergie	monotop		
- Mangel	*polytop*		
- humorale Reaktion		pathogene Bakterien	Isolierter IgA-Mangel Antikörpermangel-Syndrom
- zelluläre Reaktion		pathogene und saprophytäre Bakterien, Viren, Pilze, Protozoen	Monzyten-Dysfunktion Lymphopenien Mukokutane Candidiasis
- Hilfssysteme	*polytop*	pathogene Bakterien	C5-Mangel, progressive septische Granulomatose

biochemischen Charakterisierung, die allerdings vorläufig noch nicht systematisch anwendbar ist. - Für die komplette Beschreibung der heute bekannten Störungen eignet sich die Klassifizierung der Weltgesundheitsorganisation am besten. Wir verwenden sie deshalb in der folgenden Darstellung, werden aber lediglich versuchen einzelne, besonders wichtig erscheinende Krankheitsbilder hervorzuheben; für eine erschöpfende Darstellung muß auf kürzlich erschienene Übersichten verwiesen werden (561,201,266).

Tabelle 16. Klassifizierung der primären Immunmangel-Syndrome (nach Cooper u. Mitarb. (110))

	Vermutlicher zellulärer Defekt			Vererbung		
	B-Lymphozyten vermindert	B-Lymphozyten vermehrt	T-Lymphozyten vermindert	x-chromosomal	autosomal rezessiv	andere[a]
Infantile geschlechtsgebundene Agammaglobulinämie	X	(X)		X		
Thymus-Hypoplasie			X			X
Schwerer kombinierter Immunmangel	X	(X)	X	X	X	X
mit Dysostose	X	?	X		X	
mit Adenosin-Deaminase-Mangel	X		X		X	
mit allg. Hpoplasie oder Hämopoese	X		X		X	
Selektiver Immunglobulin-Mangel						
des IgA	?	X	(X)			X
anderer Ig		?				X
Geschlechtsgebundener Immunmangel mit Hyper-IgM		X		X		
Immunmangel bei Ataxia teleangiectatica		X	X		X?	
Immunmangel mit Thrombozytopenie und Ekzem			X			
Immunmangel mit Thymom	X		X			X
Immunmangel mit Normo- oder Hypergammaglobulinämie	X	X	(X)			X
Transitorische Hypogammaglobulinämie des Säuglingsalters		X				X
Variable Immunmangel-Syndrome (noch nicht klassifizierbar)	X	X	(X)		(X)	X

[a]Vererbung unbekannt oder multifaktoriell, oder nicht vererbte Leiden.

B. Klinische Erscheinungsformen

1. Infantile, geschlechtsgebundene Agammaglobulinämie

Die Charakteristika dieses rein humoralen Defektzustandes sind bereits im bahnbrechenden Artikel von Bruton (81) enthalten, nämlich:

Rezidivierende polytope Infekte seit den ersten Lebensjahren. Diese Infekte sind überwiegend durch pyogene Bakterien ("große Pathogenese") bedingt, teilweise auch durch Viren. Sie erklären sich aus einer extremen Verminderung der Gammaglobulinfraktion, welche die 3 wichtigsten Immunglobuline (IgG, IgM und IgA) in gleicher Weise betrifft, und aus einer völligen Unfähigkeit zur Bildung humoraler Antikörper. Die zellulären Immunreaktionen sind demgegenüber intakt.

Entsprechende histopathologische Veränderungen findet man im lymphatischen System, insbesondere völliges Fehlen der Keimzentren und der Plasmazellen. B-Lymphozyten sind nicht nachweisbar. - Das Leiden wird geschlechtsgebunden rezessiv vererbt. Die Behandlung mit humanem Gammaglobulin ist wirksam, und bei ausreichender Dosierung erreichen die Patienten heute das Erwachsenenalter.

In den letzten Jahren hat sich zudem gezeigt, daß der Verlauf oft getrübt ist durch Auftreten einer rheumatoiden Arthritis (Folge von Mykoplasmainfektion?) oder maligner Tumoren.

Die genetische Besonderheit ist im Titel bereits angedeutet: die phänotypisch gesunden Mütter sind Konduktorinnen, die manifeste Erkrankung tritt nur bei ihren Söhnen auf, und aus typischen Stammbäumen geht hervor, daß andere männliche Mitglieder der mütterlichen Verwandtschaft ebenfalls erkrankt sein können. - Diese X-chromosomale Fixierung ist im ganzen für 4 klar umschriebene Krankheiten mit Immunmangel beschrieben, und zudem findet man in anderen Gruppen häufig eine Prädominanz des männlichen Geschlechts.

In der Regel fehlen im peripheren Blut dieser Patienten sämtliche B-Zellen, woraus geschlossen wird, daß der Block bereits bei der Differenzierung der primären lymphoiden Zellen zur B-Zelle liegt, während die Ausbildung von T-Zellen ungestört erfolgen kann. In seltenen Fällen wurden aber B-Zellen in normalen Zahlen und Proportionen nachgewiesen, so daß hier ein späterer Block postuliert werden muß. In einem derartigen Fall konnten wir nachweisen, daß Vitamin B 12 auch im Stoffwechsel der lymphoiden Zellen eine wichtige Rolle spielt: Bei einem Knaben beobachteten wir in den ersten Lebensmonaten die graduelle Entwicklung einer Agammaglobulinämie, einer perniziosiformen Anämie mit Panzytopenie und einer schweren Schädigung der gastro-intestinalen Schleimhäute. Die Vermutungsdiagnose eines kongenitalen Fehlens des Transcobalamin II konnte später bestätigt werden. Auf Grund dieser Vermutung wurde die lebensrettende Therapie mit hohen Dosen Vitamin B 12 eingeleitet, die zu einer rapiden Heilung des gastro-intestinalen Befundes und der perniziosiformen Anämie führte, zu unerer Überraschung behob sich allmählich auch die Agammaglobulinämie, und der Patient konnte jetzt ohne erneute Antigenstimulation spezifische Antikörper gegen früher verabreichte Antigene bilden. Transcobalamin II ist ein Beta-Globulin, das in sehr geringen Quantitäten im Serum vorkommt (ca. 30 - 50 µg %) und für den Transport des Vitamin B 12 von der resorbierenden Darmwandzelle zu sämtlichen Körperzellen verantwortlich ist. Rasch proliferierende Gewebe sind besonders empfindlich auf den bei Fehlen des Transcobalamin II resultierenden Vitamin B 12-Mangel. Zum patho-physiologischen Verständnis des Falles kann folgende Hypothese dienen: die pränatale Differenzierung der B-Zellen ist ungestört abgelaufen (normalerweise findet sie im 3. Gestationsmonat statt), die durch Antigenstimuli ausgelöste klonale Expansion mit der anschließenden humoralen Antikörperbildung war jedoch infolge des Mangels an Vitamin B 12 nicht möglich. Durch die Injektion von Vitamin B 12 in pharmakologischen Dosen konnte das Vitamin später aber doch an die Körperzellen herangebracht werden, so daß die B-Zell-Funktion sich spontan (d.h. ohne erneute Antigen-Stimulation) normalisierte. Diese anamnestische Reaktion beweist auch, daß Gedächtniszellen (memory cells) den Eindruck des Antigens bewahrt haben, obschon es nicht zur Sekretion von Antikörpern gekommen ist.

Dieser Einzelfall beweist, daß auch das Symptom Agammaglobulinämie verschiedene Ursachen haben kann, und daß es hier durch Abklärung der biochemischen Zusammenhänge möglich war, eine rationelle und wirksame Therapie zu finden (211,270).

2. Thymus-Hypoplasie

Das von DiGeorge (137) beschriebene Syndrom erklärt sich aus einer kongenitalen Hemmungsmißbildung der 3. und 4. Schlundtasche, als deren Folge die Entwicklung des Thymus und der Nebenschilddrüsen ausbleibt oder stark beeinträchtigt ist. Assoziierte Mißbildungen lassen die Diagnose oft schon klinisch vermuten: Hypoplasie der Mandibula und des Gesichts oder der Ohren, sowie Anomalien des Herzens und der großen Gefäße. Die klinischen Symptome treten in 2 Phasen auf: einer Frühphase mit tetanischen Krämpfen infolge des Hypoparathyreoidismus in den ersten Lebenstagen folgen in der Spätphase immunologische Ausfälle: falls die Patienten dank der adäquaten Behandlung der Tetanie die ersten Wochen überleben, macht sich vom 2. - 3. Trimenon an eine Neigung zu rezidivierenden Infekten bemerkbar. Die detaillierte Analyse zeigt, daß Lymphozyten zwar in normaler Zahl vorliegen, die T-Lymphozyten jedoch sehr stark reduziert sind und dementsprechend die zellulären Immunreaktionen schwer darniederliegen.

Das Syndrom ist selten; sein Interesse liegt vor allem darin, daß es ein humanmedizinisches Gegenstück zu den experimentell thymektomierten Tieren darstellt, sowie im guten Ansprechen auf die Therapie (s. S. 123), deren Wert jedoch durch die assoziierten Mißbildungen stark beeinträchtigt wird.

3. Schwerer kombinierter Immunmangel (Severe Combined Immunodeficiency = SCID)

Die ausgesprochenste Form der Immunmangelkrankheiten soll hier ausführlicher behandelt werden, weil sie zu vielen Diskussionen und Untersuchungen veranlaßt hat, und auch weil unsere persönliche Erfahrung damit am größten ist (266,267,268). Die rein deskriptive Bezeichnung ersetzt die zahlreichen früher gebrauchten (insbesondere: "Schweizerische Form der Agammaglobulinämie"). Sie umschreibt klar, daß bei diesen Patienten schwere Störungen sowohl der zellulären, als auch der humoralen Immunfunktionen vorliegen. Pathogenetisch wurde deswegen neben einer Entwicklungsstörung des thymus- und des bursaabhängigen Systems auch die Möglichkeit einer Störung der Stammzellen, die durch Thymus und Bursa modifiziert werden müßten, erwogen. Kürzlich wurde ein neuer Mechanismus aufgedeckt, indem bei etwa 1/3 dieser Patienten eine hochgradige Verminderung eines spezifischen Enzyms, der Adenosin-Deaminase (ADA) in den Erythrozyten, den Lymphozyten und im Plasma nachgewiesen wurde (1,211).

Das führende Symptom der Erkrankung ist die extrem hohe Infektanfälligkeit; sie äußert sich schon im Laufe der ersten Lebenswochen und unterscheidet sich damit klar von den rein humoralen Insuffizienzen, die kaum vor dem 2. Trimenon manifest werden. Die Infekte sind polytop, d.h. sie betreffen die äußere Haut und die Schleimhäute sowohl des Respirations- als auch des Intestinaltraktes; ein typisches Zeichen der frühzeitigen Pneumopathie ist ein pertussoider Husten. Zusätzlich kann septisches Fieber und eitrige Meningitis auftreten. Als Erreger werden - im Gegensatz zum rein humoralen Antikörpermangelsyndrom - neben den pyogenen Bakterien (große Pathogene) auch Saprophyten (kleine Pathogene) sowie Pilze, Protozoen und Viren gefunden, woraus sich schon klinisch Hinweise auf den zusätzlich vorhandenen Mangel einer zellulären Immunabwehr ergeben.

Der Verlauf ist bei allen mit konventionellen Mitteln behandelten Patienten deletär, die meisten sterben schon in den ersten Lebenswochen, und nur ganz wenige erreichen das 2. Lebensjahr. - Die immunologische Rekonstiutionstherapie bietet gute Erfolgschancen (s. S. 122).

Die Laboratoriumsbefunde können summarisch dahin zusammengefaßt werden, daß sämtliche zellulären und humoralen Immunreaktionen schwere Ausfälle zeigen. Beim spezifischen Nachweis findet man die B- und T-Lymphozyten sehr stark vermindert. Meistens kann diese Verminderung schon aufgrund der schweren Lymphopenie im gewöhnlichen Blutbild vermutet werden. Funktionelle Untersuchungen nach spezifischer Stimulation zeigen einen fast völligen Mangel der Reaktionsfähigkeit.

Pathologisch-anatomisch ist das gesamte lymphatische Gewebe sehr gering entwickelt oder kaum angelegt. Besonders auffallend ist der Befund am Thymus, welcher in der Regel äußerst hypoplastisch ist oder ganz fehlt und häufig infolge eines mangelnden Descensus hoch in der Halsregion gefunden wird. Histologisch ist das spärlich vorhandene lymphoide Gewebe hochgradig pathologisch, die architektonischen Strukturen sind kaum erkennbar, und das Gewebe besteht hauptsächlich aus Retikulumzellen, während Lymphozyten sehr selten sind, Keimzentren und Plasmazellen fehlen, und im Thymus die charakteristische Struktur der Hassallschen Körperchen völlig vermißt wird. Die hochgradige Verminderung der lymphatischen Gewebe im Magen-Darm-Kanal erklärt die Anfälligkeit für intestinale Infekte, und die häufig vorkommende Atrophie der Zottenstruktur und des Schleimhautepithels kann sowohl Ursache als auch Folge der chronischen Durchfälle sein. Einen analogen Mangel an lymphatischem Parenchym weisen auch die Tonsillen auf.

Früher wurden 2 Vererbungstypen beschrieben, ein autosomal-rezessiver (264) und ein geschlechtsgebunden-rezessiver (213); außerdem kommen zweifellos nicht genetisch fixierte sporadische Fälle vor, als deren Ätiologie intrauterine Rubeolen-Infektion oder die Übertragung lymphoider Zellen der Mutter auf den Embryo nachgewiesen wurden. Die neuerdings beschriebene Unterform mit dem oben erwähnten spezifischen Enzymmangel (ADA-Mangel) ist autosomal-rezessiv vererbt, wobei die Überträger in der Regel auf Grund intermediärer Enzymaktivitäten erkannt werden können (1,209).

4. Selektiver Immunglobulinmangel, besonders IgA-Mangel

Zahlreiche Unterformen dieses auf eine Immunglobulinklasse beschränkten Defektes sind beschrieben worden; von ihnen ist aber lediglich der Mangel des IgA von praktischer Bedeutung, da er bei 0,7 % der ("normalen") Bevölkerung vorkommt (23). Eigenartig ist die unterschiedliche klinische Expressivität, die von praktischer Beschwerde- und Symptomlosigkeit bis zu schwerer Erkrankung, besonders dem "Syndrom der IgA-defizienten Sprue" (116) reicht. Das IgA stellt das sekretorische Immunglobulin oder das lokale Immunglobulin der Schleimhautoberflächen dar. Pathogenetisch handelt es sich beim IgA-Mangel immer um eine Störung in der letzten Differenzierungsstufe der Immunoblasten, da bisher in allen Fällen B-Zellen mit membrangebundenem IgA nachgewiesen wurden. Es ist also ausschließlich der letzte Ausreifungsschritt von der B-Zelle zur Plasmazelle gestört; dieser Schritt beinhaltet aber den Erwerb der Fähigkeit zur IgA-Synthese und -Sekretion (111). Tatsächlich gelang es in vitro, durch Stimulation mit "pokeweed" mitogen die Synthese von IgA zu stimulieren. Eine andere Erklärungsmöglichkeit liegt im Vorkommen eines Inhibitors der IgA-Freisetzung; bei einer größeren Zahl dieser Patienten findet man tatsächlich Auto-Antikörper gegen IgA. Als weitere Möglichkeit ergab sich aus neueren tierexperimentellen Befunden ferner der Verdacht, daß ein Defekt der T-Zellfunktion dem selektiven IgA-Mangel zugrunde liegen könnte: bei den thymuslosen, nackten Mäusen (nude mice) sind die IgA-Spiegel im Serum sehr tief, ebenso bei Kaninchen, die in der Neonatalperiode thymektomiert wurden. Tatsächlich fand man auch bei Patienten mit selektivem IgA-Mangel eine Verminderung der T-Lymphozyten im peripheren Blut.

Mehrere Berichte über partielle Deletion am langen Arm des Chromosoms 18, bzw. über Umbildung desselben in ein Ringchromosom, haben zur Vermutung geführt, daß die genetische Fixierung des IgA-Mangels auf diesem Chromosom zu suchen sei. Der Verlust eines Strukturgens ist durch den erwähnten Befund des regelmäßigen Vorkommens von membrangebundenem IgA widerlegt; es müßte sich also vielmehr um ein auf dem Chromosom 18 lokalisiertes Kontrollgen für die IgA-Synthese handeln (499).

5. Geschlechtsgebundene Immundefekte mit Hyper-IgM

Diese eigentümliche Veränderung ist im klinischen Erscheinungsbild der Agammaglobulinämie sehr ähnlich; die Differenzierung ist leicht möglich auf Grund der Immunglobulinbestimmung, die unterschiedliche Verminderungen der IgG- und IgA-Klassen, jedoch regelmäßig eine massive Erhöhung des IgM zeigt. Oft ist das funktionell nachweisbare partielle Antikörpermangelsyndrom mit einer Neutropenie kombiniert, woraus eine sehr schwere Infektanfälligkeit mit schlechter Prognose resultiert.

6. Immunmangel bei Ataxia teleangiectatica

Das seit 1971 bekannte neurologisch-vaskuläre Syndrom (progressive zerebelläre Ataxie bei Teleangiektasien der Haut und der Schleimhäute) wurde seit 1964 durch den zusätzlichen Befund einer Infektanfälligkeit und pathologischer Veränderungen im Thymus ergänzt. Da letztere Befunde den Neurologen noch wenig bekannt sind, fehlen z.Z. systematische Untersuchungen der Immunmechanismen bei sämtlichen Patienten mit den neurologischen Zeichen, und folglich sind noch keine Aussagen darüber möglich, wie eng die beiden Symptomgruppen liiert sind.

7. Immunmangel mit Thrombozytopenie und Ekzem (Syndrom von Wiskott (634) und Aldrich (8))

Die im Titel genannte Trias befällt nur Knaben und wird meist geschlechtsgebunden-rezessiv vererbt. Die Störung wird nach den heute vorliegenden Untersuchungsergebnissen in den afferenten Schenkel der Immunreaktion lokalisiert. Am ehesten denkt man an einen Funktionsausfall der Makrophagen, welche normalerweise Antigene aufnehmen, verarbeiten und den Antikörper-produzierenden Zellen anbieten sollen. Der Makrophagen-inhibierende Faktor (MIF) kann nicht in genügendem Maße produziert werden (269).

8. Immunmangel mit Thymom

Bei Patienten mit Tumoren des Thymus kommen schwere Hypogammaglobulinämien mit Antikörpermangelsyndrom vor (294). Da dieses Syndrom vor allem Erwachsene betrifft (mittleres Alter 50 Jahre), soll es hier nicht weiter besprochen werden.

9. Normo- oder hypergammaglobulinämische Antikörpermangelsyndrome

Diese Gruppe ist recht heterogen und soll deswegen nicht weiter besprochen werden.

10. Transitorische Hypogammaglobulinämie des Säuglingsalters

Das Phänomen der Leihimmunität (von Pfaundler) war den Klinikern seit über 100 Jahren bekannt. Polano (462) wies erstmals nach, daß passiv zugeführte Diphtherieantikörper transplazentar auf das Kind übertragen werden. Als spezifische Immunglobulinbestimmungen möglich wurden, zeigte es sich, daß nur das IgG die Plazentarschranke überschreiten kann (131,264). Als Resultante des exponentiellen Verbrauchs dieser mütterlichen IgG und der allmählich einsetzenden Eigensynthese des jungen Säuglings entsteht die typische "trogförmige" Kurve, mit einem Minimum im 2. Trimenon. In der Klinik ist diese Tatsache von großer Bedeutung: es sei lediglich auf die - den alten Klinikern ebenfalls schon gut bekannte - erhöhte Infektanfälligkeit in diesem Lebensalter hingewiesen, sowie auf die Nutzanwendung im Impfplan, der die ersten 3 Monate freihält und die Antigenstimulation erst in der Phase der kräftig einsetzenden Eigensynthese von Immunglobulinen beginnt. Ferner ist daraus die therapeutische Konsequenz abzuleiten, daß bei septischen Infekten im 2. Trimenon in der Regel eine Substitutionstherapie durch Injektion von Gammaglobulinkonzentraten indiziert ist.

11. Variable Immunmangel-Syndrome

Viele Patienten mit sehr wechselnden Störungen der Immunmechanismen können heute noch nicht in eine der bisher besprochenen, klar definierten Kategorien eingereiht werden. Oft werden sie als inkomplette oder oligo-symptomatische Formen eines der unter 1 - 10 besprochenen Syndrome bezeichnet. Dies ist jedoch ebenso unbefriedigend und sogar irreführend, wie der heute obsolete Begriff der Dys-Gammaglobulinämie oder Dys-Immunoglobulinämie, der Relations-Verschiebungen zwischen den einzelnen Ig-Klassen ausdrücken sollte. Er hat sich u.a. deswegen als irrelevant erwiesen, weil die Veränderungen beim gleichen Patienten wechseln können.

Es ist deswegen vorzuziehen, alle diese noch nicht genügend klar charakterisierten Fälle vorläufig in der hier vorgeschlagenen Sammelgruppe zusammenzufassen. Es wird die Aufgabe weiterer klinischer Forschung und feiner, differenzierter Laboratoriums-Untersuchungen sein, aus diesem Komplex neue, klar definierte Krankheitsbilder herauszulösen.

Erworbene Immunmangel-Zustände

Dieses große und wichtige Kapitel der postnatal entstandenen Störungen von Immunmechanismen liegt außerhalb unseres Themas, übersteigt aber in seiner zahlenmäßigen Bedeutung bei weitem die primären Erkrankungen; da diese Störungen mit fortschreitendem Alter häufiger werden, sind besonders Internisten daran interessiert. Als Stichworte der einschlägigen Erkrankungen sei genannt: Allergie, Autoantikörperbildung und Begleit-Antikörpermangelsyndrom bei Hämoblastosen, bei endokrinen und metabolischen Grundkrankheiten, bei Proteinverlust-Syndromen und als Folge medikamentöser Therapie (vgl. auch die Beiträge Huber u. Mitarb. und Meyer zum Büschenfelde).

C. Maligne Erkrankungen bei Immunmangel

Das zunehmende Interesse an diesen Patienten hat überraschenderweise erkennen lassen, daß Malignome bei ihnen gehäuft vorkommen: die von Gatti (200,201) aus der ganzen Welt gesammelten 1500 Fälle zeigen eine gegenüber gleichalten Normalkindern auf das 1000 - 10000fache gesteigerte Frequenz. Die meisten Argumente sprechen dafür, daß der Ausfall der Kontrollfunktion des immunologischen Systems das ungehemmte Wachstum maligne entarteter Zellen ermöglicht (vgl. Beitrag Grundmann).

Die Bedeutung dieser Erkenntnis liegt weniger bei den seltenen, davon direkt betroffenen immundefizienten Patienten, als vielmehr in der Beeinflussung unserer Ansichten über die Karzinogenese: einerseits wäre bei Krebskranken systematisch nach Immundefekten zu suchen, und andrerseits ergäbe sich die wichtige therapeutische Schlußfolgerung, daß zur Ermöglichung einer wirklichen Heilung des malignen Prozesses die Immunabwehr stimuliert werden müsse.

D. Therapie

Die auf der Hand liegende Behandlung aktueller Infekte bei diesen resistenzlosen Patienten mit den üblichen antibiotischen, fungiziden und anti-parasitären Medikamenten braucht hier nicht besprochen zu werden. Wir beschränken uns auf die spezifische Therapie, die den Ersatz oder die Wiederherstellung der defizienten immunologischen Funktion anstrebt.

1. Zufuhr von Immunglobulinen

Die passive Schutzimpfung wurde seit Behrings Einführung des Diphtherie-Antitoxins bei zahlreichen Erkrankungen mit bekanntem Erreger angewendet. Dank der Entwicklung rationeller Plasma-Fraktionierungsmethoden stehen seit ca. 25 Jahren auch menschliche Immunglobuline in nützlichen Mengen zur Verfügung. Für alle Patienten mit Störungen humoraler Immunmechanismen bietet diese Behandlung einen nahezu vollständigen Ersatz, falls sie in richtiger Dosis und in richtiger Sequenz verabreicht wird.

2. Substitution immunologisch aktiver Gewebe

Demgegenüber strebt die Übertragung der produzierenden Gewebe selber eine wirkliche Dauerheilung des Patienten an. Sie bietet wegen der antigenen Spezifität eines jeden Individuums besondere Schwierigkeiten, die heute erst zum Teil erkannt und überwunden werden konnten. Die Anforderungen an die Verträglichkeit von Spender und Empfänger sind noch höher als bei der Transplantation eines anderen Organs, bei dem nur mit einer Abstoßungsreaktion des Wirtes zu rechnen ist (z.B. Niere); zusätzlich kann bei

Übertragung lymphoider Zellen auch dieses Spendergewebe eine immunologische Reaktion gegen differente Antigene des Wirtes beginnen ("graft-versus-host-reaction" = GvHR), die für den Empfänger lebensgefährlich ist. Diese Gefahr sucht man auf 2 Arten zu vermeiden: durch Verwendung unreifer, immunologisch noch nicht determinierter Spendergewebe (aus embryonalen Organen) oder durch sorgfältige Auswahl der Spender-Empfänger-Kombinationen mit Hilfe spezieller Techniken (Histokompatibilitäts-Testung, gemischte Lymphozyten-Kultur u.a.).

a) Implantation fetaler Organe

Eindeutige Erfolge sind bei der Thymus-Hypoplasie (DiGeorge-Syndrom) nach der Übertragung eines fetalen Thymus nachgewiesen worden. Mit dem vollen immunologischen Erfolg kontrastiert jedoch das im übrigen unbeeinflußt bleibende komplexe Mißbildungs-Syndrom, zu dem auch ein ausgeprägter psychomotorischer Entwicklungsrückstand gehört.

Die Quelle der späteren Stammzellen ist im Embryonalstadium die Leber. Durch die Übertragung fetaler Leberzellen (11. - 16. Schwangerschaftswoche) sind einige vorübergehende Besserungen und mindestens 3 Dauerheilungen erzielt worden. Eine unserer Patientinnen mit Mangel des Enzyms Adenosin-Deaminase (ADA) ist 6 Monate nach der Behandlung klinisch gesund und weist fast normale Immunreaktionen auf.

b) Knochenmarks-Transplantation

Im Idealfall, d.h. wenn ein vollkommen kompatibler Spender zur Verfügung steht, wird heute die Übertragung von Knochenmark als die Therapie der Wahl angesehen. Auf diesem Wege sind bisher mindestens 25 Kinder immunologisch rekonstituiert worden (269).

Außer dieser erfreulichen Rettung der Patienten brachten solche therapeutischen Anstrengungen aber noch viele zusätzliche Auswirkungen mit sich: intensive Erforschung der menschlichen Histokompatibilitäts-Systeme und ihrer Vererbung, Kultur und Fraktionierung von menschlichem Knochenmark und von lymphoiden Zellen, Beeinflussung ihrer Differenzierung und Reifung, Möglichkeiten der Pflege von Patienten unter sterilen Bedingungen u.a. mehr. Auch hier scheint zu gelten, daß die Breitenentwicklung dieser ursprünglichen "Hilfsdisziplinen" auf lange Sicht für viele Gebiete der Medizin und der Biologie weit über die zahlenmäßige Bedeutung der ursprünglichen Patienten hinausgehen dürfte.

c) Transfer-Factor

Lawrence beschrieb einen aus Leukozyten extrahierbaren, kleinmolekularen, dialysierbaren und nicht-antigenen Faktor, mit dem zelluläre Reaktionen übertragen werden können. Auch diese Möglichkeit wurde im Bestreben eines Ersatzes defizienter Immunmechanismen angewendet. Etwa die Hälfte der bisher behandelten Patienten mit Wiskott-Aldrich-Syndrom zeigten eine Besserung der Infektanfälligkeit und Normalisierung ihrer Fähigkeit zur MIF-Bildung (265,551).

Pathomechanismen bei Autoaggressionskrankheiten

K. H. Meyer zum Büschenfelde

Das klinische Phänomen von Autoaggressionskrankheiten zeigt, daß Immuntoleranz eine ebenso anfällige Leistung des Immunsystems darstellt wie Immunabwehr. Autoimmunreaktionen können durch körpereigene Antigene, unter dem Einfluß von Mikroorganismen, bei Immundefektkrankheiten und durch genetische Faktoren verursacht werden. Die resultierenden Krankheitsbilder reichen von hämolytischen Anämien bis zu den Kollagenosen. B- und T-Zellsystem bestimmen das Autoimmungeschehen in unterschiedlicher Prävalenz.

A. Immuntoleranz und Autoimmunität

Die Applikation eines Antigens in geeigneter immunogener Dosis führt im immunologisch reifen Individuum zur Produktion von spezifischen Antikörpern und spezifisch sensibilisierten Lymphozyten. Eine vereinfachte schematische Darstellung dieses Reaktionsablaufes bringt die Abb. 38 (vgl. Beitrag Mohr, S. 27 ff.).

Im Zustand der immunologischen Toleranz wird vom Immunsystem der Kontakt mit einer immunogenen Dosis eines Antigens A nicht beantwortet. Der Kontakt mit einem Antigen B hingegen löst zur

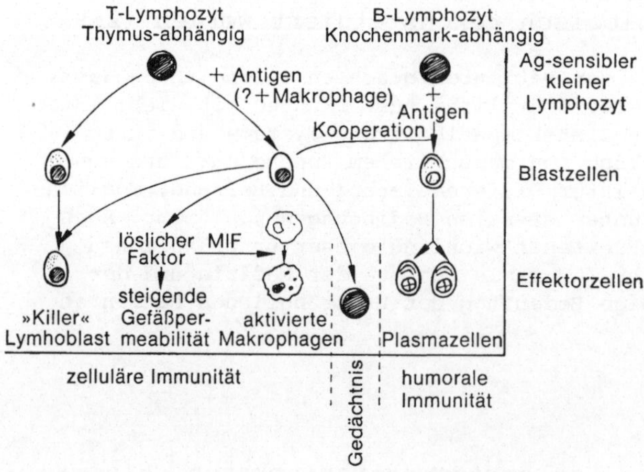

Abb. 38. Die Rolle der B- und T-Lymphozyten bei der Immunantwort. Schematische Darstellung nach Roitt et al. (Lancet 16, 367 (1969)). MIF = Migrationsinhibitionsfaktor. (Aus Hopf (273))

gleichen Zeit eine normale Immunantwort aus. Voraussetzung hierfür ist ganz allgemein, daß die Antigen-A-sensiblen Lymphozyten dieses Individuums mit dem Antigen A zuvor reagiert haben müssen, wodurch Immuntoleranz induziert worden ist. Es handelt sich bei der immunologischen Toleranz somit um eine spezifische immunologische Nicht-Reaktivität gegenüber einem bestimmten Antigen oder einer bestimmten Antigengruppe. Die Immuntoleranz muß somit als eine Sonderform der Immunantwort verstanden werden.

Immuntoleranz ist abzugrenzen von dem Zustand einer supprimierten Immunreaktion durch Drogen oder Strahlen. Hierbei ist die Immunantwort sowohl gegen Antigen A als auch gegenüber Antigen B gleichermaßen vermindert, ohne daß zuvor ein Kontakt mit diesen Antigenen stattgefunden haben muß. Maximale Immunosuppression kann jedoch die Etablierung einer Toleranz begünstigen.

Ob ein Individuum auf ein bestimmtes Antigen mit Toleranz "antwortet", hängt von mehreren Faktoren ab: Zeitpunkt des ersten Antigenkontaktes, bezogen auf die ontogenetische Entwicklungsphase, Antigenität und Komplexität des Antigens, Antigendosis und Applikationsweise.

Burnet und Fenner stellten 1949 die Hypothese auf, daß sämtliche Antigene, die mit dem unreifen embryonalen bzw. fetalen Immunsystem in Kontakt treten, ihre Immunogenität für dieses Individuum verlieren. Die Autoren begründen diesen Vorgang mit der Elimination aller Lymphozytenklone, die zu diesem Zeitpunkt mit antigenen Strukturen reagieren (Klonal-Selection-Theorie). Mit dieser Theorie ist es u.a. möglich, die gegen körpereigene antigene Strukturen bestehende Toleranz, die sog. natürliche Toleranz, zu erklären. Wenngleich diese Theorie im Prinzip bis heute akzeptiert ist, sprechen die Forschungsergebnisse der letzten Jahre dafür, daß die selektierten Lymphozytenklone nur funktionell (durch Blockade) eliminiert werden.

Im Jahre 1956 wurde der Begriff Immuntoleranz von Billingham (54) u. Mitarb. für die im perinatalen Stadium induzierte Toleranz in folgender Weise definiert: 1. Spezifische immunologische Nicht-Reaktivität, 2. Einbeziehung des gesamten Immunsystems, 3. Unterbrechung der Immunantwort im zentralen Abschnitt, also auf zellulärer Ebene. In der von Billingham u. Mitarb. gegebenen Definition ist also die Gesamtheit des Immunsystems im Sinne einer ubiquitären immunologischen Reaktionsweise des Organismus angesprochen. Im Hinblick auf die gerade in letzter Zeit gewonnenen Kenntnisse über die Kooperation zwischen B- und T-Lymphozyten-Kompartiment bei der Immunantwort erscheint es zweifelhaft, ob die Toleranz sich stets auf beide Zellkompartemente bezieht (Abb. 39). Die Definition von Billingham gilt heute sowohl für die pränatal erworbene als auch für die im immunologisch reifen Individuum induzierte Toleranz.

Die Durchbrechung der pränatal erworbenen Immuntoleranz ist nun die Voraussetzung für die Entstehung von Autoimmunreaktionen. Die hierbei verlorengegangene Fähigkeit des Immunsystems zwischen eigen und fremd zu differenzieren, äußert sich im Auftreten von humoralen und/oder zellulären Immunreaktionen gegenüber körper-

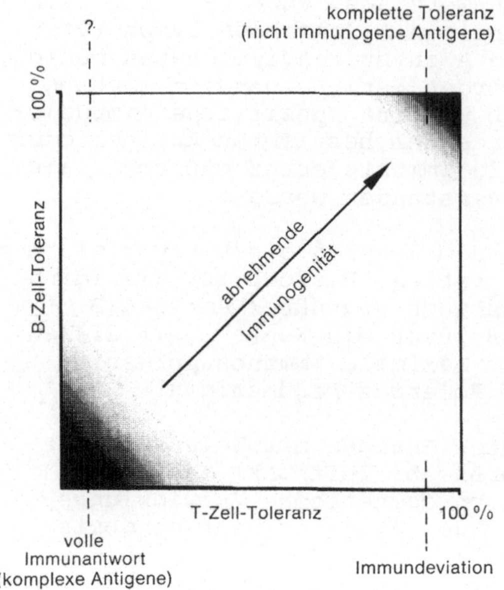

Abb. 39. Das Schema symbolisiert die verschiedenen Formen einer Toleranz unter Berücksichtigung des B- und T-Zellsystems. Für den Fall einer 100 %igen B-Zell-Toleranz und normaler zellulärer Immunantwort fehlen zur Zeit noch experimentelle Befunde. (Aus Hopf (273))

eigenen Antigenen. Warum, unter welchen Voraussetzungen oder wodurch diese pränatal erworbene Immuntoleranz in dem einen Falle zerstört wird, in dem anderen aber - und das ist die Regel - aufrechterhalten bleibt, ist und bleibt vorläufig unklar.

Damit ist ein Fragen- und Problemkreis angesprochen worden, der zunächst einer differenzierteren Besprechung bedarf. Er betrifft die Entstehung der Autoimmunität. Anschließend soll auf die pathogenen Immunreaktionen bei Autoimmunerkrankungen des Menschen allgemein und anhand von Beispielen eingegangen werden.

B. Entstehung der Autoimmunität

Das Wissen hierzu ist noch lückenhaft. Die in den letzten Jahren erarbeiteten Grundlagen haben jedoch wesentlich zum besseren Verständnis der bei Autoimmunleiden ablaufenden pathogenen Immunreaktionen beitragen können. Aus klinischer Erfahrung und experimentellen Modellen geht hervor, daß eine Autoimmunreaktion einen selbstlimitierten oder einen selbstperpetuierenden Verlauf haben kann.

1. Selbstlimitierte Autoimmunreaktionen

Eine selbstlimitierte Autoimmunreaktion ist an die Präsenz des stimulierenden Autoantigens gebunden. Verschwindet das Antigen, endet auch die Autoimmunreaktion. Beispiele hierfür sind die autoimmunhämolytischen Anämien bei Ovarialzysten, in die es hineingeblutet hat. Entfernt man den Speicher mit erythrozytären

Tabelle 17. Kriterien von Milgrom u. Witebsky (393) für Autoimmunleiden

A. am Patienten

1. der Nachweis von Autoimmunantikörper oder autoreaktiven Zellen,
2. die Identifizierung des stimulierenden Autoantigens

B. im Tierexperiment

3. die Induktion der entsprechenden Autoantikörper,
4. das Entstehen typischer Organläsionen,
5. positive Übertragungsversuche mit Serum oder immunkompetenten Zellen

Autoantigenen, hört die Autoimmunreaktion auf. Weitere Beispiele sind das Postperikardektomiesyndrom und das Postmyokardinfarktsyndrom. Auch bei diesen lassen sich nur passager, d.h. in Abhängigkeit von der Dauer der Antigenfreisetzung Autoimmunreaktionen nachweisen.

2. Selbstperpetuierende Autoimmunreaktionen

Einen selbstperpetuierenden Verlauf zeigen die meisten klassischen Autoimmunleiden des Menschen. Ein Leiden gilt erst dann als gesicherte Autoimmunerkrankung, wenn die von Milgrom und Witebsky (393) formulierten Forderungen erfüllt sind (Tabelle 17). Die Entstehung von Autoimmunleiden ist möglich durch:

a) Autoantigene, die mit normalen Immunzellpopulationen reagieren und/oder
b) abnorme Immunzellpopulationen, die mit nativen körpereigenen Antigenen in Reaktion treten.

Hiernach muß man zwischen einer antigenbedingten Induktion einer Autoimmunität und einer immunzellbedingten Induktion unterscheiden. In Wirklichkeit ist aber eine so scharfe Abgrenzung nicht möglich, so daß sich für die Darstellung im weiteren eine solche Zweiteilung nicht empfiehlt. Den Ausführungen liegt daher die nachfolgende Einteilung von Mechanismen zur Entstehung von Autoimmunität zugrunde.

C. Induktion von Autoimmunität

durch 1. Antigene

2. Mikroorganismen:
   a) bakteriell
   b) viral
3. Immundefektsyndrome
4. Genetische Faktoren.

1. Induktion von Autoimmunität durch Antigene

Gemeint sind antigenbedingte Induktionen im engeren Sinne. Wie eingangs angedeutet, ist die Immuntoleranz nicht als genetisch bedingte Unfähigkeit zur Immunreaktion aufzufassen, sondern wird offensichtlich durch dauernden Kontakt der immunkompetenten Zellen mit den körpereigenen Antigenen erhalten. Diese Feststellung ist wohl die Grundlage für das Verständnis antigenbedingter Induktionen von Autoimmunreaktionen. Drei Möglichkeiten antigenbedingter Induktionen von Autoimmunität werden diskutiert bzw. sind experimentell oder klinisch begründbar: sequestrierte Antigene, heterologe Äquivalent-Antigene mit verwandten antigenen Determinanten, strukturell veränderte Antigene.

a) Sequestrierte Antigene

Es handelt sich hierbei um Antigene, die während der Embryonalphase vom Kontakt mit den immunkompetenten Zellen ausgeschlossen waren oder erst nach Ausreifung des Immunsystems, für dieses unerreichbar, gebildet worden sind. Ein Defekt oder eine Schädigung des Antigenträgers erlaubt den Kontakt mit dem Immunsystem. Klassische Beispiele sind das Antigen der Augenlinse, welches nach Traumen freigesetzt werden kann und eine Autoimmunreaktion induziert, die dann das Phänomen der sympathischen Miterkrankung der unverletzten Linse herbeiführt. Ein weiteres Beispiel sind Autoantikörper gegen Spermien, die wohl in erster Linie nach Okklusion des Ductus deferens auftreten.

In diesem Zusammenhang sind auch Antigene zu erwähnen, gegen die nur eine partielle Immuntoleranz besteht. Die Freisetzung dieser Determinanten kann, vor allem wenn sie in Plasmamembranen von Zellen vorkommen, relativ leicht eine Autoimmunreaktion einleiten.

b) Heterologe Äquivalent-Antigene mit verwandten antigenen Determinanten

Die Charakterisierung von Äquivalent-Antigenen verschiedener Organe und Spezies ist die Grundlage für experimentelle Modelle zur Induktion von Autoimmunreaktionen. Die Anerkennung einer Erkrankung als Autoimmunleiden nach den Kriterien von Milgrom und Witebsky (393) sieht in jedem Falle eine experimentelle Bestätigung des Pathomechanismus vor. In Tabelle 18 sind die Organe aufgeführt, aus denen Antigene isoliert werden konnten und mit denen es gelungen ist, im heterologen System eine Autoimmunreaktion zu induzieren. Welcher Mechanismus der Toleranzdurchbrechung im einzelnen zugrunde liegt, ist weitgehend unklar. Am einfachsten zu verstehen sind aber Autoimmunreaktionen, die auf der Basis verwandter antigener Determinanten als sog. Kreuzimmunität beginnen. Ein ähnlicher Mechanismus dürfte der Durchbrechung einer natürlichen Toleranz durch heterologe Äquivalent-Antigene zugrunde liegen.

c) Strukturell veränderte Antigene

Antigene, deren Struktur so verändert wird, daß neue potentielle antigene Determinanten an ihrer Oberfläche erscheinen, werden vom

Tabelle 18. Autoantikörperinduktion durch Immunisierung mit Antigenen verschiedener Spezies

Linse[a,b]	Morax u. Bollack (1914)[c]
Uvea und Cornea[b]	Wacker u. Dodd (1961)
Leber[a,b]	Asherson u. Dumonde (1963); Meyer zum Büschenfelde (1968)
Niere[a,b]	Furth u. Kabat (1941)
Herz	Kaplan (1963)
Muskulatur	Asherson u. Dumonde (1963); Dawkins (1965)
Gehirn[a,b]	Witebsky u. Steinfeld (1928); Asherson u. Dumonde (1964)
Nebenniere[b]	Barnett, Dumonde u. Glynn (1963)
Magen, Ileum, Colon[a,b]	Holborow, Asherson u. Wigley (1963)
Erythrozyten[a]	Bussard u. Hannoun (1962); Zmijewski (1965)
Bindegewebe	Heller u. Yakulis (1960)
Hypophysenhinterlappen	Pepys, Jenkins, Lachman u. Mahon (1966)
Chondromukoproteine	Loewi u. Muir (1965)
Nukleoproteine[b]	Goodman (1959)
Ribonukleinsäure	Dodd, Bigley, Geyer, McCoy u. Wilson (1962)
Wassermann-Antigene[a]	Hu, Wong u. Pearce (1935)
Glutaminsäuredehydrogenase	Bollet, Davis u. Hurt (1962)
Erythropoetin	Garcia u. Schooley (1963); Schooley u. Garcia (1965)

[a]Autoantikörperproduktion ohne komplettes Freundsches Adjuvans.
[b]Gewebe einer anderen Spezies erzeugt leichter Autoantikörper als Gewebe derselben Spezies.
[c]Literatur bei Asherson (15).

Immunsystem als fremd empfunden. Entscheidend sind hierfür die Veränderungen der Tertiastruktur. Sie sind vor allem möglich durch mutagene Röntgen- bzw. UV-Strahlen, mutagene Chemikalien, Haptenbildung von Chemikalien (z.B. Hapten-Carrier-Modell von Weigle (620)) und Enzymwirkungen nach Freisetzung aus zerstörten Organen bzw. Mikroorganismen.

2. Induktion von Autoimmunität durch Mikroorganismen

a) Bakterien und andere Mikroorganismen außer Viren

Im Prinzip handelt es sich hierbei wohl am häufigsten um eine antigenbedingte Induktion. Sie ist möglich durch:

1. Freisetzung von normalen oder zerstörten Gewebebestandteilen;

2. Modifikation normalen Gewebes durch Enzymwirkung;
3. körpereigene Antigene, die als Carrier-Proteine wirken;
4. verwandte antigene Determinanten, die eine Kreuzreaktion induzieren;
5. Adjuvanseffekt (Verstärkereffekt auf Reaktionen unter 1 bis 4;
6. Antikörper und Komplement in Immunkomplexen, in denen Mikroorganismen als Antigen enthalten sind. Daraus resultiert die Induktion von Antigammaglobulinfaktoren und Conglutinin als Autoantikörper.

Alle Möglichkeiten sind experimentell und klinisch belegbar. Bekannte Beispiele sind Streptokokkeninfektionen und Rheumatisches Fieber bzw. akute Glomerulonephritis, E. coli 014 bzw. E. coli 086 und Colitis ulcerosa bzw. Autoantikörper gegen Colon, Syphilis und Antikörper gegen Wassermann-Antigen, antinukleäre Antikörper durch bakterielle Infektionen und Kälteagglutinine bei verschiedenen Infektionskrankheiten.

b) Viren

Dieser Punkt ist von hoher Aktualität. Seit 4 bis 5 Jahren wird die Möglichkeit einer virusinduzierten Autoimmunität bei allen bekannten Autoimmunleiden des Menschen in Erwägung gezogen. Schwierig ist jeweils die Entscheidung, ob es sich um ein virusinduziertes Autoimmunleiden handelt oder ob Viruserkrankungen mit Autoimmunität assoziiert sind.

Als Folge einer Virusinfektion sind folgende Autoimmunreaktionen beim Tier als gesichert anzusehen:

1. autoimmunhämolytische Anämien bei bestimmten NZB-Mäusestämmen;
2. Autoimmunkrankheit der Nerze auf den Aleuten (Aleutian Mink Disease);
3. lymphozytäre Choreomeningitis der Maus;
4. Scrapie-Krankheit der Schafe.

Zum Verständnis des Zusammenhanges soll an dieser Stelle der Pathomechanismus bei der lymphozytären Choreomeningitis der Maus

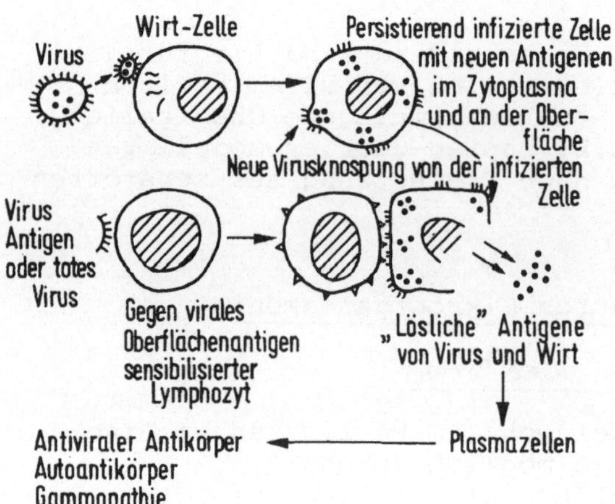

Abb. 40. Diagramm aus Hotchin (274)

in Anlehnung an eine Darstellung von Hotchin (274) (Abb. 40) besprochen werden. Danach muß man annehmen, daß manche z.T. harmlose Virusinfektionen nicht durch einfache Antikörperantwort supprimiert werden, sondern durch eine Rejektion des virusinfizierten Gewebes durch den Wirt. Dieser Abstoßungsprozeß ist, vergleichbar mit Transplantatabstoßungen, vorwiegend bestimmt durch zelluläre Immunreaktionen. Die Basis für den Abstoßungsprozeß ist allerdings die Formung neuer Antigene an der Zelloberfläche durch das Virus (virale Transformation der Zelle). Hierbei kann es sich um eine Neusynthese von Proteinen, eine Virusproteinbindung oder das Erscheinen von Viruspartikeln an der Zelloberfläche handeln. Sogenannte "slow virus infections" mit häufig sehr langer Inkubationszeit sind besonders geeignet, um einen derartigen Immunmechanismus in Gang zu setzen.

Bei Autoimmunerkrankungen des Menschen sind die Forschungen so wenig abgeschlossen, daß man zum jetzigen Zeitpunkt darauf verzichten sollte, bereits einen gesicherten Zusammenhang bei einzelnen Leiden zu diskutieren. Dennoch darf man an dieser Stelle heute schon sagen, daß die Frage nicht länger lauten darf: Ist da ein Virus?, sondern: Was gestattet einem Virus die Induktion einer Krankheit bei Individuum A, nicht aber bei Individuum B?

3. Induktion von Autoimmunität durch Immundfektsyndrome

Die Immundefektsyndrome werden in primäre und sekundäre eingeteilt (s. Hitzig S. 112 ff. u. Huber S. 96). Primäre Immundefektsyndrome sind z.B. humoral: die A-Gammaglobulinämie vom Bruton-Typ; zellulär: die Thymusaplasie in Form des DiGeorge-Syndroms; kombiniert humoral und zellulär: der Schweizer Typ einer Lymphopenie und A-Gammaglobulinämie; partiell: das Wiskott-Aldrich-Syndrom bzw. die Ataxia teleangiectatica; isoliert: der Gamma-A-Defekt. Die sekundären Immundefektsyndrome sind meistens kombinierte Immundefekte. Wir finden sie bei der intestinalen Lymphangiektasie, bei Thymomen, bei postinfektiösen Zuständen (z.B. Rubeolen), Zytomegalieinfektionen, Toxoplasmose, Syphilis und Lepra), bei malignen Systemerkrankungen wie Morbus Hodgkin, Myelomen und chronisch-lymphatischen Leukämien, im Verlauf einer immunosuppressiven Therapie sowie im Alter.

Eine bemerkenswerte klinische Beobachtung bei Immundefekt-Syndromen ist die mehr als zufällige Inzidenz von Autoimmunität auf der einen Seite und malignen Systemerkrankungen auf der anderen. Mit Immundefekten assoziierte Malignität führt darüber hinaus häufig zur Entstehung von Autoimmunität (Abb. 41).

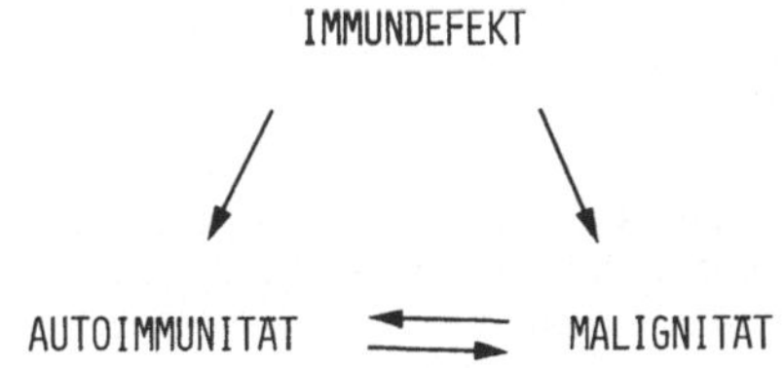

Abb. 41. Erläuterung s. Text

Tabelle 19. Krankheiten assoziiert mit Thymustumoren und Thymushyperplasien

1. Häufige Assoziationen
   - Hypergammaglobulinämie
   - Myasthenia gravis
   - Erythroide Hypoplasie
2. Seltene Assoziationen
   - LED
   - Rheumatoide Arthritis
   - Dermatomyositis, Myositis und Myokarditis
   - Sklerodermie
   - Sjögrens Syndrom
   - Hyperglobulinämische Purpura
   - Cushing-Syndrom
   - Bullöse Dermatitis
   - Autoimmunhämolytische Anämie

Als häufigstes Autoimmunleiden bei Immundefekten wurden bisher Coombs-Test-positive hämolytische Anämien, rheumatoide Arthritiden und diffuse Vaskulitiden beobachtet.

Diese seit längerem bekannte Bereitschaft von Immundefektsyndromen zur Entwicklung von Autoimmunität und Malignität findet durch experimentelle Studien an bestimmten NZB-Mäusestämmen ihre Bestätigung. Mäusestämme mit manifester Autoimmunität (hämolytische Anämie, Anti-DNS-Antikörper, Anti-DNP-Antikörper, LE-Zellen und immunologisch bedingte Herz- und Nierenläsionen) erfahren durch neonatale Thymektomie, d.h. durch die Induktion eines Immundefektes, eine Verstärkung ihrer Autoimmunreaktionen und -phänomene. Eine Rekonstitution dieser thymektomierten Tiere mit Lymphozyten von nicht-autoimmunität-empfindlichen Mäusen verhindert die Autoimmunität. Die Befunde legen nahe, daß die Involution des Thymussystems in enger Beziehung zur Autoimmunität steht und daß möglicherweise genetische Faktoren die Involution des thymusabhängigen Systems mitkontrollieren (Tabelle 19).

4. Induktion von Autoimmunität durch genetische Faktoren

Die ersten Hinweise, daß genetische Faktoren eine Bedeutung für die Entstehung der Autoimmunität haben, ergab sich aus der hohen Inzidenz von Autoimmunphänomenen in Familien mit Immundefektkrankheiten sowie Familien von Patienten mit Lupus erythematodes visceralis. Weiter ist bekannt, daß Patienten mit gesicherter Autoimmunerkrankung ein Überlappen verschiedener serologischer Phänomene zeigen und daß man auch gehäuft diese Veränderungen bei ihren Verwandten findet. Zu denken ist in erster Linie an die Assoziation von autoimmunen Schilddrüsenleiden, perniziöser Anämie, idiopathischem Morbus Addison und an die Assoziation zwischen Lupus erythematodes disseminatus (LED), hämolytischen Anämien, thrombozytopenischer Purpura, Myasthenia gravis. Bemerkenswert ist schließlich das gehäufte Auftreten von Autoimmunität beim weiblichen Geschlecht. Dies trifft interessanterweise auch für den LED der NZB-Maus zu.

Tabelle 20. Pathogene Immunreaktion

	Zytotoxizität	Mechanismen
Humoral	direkt	A) Komplementabhängige Phagozytose B) Komplementunabhängige Phagozytose C) Komplementbedingte Zytolyse
	indirekt	A) Antigen-Antikörper-Komplexe und/oder B) Mediatoren, einschl. Komplement
	passiv	Durch Antikörper hervorgerufene Mitschädigung von Geweben, die an ihrer Oberfläche heterologe (z.B. virale) Antigene tragen
Zellulär	direkt	Autoantigen-sensitive bzw. kreuzreagierende T-Zellen und/ Mediatoren
	indirekt	Antikörper-vermittelte Lymphozytotoxizität (Killer-Zellen) und/oder Mediatoren
	passiv	Zufällige Mitschädigung von Geweben durch T- oder K-Zellen, die mit Fremdantigenen an Zelloberflächen reagieren

Neuere Untersuchungen, die sich mit der Bestimmung des HLA-Musters bei Autoimmunleiden befassen, stützen die Vorstellung, daß genetische Faktoren das Auftreten von Autoimmunreaktionen mitverantworten. Zum jetzigen Zeitpunkt darf angenommen werden, daß bei Autoimmunleiden z.B. signifikant häufiger die menschlichen Leukozytenantigene (HLA) 1 und 8 vorkommen. Was diese Feststellung bedeutet und wie Autoimmunität bei abweichenden Gewebeantigenmustern zu deuten ist, werden laufende Studien zeigen müssen.

D. Pathogene Immunreaktionen bei Autoimmunleiden

Die Mechanismen pathogener Immunreaktionen können bei den einzelnen Leiden sehr verschieden sein. Eine allgemeine Übersicht soll Tabelle 20 geben.

Der genaue Mechanismus immunpathologischer Reaktionen bei den verschiedenen Autoimmunerkrankungen des Menschen ist vielfach noch unbekannt. Besonders schwierig ist zu entscheiden, ob zelluläre oder humorale Immunreaktionen oder diese gemeinsam für die Gewebsläsionen verantwortlich sind. Es ist von großem Interesse zu wissen, welche pathogene Immunreaktion primär den gewebszerstörenden Prozeß einleitet. Da bei einigen Autoimmunleiden eine enge Korrelation zwischen Autoimmunphänomenologie und Krankheitssymptomatik besteht, scheint es bei diesen gerechtfertigt zu sein, eine Zuordnung vorzunehmen.

Tabelle 21. Autoimmunleiden des Menschen

I. Autoimmungenese weitgehend gesichert:		
Autoimmunhämolytische Anämien	Lupus erythematodes visceralis	Immunthyreoiditis Sympathische Ophthalmie
Autoimmungranulozytopenien		Endophthalmitis Phacoanaphylactica
Autoimmunthrombozytopenie		Chronisch aktive Hepatitis (sog. lupoider Typ)
II. Autoimmungenese als möglich diskutiert:		
	Primär chronische Polyarthritis	Aspermatogenese Idiopathischer Morbus Addison
	Rheumatisches Fieber	
	Rheumatische Endomyokarditis	Myasthenia gravis Atrophische Gastritis
	Sjögren-Syndrom	Perniziöse Anämie
	Felty-Syndrom	Immunpankreatitis
	Sklerodermie	Primär biliäre Zirrhose
	Periarteriitis nodosa	Colitis ulcerosa Entmarkungserkrankungen des ZNS

Der Kreis der Autoimmunerkrankungen des Menschen wird unterschiedlich geordnet (Tabelle 21). So gibt es die Möglichkeit, zwischen organlokalisierten und nicht-organspezifischen Autoimmunleiden als Extreme zu unterscheiden. Zwischen diesen steht eine Gruppe von Krankheiten, die weder ausschließlich die Kriterien des einen noch des anderen Extrems erfüllen. Eine andere Einteilung sieht neben den organlokalisierten und den systemisch auftretenden Autoimmunleiden getrennt die hämatologischen Autoimmunerkrankungen. Diese Einteilung ist für die Besprechung der pathogenen Autoimmunreaktionen geeigneter, da gemeinsame pathogene Prinzipien bei diesen verschiedenen Krankheiten zusammenfassend darstellbar sind.

1. Pathomechanismen bei hämatologischen Autoimmunleiden

Den meisten hämatologischen Autoimmunleiden liegt als Pathomechanismus eine direkte zytotoxische Wirkung von Autoantikörpern zugrunde. Diese vorwiegend humoralen Autoimmunreaktionen sind größtenteils komplementabhängig (komplementbedingte Zytolyse oder komplementabhängige Phagozytose). Für die meisten Auto-Antikörper gegen Zellen des strömenden Blutes konnten eine autozytotrope Signifikanz und krankheitsprägende Bedeutung gesichert werden (Tabelle 22).

Tabelle 22. Autoantikörper des erythrozytären, thrombozytären und leukozytären Systems

Antikörper-kategorie	Autozytotrope Signifikanz	Krankheitsprägende Bedeutung	Krankheitskategorie
I. Erythrozytäres System			
Inkomplette Wärme-autoantikörper	gesichert	gesichert	Erworbene hämolytische Anämien
Kälteautoantikörper (mit aggl. bzw. hämol. Effekt)	gesichert	gesichert	Kälteagglutinations-Krankheit (erworben)
Bithermische Auto-hämolysine (Donath-Landsteiner)	gesichert	gesichert	Paroxysmale Kälte-hämoglobinurie
II. Thrombozytäres System			
Autoantikörper gegen Thrombozyten	gesichert	gesichert	Autoimmun-Thrombozytopenien
III. Leukozytäres System			
Autoantikörper gegen Zytoplasma	selten gesichert	meist unklar	nicht einheitlich, Heterogene Leiden
Autoantikörper gegen Kernsubstanz	substrat-spezifisch	über AgAK-Komplexe gesichert	I. Typisches Phänomen des LED II. Häufiges Begleitphänomen

2. Pathomechanismen bei sogenannten Kollagenkrankheiten

Als klassischer Vertreter dieser Gruppe von Autoimmunleiden ist der Lupus erythematodes disseminatus zu nennen, bei dem Autoantikörper vorkommen, die mit Desoxyribonukleinsäure (DNS) verschiedener Spezies reagieren. Nicht der Antikörper selbst, sondern DNS-Antikörperkomplexe induzieren die für diese Krankheit typischen Gefäßveränderungen im Sinne einer Vaskulitis vom Immunkomplextyp. Diese vaskulitischen Veränderungen sind in der Regel nicht organlokalisiert. Das Vollbild dieser Erkrankung geht in der Regel mit einer Verminderung der gesamten hämolytischen Aktivität im Serum (der CH_{50}-Werte) einher. Weniger progredient verlaufende Fälle zeigen die Verminderung einiger Komplementkomponenten, insbesondere einen Abfall von C_4 und C_2. Während wir also beim LED eine indirekte zytotoxische Immunreaktion über AG-AK-Komplexe als gesichert annehmen dürfen, ist bei anderen sog. Kollagenkrankheiten wie z.B. der Periarteriitis nodosa und malignen Verlaufsformen einer chronischen Polyarthritis die Entstehung von Vaskulitiden im einzelnen noch unklar. Insbesondere ist bei diesen das für die Krankheit verantwortliche Autoantigen noch nicht

Tabelle 23. Organlokalisierte Autoimmunleiden des Menschen und bisher diskutierte pathogene Immunreaktionen

	PATHOMECHANISMEN		
Organ	Krankheit	Humoral	Zellulär
Thyreoidea	Hashimoto-Th. und primäres Myxödem	+	+
	Hyperthyreose	+	?
Niere	Goodpasture-Syndrom	+	-
	Membranöse G.-Nephritis	+	?
	Chronische Diff. G.-Nephritis	+	?
Magen, Darm	Perniziöse Anämie	+	?
	Atrophische Gastritis	(+)	(+)
	Colitis ulcerosa	?	+
Leber	Primäre biliäre Zirrhose	?	(+)
	Chronisch aktive Hepatitis	?	+

bekannt. Bei der Periarteriitis nodosa scheint in einigen Fällen das Hepatitis-B-Antigen (HBAg) an der Bildung von pathogen wirksamen Antigen-Antikörper-Komplexen beteiligt zu sein. - Bei der klassischen in der Regel unkomplizierten Verlaufsform einer chronischen Polyarthritis spielen ebenfalls Antigen-Antikörper-Komplexe eine Rolle. Hierbei handelt es sich aber vorrangig um eine lokalisierte Immunreaktion, bei der Antigammaglobulinfaktoren vom Rheumafaktortyp als Autoantikörper eine entscheidende Rolle spielen. Allerdings ist auch hier das stimulierende Agens oder Autoantigen, welches die bekannte, im Gelenk ablaufende Reaktionskette in Gang setzt, nicht bekannt. - In den Kreis der sog. Immunkomplexkrankheiten gehören auch einige besondere Verlaufsformen einer membranösen Glomerulonephritis bzw. chronisch diffusen Glomerulonephritis.

3. Pathomechanismen bei organlokalisierten Autoimmunleiden

Bei den meisten organlokalisierten Autoimmunleiden dürften sowohl humorale wie auch zelluläre Immunreaktionen pathogenetisch von Bedeutung sein. In Tabelle 23 sind die in der Inneren Medizin am häufigsten vorkommenden Autoimmunleiden mit vorwiegender Organmanifestation zusammengestellt.

Man darf annehmen, daß bei den Autoimmunleiden der Schilddrüse Autoantikörper direkt oder im Sinne einer antikörpervermittelten lymphozytotoxischen Immunreaktion pathogenetisch wirksam werden. Dies gilt für die Hyperthyreose (LATS reagiert offensichtlich mit dem Zellrezeptor und übt stimulierende Funktionen aus), für das primäre Myxödem sowie die Hashimoto-Thyreoidits.

Eine überwiegend humorale Autoimmunreaktion gegen Membranantigene muß bei einigen Nierenleiden angenommen werden. Über zelluläre Immunreaktionen und deren pathogene Bedeutung sind die Untersuchungen noch nicht abgeschlossen.

Bestimmten Verlaufsformen einer juvenilen perniziösen Anämie liegt ein durch Autoantikörper entstandenes Leiden zugrunde. Die chronisch atrophische Gastritis, die selektiv oder auch mit einer autoantikörperbedingten perniziösen Anämie verbunden auftreten kann, geht häufig mit einem organtypischen Autoantikörper einher, der gegen mikrosomale Antigene der Parietalzellen gerichtet ist. Die pathogene Bedeutung dieses Antikörpers ist noch unklar. Über zelluläre Immunreaktionen gegenüber Antigenen der Magenschleimhaut gibt es noch keine abgeschlossenen Untersuchungen. - Bei der Colitis ulcerosa läßt sich eine zelluläre Zytotoxizität gegenüber Zellen der Colonschleimhaut in vitro nachweisen. Die pathogene Bedeutung von Autoantikörpern, die mit Antigenen der Dünndarm- und Dickdarmschleimhaut reagieren, ist unklar.

Bei den Autoimmunleiden der Leber (der primären biliären Zirrhose, der chronisch aktiven Hepatitis und bestimmten Verlaufsformen von kryptogenen Zirrhosen) können verschiedene Autoantikörperphänomene wie antinukleäre Antikörper, antimitochondriale Antikörper, Antikörper gegen glatte Muskulatur, Antikörper gegen mikrosomale Antigene, Antikörper gegen Gallencanaliculi und Antigammaglobulinfaktoren als diagnostische Marker dienen. Diese haben dann eine besondere Bedeutung, wenn es um die Abgrenzung sog. autoimmuner Leberentzündungen von virus-induzierten Verläufen speziell der chronisch aktiven Hepatitis geht. Die pathogenetische Bedeutung dieser Antikörper ist unklar. Zelluläre Immunreaktionen gegenüber hepatozellulären Membranantigenen lassen sich in unterschiedlicher Häufigkeit bei HBAg-negativen chronisch aktiven Hepatitiden (bis 85 %) aber auch bei HBAg-positiven chronisch aktiven Hepatitiden (bis zu 50 % der Fälle) nachweisen. Eine antikörpervermittelte Lymphozytotoxizität wird aufgrund neuerer Befunde als ein weiterer Mechanismus in der Pathogenese der chronisch aktiven Hepatitis diskutiert.

Literatur zu diesem Abschnitt siehe (58,66,124,145,318,336,337, 382,390,405,430,465,525,648).

Beispiele therapeutischer Ansätze

Die Bedeutung kinetischer und immunologischer Daten für ein pathomechanisches Verständnis und eine kritische Therapie von Lymphomen

H. Theml und H. Begemann

Als klinische Konsequenz ermöglichen kinetische und immunologische Charakterisierungen ein differenzierteres Verständnis des Pathomechanismus von Lymphomen; daraus ergibt sich je nach Vorherrschen einer Störung des Abbaus, der Neubildung, der Differenzierung oder Funktion pathologischer Zellen der Einsatz entsprechender symptomatischer Therapieverfahren. So verlangen die verschiedenen Phasen der chronischen Lymphadenose, das Lympho- und Retikulosarkom und die Lymphogranulomatose therapeutischer Ansätze, die ihrem Pathomechanismus gerecht werden.

Angesichts der Fülle von Untersuchungen pathomechanischer Faktoren, wie sie in der vorliegenden Monographie beschrieben wurde, könnte der klinische Hämatologe den für ihn relevanten Bezugspunkt leicht verlieren. Daß aber diese Daten direkte Konsequenzen für ein pathophysiologisches Verständnis und therapeutische Ansätze haben können, sei am Beispiel der häufigsten Lymphome dargestellt. Hierbei muß der chronischen Lymphadenose noch breitester Raum eingeräumt werden, weil bei ihr pathomechanische Daten bereits differenzierte, klinische Berücksichtigung gefunden haben.

A. Chronische lymphatische Leukämie

Die Synopse der bei Schick in diesem Band mitgeteilten kinetischen und der bei Huber u. Mitarb. aufgezeigten immunologischen Daten jüngster Zeit zur CLL, ermöglicht zunächst eine pathomechanische Charakterisierung dieses häufigsten Nicht-Hodgkin-Lymphoms (4): Auf Grund einer ätiologisch noch nicht faßbaren Störung entwickelt sich primär generalisiert eine Population von Lymphozyten, die zwar "B"-Zellcharakteristika mit gewissen Besonderheiten trägt, sich aber nicht zu immunglobulinsezernierenden Plasmazellen weiterentwickeln kann. Ihre tägliche Neuproduktion ist auf das ca. Zehnfache gesteigert, während gleichzeitig ihre Langlebigkeit auf das Fünffache des Normalen erhöht erscheint. Daneben liegt eine deutliche Produktionssteigerung kurzlebiger Lymphozyten vor, die allerdings auch eine rasche Elimination aufweisen. Unter ihnen kann man den Rest funktionell normaler B- und T-Zellen vermuten, weisen doch Catovsky u. Mitarb. (91) auf eine absolute Steigerung des T-Zellanteils (bei relativ starker Verdünnung) hin. Neben den proliferationskinetischen Eigenheiten weisen die CLL-Zellen als zirkulationskinetische Besonderheiten einen gestörten Austausch zwischen zirkulierenden,

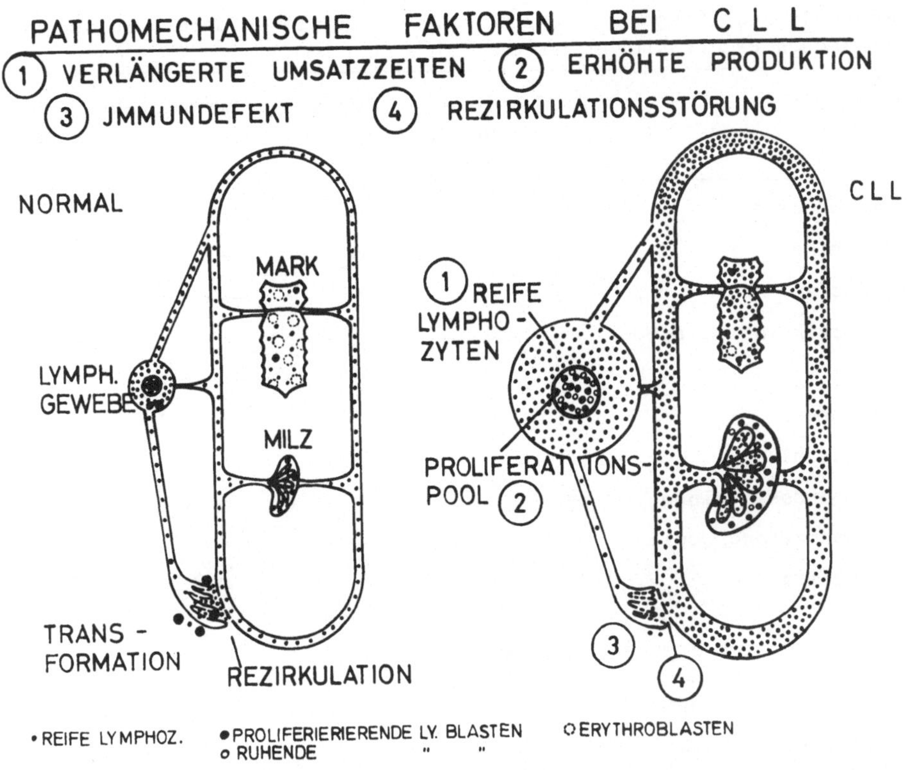

Abb. 42. Schematische Darstellung pathomechanischer Faktoren bei chronischer Lymphadenose (rechts) im Vergleich zum normalen Lymphozytenhaushalt (links)

marginalen und extravasalen "pools" und eine gestörte Rezirkulation über den Ductus throacicus auf. Die Rezirkulation in der Milz über die weiße Pulpa ist offenbar weniger gestört (72,74).

Durch diese Daten ist das Konzept Dameshek's (123) von der "Akkumulationskrankheit immunologisch inkompetenter Lymphozyten" zu bereichern (585). Sieht man den primären Defekt in der Alterierung der immunologisch inerten B-Fraktion, so wäre die Langlebigkeit das Korrelat ihrer physiologischen Unverbrauchbarkeit, die Produktionssteigerung Ausdruck der mangels funktioneller Rückkoppelungen (s. Beitrag Brent) fehlenden Selbstlimitierung mit resultierender Expansion des proliferativen Anteils (511) und die Zirkulationsstörung mit Anreicherung der Zellen im Blut Ausdruck alterierter Oberflächeneigenschaften (363). Das sich so entwickelnde pathomechanische Bild (s. Abb. 42) führt zur Vergrößerung aller lymphatischen Organe und diffuser Infiltration aller Gewebe. Die normale B-Zellpopulation mit ausreifenden Plasmazellen wird zunehmend reduziert, die T-Zellreihe zunächst nur relativ, in späteren Stadien absolut vermindert. Inwieweit die T-Zellen auch schon bei relativer Verdünnung ihre "Helper-Funktion" (s. Beitrag Mohr) wahrnehmen können, bleibt offen. Klinisch jedenfalls resultiert eine progrediente Immundefektsituation. Die Verdrängung der Erythro- und Thrombopoese (oder die Umleitung von "Stammzellen" in den Krankheitsprozeß (s. Beitrag Fliedner))

Tabelle 24. Angriffspunkte verschiedener Therapieverfahren an den pathomechanischen Hauptfaktoren der CLL

	Produktionssteigerung d. Lymphozyten	Abbaustörung	Immundefekt	Hypersplenismus
Antimetaboliten	+	O	-	O
Mitostatika	(+)	O	(-)	O
Alkylantien	+	(+)	- → +	(+)
Glukokortikoide u. ACTH	+	+	- → +	(+)
ECIB	O	+	- → +	O
Leukophorese	O	+	O → (+)	O
Milzbestrahlung	(+)	+	O → +	+
Ganzkörperbestrahlung	+	+	- → +	O
Antilymphozytenglobulin	O	+	-	O
Splenektomie	(+)	-	-	+

\+ = therapeutisch erwünschte Beeinflussung
\- = therapeutisch negative Beeinflussung
O = therapeutisch ohne Effekt

Literatur bei (580,581,582)

führt zur Zytopenie dieser Zellfraktionen, zu der in späteren Krankheitsstadien meist ein ausgeprägter Hypersplenismus mit beiträgt. So bestimmen Infekte, Thrombozytopenie und Anämie das Schicksal der Patienten.

Sache der Kliniker ist es nun, bei therapeutischem Vorgehen die Beeinflußbarkeit der Faktoren Produktionssteigerung und Abbaustörung (bzw. Langlebigkeit) der Lymphozyten, Hypersplenismus und Immundefekt durch das jeweilige therapeutische Verfahren abzuwägen. In Tabelle 24 sind die Angriffspunkte der möglichen Therapieverfahren aufgeführt. Für ein Verständnis der unterschiedlichen Effekte verschiedener Maßnahmen vom gezeigten Pathomechanismus der CLL her ist z.B. hervorzuheben, daß Alkylantien und Steroide den Antimetaboliten und Mitostatika dadurch in der CLL-Therapie überlegen sein dürften, daß sie nicht allein an proliferierenden Zellen angreifen, sondern auch die Elimination ruhender G_O-Lymphozyten beschleunigen (103,139,316) und somit also antiproliferativen und depletierenden Effekt kombinieren. Ähnlich ist die Wirkung der Milzbestrahlung mit vorwiegend depletorischem und wohl geringem antiproliferativem Effekt und die der (nebenwirkungsreichen) Ganzkörperbestrahlung eine kombinatorische. Als rein eliminatorisch-depletierende Verfahren finden gleichwertig die extrakorporale Blutbestrahlung und die Leukophorese erfolgreich Anwendung, während die Ductus thoracicus-Drainage auf Grund der gezeigten Rezirkulationsstörung zu keiner ausreichenden Depletion führen kann. Für das nebenwirkungsreiche Antilymphozytenglobulin läßt sich kein Angriffspunkt an der Proliferation belegen (Übersicht bei (580,581)).

Neben der Wirkung auf die Hautpfaktoren Produktionssteigerung und Eliminationsstörung scheint wichtig, welche therapeutischen Maßnahmen den Immundefekt positiv beeinflussen können (581). Zytostatische Maßnahmen führen während der Behandlungsserie zu weiterer Immunosuppression, danach aber ließ sich für Alkylantien und Steroide eine massive Steigerung der PHA-Reaktivität nachweisen (67). Ähnlich ist der Effekt bei extrakorporaler Blutbestrahlung (581) und Ganzkörperbestrahlung (304). Für Milzbestrahlung und Leukophorese werden während der Applikation keine weitere Immunosupprimierung und danach deutliche Verbesserung des Defektes angegeben (17,271,581,583). Von theoretischem Interesse ist der Befund, daß über die Ductus-Drainage bei CLL bevorzugt T-Lymphozyten eliminiert werden (278) und so der Immundefekt nur verstärkt würde.

Nach diesen Ergebnissen wäre die Milzbestrahlung hinsichtlich des Immundefektes die im Applikationszeitraum unschädlichste, folglich förderlichste Maßnahme, während für alle anderen Behandlungsformen möglichst kurzfristige effektive Therapieserien zu fordern wären, um den suppressorischen Effekt kurz zu halten und den Anstieg normal reaktiver Zellen rasch zu gewinnen (581).

Weiter wird man bei der Wahl des Therapieverfahrens zunächst depletorischen Methoden zuneigen, da sie die geringsten Nebenwirkungen auf die hämatopoetischen Zellsysteme zeigen. An unserem Krankengut von 20 CLL-Patienten unter extrakorporaler Blutbestrahlung (36) zeigten sich jedoch während und nach diesem Therapieverfahren sehr unterschiedliche Verläufe:
a) Patienten mit großen Milzen (klinisch stets über 5 cm unter dem Rippenbogen) wiesen trotz konstanter Depletierbarkeit der Lymphozyten nur ein geringes Ansprechen der übrigen Krankheitsparameter auf und hatten nach durchschnittlich 4 Monaten wieder Ausgangswerte erreicht. Ihre Lymphozytenakkumulationsrate lag dabei über 500 µl/Tag, jedoch ist die Kalkulation der echten Neuproduktion durch den Hypersplenieeffekt hier besonders erschwert.
b) Ein noch schlechteres und kürzeres Ansprechen zeigten Patienten mit einer täglichen Lymphozytenakkumulation über 1000 µl/Tag auch ohne ausgeprägte Organmegalie (= schnell akkumulierende Fälle).
c) Am besten sprach die Patientengruppe ohne ausgeprägte Organmegalie mit einer täglichen Lymphozytenakkumulationsrate unter 500 µl/Tag an (= langsam akkumulierende Fälle). Vortherapiewerte waren hier erst nach durchschnittlich 12 Monaten wieder erreicht.
Ähnliche Ergebnisse anderer Gruppen (203,381) zeigen, daß bei dem Nebeneinander von Akkumulations- und Proliferationssteigerung und hypersplenischer Sequesteration von Zellen aller Reihen das Verfahren je nach Dominanz der Prinzipien, d.h. in Abhängigkeit von der erreichten Ausdehnung des proliferativen Zellgewebes und der resultierenden täglichen Neuproduktionsrate gewählt werden muß, um optimale Ergebnisse zu ermöglichen. Ein Vergleich der Effekte bei unselektionierten und selektionierten Patienten unter Blutbestrahlung mit den Effekten antiproliferativer Maßnahmen bei

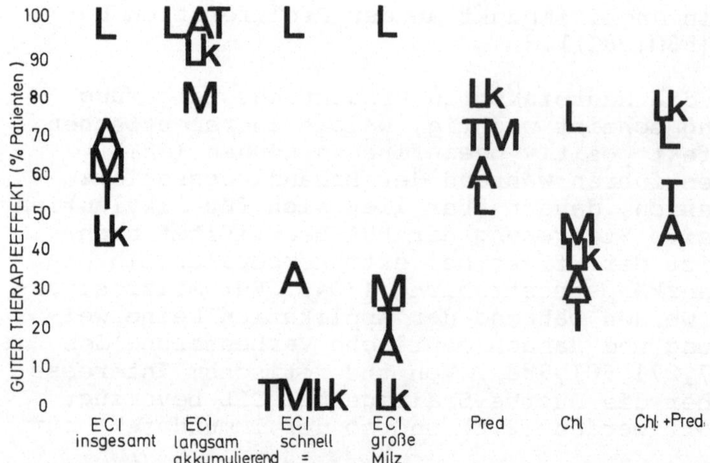

Abb. 43. Vergleich des Ansprechens verschiedener Krankheitsparameter auf ECI (= Blutbestrahlung, eigene Beobachtungen), Pred (= Prednison bei 163), Chl (= Chlorambucil bei 162), Chl und Pred (= Chlorambucil und Prednison bei 242). Gutes Ansprechen der Lymphozytose (L) bedeutet hier Reduktion auf mindestens 20 000 ml, der Anämie-(A) Anstieg um wenigstens 2 g % und bis auf wenigstens 10 g %, der Thrombopenie (T) Anstieg um 50 000 ml, der Milzgröße (M) Rückgang um wenigestens 5 cm, der Lymphknoten (Lk) Rückgang um wenigstens die Hälfte. Als Grenze zwischen der Gruppe mit großer und kleiner Milz wurde eine Vergrößerung von mehr als 5 cm unter dem Rippenbogen gesetzt

unselektionierten Patienten der Literatur (162,163,242) (s. Abb. 43), belegt die Notwendigkeit zur weiteren Selektion der Therapieverfahren nach der Prävalenz pathomechanischer Faktoren. Aus diesen Überlegungen resultieren Vorschläge zu einer phasengerechten Anwendung der verschiedenen Behandlungsmöglichkeiten der CLL (579,582) (s. Tabelle 25).

Jenseits dieser durch praktische Erfahrung abgesicherten Maßnahmen legen die gezeigten pathophysiologischen Daten nahe, zu überprüfen, ob etwa eine frühzeitige intermittierend-antiproliferative Therapie in Krankheitsphase A in der Lage wäre, die Expansion des proliferativen Gewebes hintanzuhalten, ob weiter eine synchrone Applikation von Depletion und Proliferationshemmung tolerabel ist und anhaltendere Effekte hat als eine Sequenztherapie mit diesen Verfahren und ob schließlich Beeinflussung der pathogenetischen Grundstörung in der B-Zell-Fehlentwicklung etwa durch hormonale Beeinflussung der Stammzellen (Androgene, STH) möglich sind.

B. Lympho- und Retikulosarkom

Wie bereits im Beitrag von Huber u. Mitarb. gezeigt, lassen sich beide Erkrankungen von der B-Zellreihe und speziell von kleinen Keimzentrumszellen bzw. Immunoblasten ableiten (203,578), so daß die dem Kliniker gewohnte Nomenklatur revisionsbedürftig wird (203).

Tabelle 25. Versuch einer CLL-Einteilung nach Verlauf und prävalenter Symptomatik mit phasengerechten Therapiemöglichkeiten. Die erstgenannte Therapieform wird als jeweils optimale Möglichkeit angesehen, die übrigen stellen praktikable Alternativen dar. (Gerahmte Pfeile beziehen sich auf obligate Symptome, umklammerte auf fakultative.)
Langsame Progredienz bedeutet Absinken des Hb um nicht mehr als 1 g %/ Vierteljahr und Anstieg der Lymphozyten um nicht mehr als 50 000 in diesem Zeitraum bei relativer Konstanz der übrigen Faktoren. Rasche Progredienz liegt jenseits dieser Werte. Die Gruppe G ist in ihrer nosologischen Zuordnung zur CLL fragwürdig.

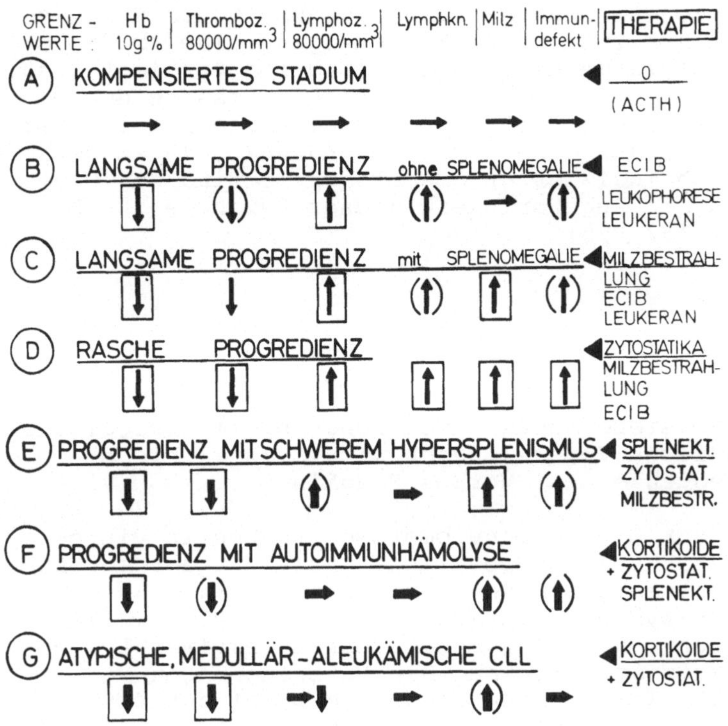

Im Gegensatz zur CLL liegt offenbar keine primäre Generalisation vor. Daher entwickelt sich ein Anstieg erst im späten Krankheitsstadium, was sich durch die generell stets mögliche Ausschwemmung der sarkomatösen Zellelemente erklärt (5,280,536).

Kinetisch (Übersicht bei (596)) ließ sich in vitro eine niedrige relative, aber eine hohe absolute Proliferativität der sarkomatösen Zellfraktion nachweisen (585,598). Neuere Untersuchungen stellten eine Verlängerung des Zellzyklus mit Generationszeit der Lymphosarkomblasten auf 92 Std (101) und der Retikulosarkomblasten sogar auf 6 - 20 Std (428) gegenüber 8 - 17 Std (612) bei Blastzellen normaler Lymphknoten fest. Gleichzeitig scheint die Wachstumsfraktion gegenüber 100 % bei normalen Blasten beim Lymphosarkom auf 20 - 50 % erniedrigt (101,447). Überdies wurden Unterbrechungen des Zellzyklus im Sinne von DNS-Synthese-Stops und Arretierungen in G2 bei beiden Sarkomen beobachtet (447).

Diese Daten müssen im Zusammenhang damit gesehen werden, daß die pathognomonischen Zellen im Gegensatz zur normalen und zur CLL-Proliferation in der Regel (reifzellige Lymphosarkome u.U. ausgenommen) keine Ausreifung zeigen und bis zu 90 % der Lymphknotenzellpopulation ausmachen. Dadurch - und nicht durch gesteigerte Teilungsfrequenz - ist die gesamte Zellneubildung und Akkumulation von Zellen im sarkomatösen Lymphknoten zunehmend höher als im normalen.

Die dargestellten kinetischen Parameter entsprechen dem Verhalten der pathologischen Zellpopulationen bei Karzinomen (192,578). Daraus und aus der lymphatischen Geweben eigenen, hohen Strahlensensibilität leitet der Kliniker die Berechtigung einer radiologischen Therapie ab, so lange keine Generalisation vorliegt (348, 606). Besonders beim Lymphosarkom ist jedoch eine rasche Generalisationsneigung zu beachten (607), so daß das Stadium III der Ann-Arbor-Klassifikation nur eine kurze Durchgangsphase zu sein scheint. Bei der danach indizierten Chemotherapie wird der Miteinsatz von Prednison der Zugehörigkeit dieser Lymphome zur B-Zellreihe gerecht (25,132,355).

C. Lymphogranulomatose

Noch im Anfangsstadium stehen neue kinetische und immunologische Daten und pathomechanische Vorstellungen mit ihren klinisch-therapeutischen Konsequenzen bei Morbus Hodgkin.

An kinetischen Daten zur Lymphogranulomatose ergaben in vitro-Untersuchungen eine starke lymphopoetische Aktivität der morphologisch normalen Blastzellen in den Lymphknoten (584) und eine gesteigerte Anzahl DNS-synthetisierender Zellen im Blut (277). Dem schien die klinisch bekannte Lymphozytopenie aktiver Lymphogranulomatosenfälle zu widersprechen. Die Untersuchungen von Schick u. Mitarb. (510) (s. Beitrag in diesem Band) erklärten dieses Phänomen durch eine massiv gesteigerte Neuproduktion und starke Verkürzung der Lebenszeit kurzlebiger Lymphozyten neben drastischer Reduktion des Zustroms langlebiger Zellen. Dabei scheint das Ausmaß der Lymphozytopoese der Krankheitsaktivität korreliert. Demgegenüber weisen die von Blasten ableitbaren sog. Hodgkin-Zellen eine sehr niedrige Mitosefrequenz (10,34) und etwa doppelt so lange Generationszeiten wie die normalen Blastzellen des Lymphknotens auf, die Sternbergschen Granulomzellen schließlich haben so gut wie keine mitotische Aktivität (446, 584). Somit stellen die krankheitsspezifischen Zellelemente eher Abfallsprodukte der Lymphozytopoese als eine sich selbst erhaltende und expandierende Tumorzellpopulation dar. Der Krankheitsprozeß, deren Surrogat sie sind, stimuliert, wie gezeigt, offenbar die Lymphozytopoese zu gesteigerter Lymphozytenproduktion bei raschem Verbrauch. Daß diese Zellproduktion funktionell gerade in fortgeschrittenen Stadien zum Teil ineffektiv zu sein scheint, zeigten die bei Huber u. Mitarb. mitgeteilten Befunde, wobei besonders interessant ist, daß der Anteil an T-Zellen im Normbereich lag, während sie funktionell (auf PHA) inert waren.

Zusammenfassend fordern diese Befunde ein spezielles, sicher nicht abschließendes, aber sicher auch nach Morphologie, Kinetik und Immunologie nicht im klassischen Tumor-Sinne definierbares pathomechanisches Konzept der Lymphogranulomatose, wobei die zitierten Befunde und das klinische Bild auf ein systemisches, polyclonales Krankheitsgeschehen mit nur scheinbarem (oft) uniloculärem Beginn oder einer ausgeprägten (funktionell zum Teil blockierten) lymphatischen Abwehrreaktion hinweisen.

Unter der Prämisse eines derartigen Konzeptes der Lymphogranulomatose-Pathomechanik nun wäre nicht Tumortherapie im klassischen Sinne, sondern Verstärkung der Abwehrmechanismen, die durch die klassischen Maßnahmen noch weiter supprimiert werden, das probatorische Vorgehen der Wahl, wobei die üblichen Bedingungen immunologischer Tumortherapie, wie weitgehende Tumormassereduktion, beibehalten werden könnten (vgl. Beitrag Warnatz in diesem Band). Erste kasuistische Berichte über außergewöhnlichen Erfolg durch Stimulierung der zuvor inerten T-Zellen mittels BCG und Transferfaktor (376) berechtigen zu weiterer Erprobung. Zum anderen gewinnen Verfahren, wie die Routine-Splenektomie eine neue Fragwürdigkeit, wie sie allen zur Selbstverständlichkeit werdenden Methoden gut tut. Wenn man nämlich neben Operationsrisiko und Infektgefährdung die zentrale Rolle der Milz für die immunologische Interaktion von T- und B-Zellen (Übersicht bei (185)) und die hochgradig gesteigerte B- (353) und T-Zellaktivität (308) besonders in nicht befallenen Lymphogranulomatosemilzen berücksichtigt, so bleibt es von Stadium zu Stadium der Erkrankung neu zu überlegen, ob und wann man mit der Splenektomie die "Speerspitze" dieser Erkrankung (413) oder die ihrer Abwehr bricht (35).

Immunosuppressive Therapie

P. A. Miescher, A. Gerebtzoff und P. H. Lambert

Antimetaboliten, Alkylantien und Steroide stellen die inzwischen klassischen Immunosuppressiva mit z.T. umschriebenem Angriffspunkt bei Autoimmunprozessen dar. Differenzierte Erfahrungen über Einzelsubstanzen und ihre Dosierung und positive Ergebnisse bei Erythematodes, chronisch aktiver Hepatitis, Panarteriitis, Dermatomyositis und Autoimmunhämolysen ermöglichen breiteren klinischen Einsatz dieser Behandlungsverfahren. Dabei werden Komplikationen, speziell teratogene und kanzerogene Gefahren nicht übersehen.

A. Grundlagen der immunosuppressiven Therapie

Schon früh in der Anwendung zytotoxischer und zytostatischer Medikamente wurde eine Immunosuppression als "Nebenwirkung" beobachtet. Schwartz hat sich dieser Frage mit dem Ziel angenommen, die "chemische Immunosuppression" therapeutisch anzuwenden (526). Dabei gelang ihm nicht nur der Nachweis der unspezifischen Unterdrückung des Immunsystems am Kaninchen, sondern er entdeckte bereits das Prinzip der spezifischen, medikamentös induzierten Toleranz. Kaninchen, welche gleichzeitig mit 6-Merkaptopurin (6-MP) und bovinem Serumalbumin (BSA) behandelt wurden, bildeten nicht nur keine Antikörper gegen BSA, sondern konnten in einem späteren Moment, nachdem die 6-MP-Therapie längst abgesetzt worden war, nicht mehr gegen BSA immunisiert werden. Diese Mitteilung löste erst so richtig die heutige klinische Forschung über die medikamentöse Immunosuppression aus.

Die Abb. 44 faßt die heutige Konzeption der Immunisierung zusammen und zeigt gleichzeitig an, wo Medikamente wahrscheinlich eine Wirkung ausüben: In einer ersten Phase kommt es zur Aufnahme von Antigenen durch Makrophagen. Phagozytosehemmende Stoffe können in dieser frühesten Phase bereits eingreifen. Es sei aber bemerkt, daß nicht alle Antigene diese "Makrophagen-Phase" passieren müssen. Auch gehen noch die Auffassungen über die Bedeutung dieser ersten Phase auseinander. Einerseits wird angenommen, daß die Antigene im Makrophagen verarbeitet werden, um als "Superantigen" ausgeschieden zu werden (176). Andererseits sehen die meisten Forscher die Rolle der Makrophagen in einer "cell to cell interaction" wobei die antigenen Determinanten an der Oberfläche der Zelle den Lymphozyten wirkungsvoll angeboten würden. Die darauffolgende Phase kann als Induktion des Immunisierungsprozesses in den T- und B-Lymphozyten aufgefaßt werden. Für gewisse Antigene kommt es nur bei voller Funktionstüchtigkeit der T-Lymphozyten zur Antikörperbildung, während andere Antigene un-

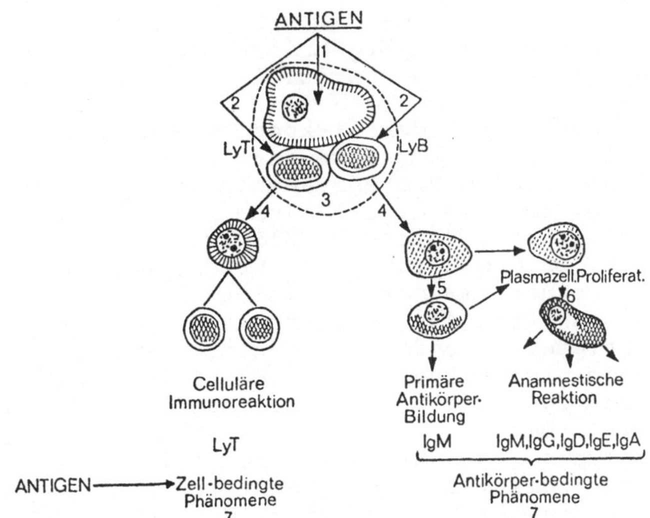

Abb. 44. Immunisationsmechanismus unter Hinweis der Angriffspunkte immunosuppressiver Stoffe. *Phase I:* Zelluläre Wechselbeziehungen zwischen Makrophag, T- und B-Lymphozyten. 1 Phagozytose-Hemmung (Pflanzen-Alkaloide, Kortikosteroide). 2 Blockierung der Lymphozyten-Oberfläche (Antilymphozytenserum, Kortikosteroide) (Wirkung beschränkt auf B-Lymphozyten). 3 Zytotoxische Wirkung auf Lymphozyten (Antilymphozytenserum, Vincristin, alkylierende Stoffe, große Dosen von Glukokortikosteroiden). *Phase II:* Spezifische Umstimmung von Lymphozyten. 4 Transformation von Lymphozyten in Lymphoblasten (Antimetaboliten, Antibiotika, Pflanzenalkaloide). 5 Primäre IgM-Antikörperbildung (Alkylantien). 6 *Phase III:* Anamnestische Reaktion (Antimetaboliten, Alkylantien, Antibiotika, Antikörper, Kortikosteroide in hoher Dosierung). *Phase IV:* Entzündliche Immunreaktion. 7 Membranaktive und antiinflammatorische Stoffe (Kortikosteroide, Antiphlogistika, 6-Merkaptopurin

abhängig der T-Lymphozyten eine Antikörperbildung auslösen können. Die T- (Thymus-abhängige) Achse der Immunisierung laßt sich durch die meisten Immunosuppressiva leichter unterdrücken als die B- (Bursa-Äquivalent-abhängige) Achse der Immunisierung. Ferner ist die Beeinflußbarkeit der primären Antikörperbildung verschieden von derjenigen der "anamnestischen" Antikörperbildung. Letztere ist leichter unterdrückbar, erstere ist resistenter. Ferner kann allgemein festgehalten werden, daß die induktive Phase der Immunisierung (4 der Abb. 44) leichter unterdrückbar ist als die proliferative Phase (5 und 6 der Abb. 44).

Immunosuppressiva wirken entweder auf die Nukleinsäure-Synthese (RNS und DNS) oder auf die Proteinsynthese (z.B. Epsilon-Amino-Kapronsäure), oder es handelt sich um membranaktive Substanzen (Antilymphozyten-Serum, Glukokortikoide).

B. Allgemeiner Teil

Die Frage, ob ein Medikament immunosuppressive Eigenschaften aufweist, wird zunächst im Tierexperiment geklärt. Dabei muß berücksichtigt werden, daß es speziesbedingte Unterschiede gibt, so daß die erzielten Ergebnisse nicht ohne weiteres auf den Menschen übertragen werden können.

Die Beurteilung der Wirkung am Menschen ist außerordentlich schwierig. Mit Ausnahme der Immunosuppression bei Patienten, welche infolge Nierentransplantation entsprechend behandelt werden, ist sie am einzelnen Individuum schwer oder nicht objektivierbar. Kritische Kliniker haben sich deshalb sogar gefragt, ob die klinisch in Erscheinung tretende Wirkung überhaupt Folge einer Immunosuppression oder nicht vielmehr Folge anderer Eigenschaften der Medikamente sei. Die Frage erschien noch berechtigter, nachdem festgestellt werden konnte, daß verschiedene Immunosuppressiva antiphlogistische Eigenschaften aufweisen. Diese Eigenschaften werden dann leicht in den Vordergrund gestellt, besonders wenn der Kliniker keine eigene Erfahrumg im Tierexperiment hat. Der experimentelle Kliniker überwertet die antiphlogistischen Eigenschaften etwas weniger. Es müssen nämlich außerordentlich große Dosen der Medikamente (z.B. 6-MP oder Cyclophosphamid) verabreicht werden, um eine nur bescheidene antiphlogistische Wirkung nachweisen zu können (62,438). Bekannte antiphlogistische Medikamente wie Glukokortikoide, Salicylate, Phenylbutazon und Indomethacin sind unvergleichbar viel wirksamer in dieser Hinsicht. Eine weitere Schwierigkeit liegt in der Beurteilung der "klinischen" Wirksamkeit immunosuppressiver Medikamente bei verschiedenen Krankheiten. Unkontrollierte Einzelbehandlungen sind nicht oder schwer objektivierbar, streng kontrollierte Versuchs-Serien selten und zwar oft weil sich die Forscher verschiedener Kliniken nicht zur Annahme eines statistisch auswertbaren Protokolls einigen konnten. Wir werden auf diese Fragen im klinischen Teil am Beispiel der Behandlung der verschiedenen Affektionen zurückkommen.

Im folgenden seiten die heute wichtigsten Medikamente kurz zusammengefaßt:

1. Alkylantien

Diese Medikamente alkylieren DNS, RNS und Protein, und da sie mindestens zwei alkylierende Gruppen aufweisen, kommt es leicht zu Brückenbildung zwischen den genannten Substanzen.

Am häufigsten in der Klinik gebraucht ist *Cyclophosphamid* (3). In einer Dosierung von 50 - 100 mg täglich (1 - 2 mg je kg Körpergewicht) wird Cyclophosphamid meist gut vertragen, unter nur geringen Nebenwirkungen. In höherer Dosierung kommt es leicht zu lästigem Haarausfall. Ferner wächst die Gefahr der hämorrhagischen Zystitis. Bei Beeinträchtigung der Nieren- und Leberfunktion wird das Medikament schlecht vertragen.

Chlorambucil (361) wird ebenfalls als Immunosuppressivum verwendet, und zwar in einer Dosierung von 4 - 6 mg täglich (0,08 - 0,1 mg je kg Körpergewicht). Nebenwirkungen sind gering.

Procarbazin , ein Methylhydrazin-Derivat, kann ebenfalls als Alkylans bezeichnet werden (178). Es wird in einer Dosierung von

50 - 150 mg verwendet. Nebenwirkungen von seiten des Magen-Darm-Traktes limitieren den Gebrauch dieses Medikamentes als Immunosuppressivum.

Alkylantien scheinen besonders gut auf Immunopathien mit IgM-Antikörperbildung zu wirken. Schubothe hat schon lange auf diese Tatsache bei der Behandlung der Kälteagglutininkrankheit hingewiesen (522).

2. Antimetabolite

Wir bezeichnen als Antimetabolit eine synthetische Substanz, welche strukturelle Analogien mit Nukleinsäure-Bausteinen aufweist und aus diesem Grunde die Nukleinsäure-Synthese stört. Wir unterscheiden Purinanaloge, Pyrimidinanaloge und Folsäure-Antagonisten. Hier werden wir nur auf die erste und letzte Kategorie eingehen, da Pyrimidinanaloge z.Z. noch nicht in die Klinik Eingang gefunden haben.

a) Purinanaloge

Die Antimetaboliten 6-Mercaptopurin und dessen Imidazolderivat Azathioprin haben sich als immunosuppressive Substanzen bewährt (43,155,154,156). Azathioprin wird unter Abspaltung des Imidazolringes zu 6-MP abgebaut. 6-MP dringt in die Zelle ein, wobei es in ein Ribosidtriphosphat und Thioinosinsäure übergeführt wird. In dieser Form erfolgt Interferenz an verschiedenen Stellen der DNS-Synthese. 6-MP und Azathioprin sind im Prinzip in ihrer Wirkung einander gleichzusetzen. In einigen experimentellen Bedingungen erwies sich Azathioprin dem 6-MP überlegen. In der Klinik kann in der Regel kein Unterschied festgestellt werden, wenn die beiden Medikamente in äquimolaren Mengen verabreicht werden (100 mg Azathioprin entsprechen 55 mg 6-MP). 6-MP wirkt nicht auf die Phagozytose-Aktivität. Es verhindert auch nicht wesentlich die RNS-Synthese, d.h. die Umwandlung von kleinen Lymphozyten in pyroninophile Zellen im Falle einer Immunisierung. Dagegen wird der weitere Vorgang stark unterdrückt, wobei die anamnestische Reaktion mit kleineren Dosen unterdrückt werden kann, als die primäre Antikörperbildung. Am meisten wirkt 6-MP wahrscheinlich auf die zelluläre Immunantwort. Ferner wurde eine antiinflammatorische Wirkung von 6-MP beschrieben (438). Dies gilt vor allem für Antikörperübermittelte entzündliche Reaktionen. Dagegen konnten wir die passiv indizierte Tuberkulin-Reaktion beim Meerschweinchen auch mit massivster Vorbehandlung von 6-MP nicht unterdrücken (62).

Beim Menschen wird vor allem Azathioprin in einer Dosierung von 2 - 4 mg/kg Körpergewicht verwendet.

b) Folsäure-Antagonisten

Methotrexat hat sich als einzige Substanz dieser Familie durchgesetzt (48,534). Sie bindet Dehydrofolat-Reduktase, wodurch die Konversion von Dehydrofolsäure zu Tetrahydrofolsäure gehemmt wird.

Damit wird der Einbau von 1C-Fragmenten in der Synthese von Purin und Thymidin gehemmt, d.h. es kommt zu einer gestörten Nukleinsäure-Synthese und zwar hauptsächlich von DNS.

Die Methotrexat-Wirkung kann durch Folinsäure rückgängig gemacht werden (44). Dieses Prinzip kann auch therapeutisch zur Anwendung gebracht werden, dadurch daß man dem Patienten über kurze Zeit eine maximale Methotrexat-Wirkung zukommen läßt, welche dann durch Verabreichung von Folinsäure unterbrochen wird. Je nach der Methotrexat-Dosierung muß Folinsäure (z.B. Leucovorin) in einer Dosierung von 6 mg 3 - 5 Tage lang alle 6 Std verabreicht werden.

Methotrexat konnte am Tierexperiment wie beim Menschen als kräftiges Immunosuppressivum erkannt werden, welches die primäre und die sekundäre Immunantwort unterdrücken kann. Die verzögerte Hautreaktion kann nicht nur am frisch sensibilisierten Tier verhindert werden, sondern auch am bereits überempfindlichen Tier. Im Tierexperiment hat sich Methotrexat in der Behandlung experimenteller Autoimmunopathien als wirksam erwiesen (550).

3. Enzyme

Eine Reihe von Enzymen erwiesen sich als immunosuppressive Substanzen.

L-Asparaginase wirkt dadurch, daß die Proteinsynthese auf L-Asparaginase angewiesen ist, wobei die endogene Synthese nicht ausreicht, den Nachschub zu decken (467). L-Asparaginase ist antigen und führt trotz seiner immunosuppressiven Eigenschaften zur Sensibilisierung.

Andere Enzyme sind von untergeordneter Bedeutung.

4. Antibiotika

Antibiotika wirken entweder dadurch, daß sie sich an Bausteine von Nukleinsäuren binden, oder in gleicher Weise wie Alkylantien. In der Klinik wird fast nur Aktinomycin verwendet, ein streptomyces Produkt (11,245,618). In schwacher Dosierung hemmt es den Transport von "messanger" RNS vom Nucleolus zum Zytoplasma, woraus eine DNS-abhängige RNS-Synthese-Hemmung resultiert, d.h. letztlich eine Hemmung der entsprechenden Proteinsynthese.

Chloramphenicol weist infolge seiner in Mitochondrien lokalisierten Proteinsynthese-hemmenden Wirkung ebenfalls immunosuppressive Eigenschaften auf (460), jedoch hat es sich aus begreiflichen Gründen in der Klinik nicht als Immunosuppressivum einführen lassen.

5. Pflanzliche Alkaloide

Diese Gruppe von Substanzen ist vorerst mehr von theoretischem als von praktischem Interesse. Colchycin scheint den Immunisierungsvorgang ganz am Anfang durch Hemmung der Phagozytose zu beeinflussen (361). Auch Vincristin hemmt infolge seiner Wirkung auf mikrofilamentöse Membranstrukturen, die frühen "cell to cell interactions". Ferner blockiert es, wie Colchycin, die Mitose in der Metaphase (mikrofilamentöse Konfiguration!).

6. Hormone

Kortikoglukosteroide, im folgenden einfach als Kortikosteroide bezeichnet, sind dem Kliniker schon lange als Immunosuppressivum bekannt. Tatsächlich steht aber die antiphlogistische und membranaktive Wirkung im Vordergrund. Im Tierexperiment ist es gar nicht leicht, die immunsuppressive Wirkung der Kortikosteroide nachzuweisen. In der Regel müssen sie in großer Dosierung drei Tage lang vor Beginn der Immunisierung verabreicht werden, um eine signifikante Immunosuppression zu erreichen (143,157). Die IgG-Produktion wird viel leichter unterdrückt als diejenige von IgM. Wenn die Kortikosteroide erst nach der Immunisierung injiziert werden, kann eine Verminderung der späten IgG-Antwort beobachtet werden. Der Mechanismus der Kortikosteroidbedingten Immunosuppression ist noch nicht voll aufgeklärt. Einerseits wirken die Steroide auf den unmittelbar der Phagozytose folgenden Prozeß, ferner ist die B-lymphozytolytische Wirkung allgemein bekannt. Wichtiger ist aber noch die Oberflächenwirkung, welche die "cell to cell interactions" beeinflußt. Schließlich darf man nicht vergessen, daß Kortikosteroide eine ausgesprochene Wirkung auf den eigentlichen efferenten Zweig des Immunitätsvorganges haben: wenn es nämlich nach erfolgter Immunisierung zu einer Reaktion mit dem entsprechenden Antigen kommt, können Kortikosteroide die Folgen des Immunokonfliktes ganz wesentlich beeinträchtigen. Einerseits wird die Entzündung unterdrückt, andererseits können wiederum "cell to cell interactions" beeinträchtigt werden, z.B. im Falle einer immunhämolytischen Anämie.

Andere Steroide sind von untergeordneter Bedeutung (599).

7. Virale Immunosuppression

Vor mehr als 60 Jahren hat schon von Pirquet die vorübergehende Unterdrückung der Tuberkulin-Hautreaktion bei Kindern beschrieben, welche an Masern erkrankt waren. Heute sind eine Reihe von Viren bekannt, welche die Immunreaktionen unterdrücken (433,459). Der Mechanismus der virusbedingten Immunosuppression steht z.Z. zur Diskussion (422).

8. Antikörperbedingte Immunosuppression

Eine antikörperbedingte Immunosuppression wurde schon lange vermutet, aber erst in den letzten Jahren unter Beweis gestellt (138, 496,604). Es handelt sich um eine streng spezifische Immunosuppression, welche nicht nur durch die intakten Antikörper, sondern auch durch die Fab-Fragmente bewirkt werden kann (39,94,576). Die hemmende Wirkung scheint also auf der allerersten Ebene der "cellular recognition" zustande zu kommen. Wir haben im Immunisierungsschema der Abb. 44 diese Vorgänge zusammengefaßt, woraus hervorgeht, daß dieser Vorgang Voraussetzung für die Auslösung weiterer Immunisierungsprozesse ist. Zur Zeit wird diese Art der spezifischen Immunosuppression einzig zur Behandlung Rh-negativer Mütter, unmittelbar nach der Geburt Rh-positiver Kinder angewandt (463). Potentiell sind die Möglichkeiten der klinischen Anwendung größer. Wir denken hier besonders an die Vorbereitung eines Patienten für ein Organtransplantat.

C. Spezieller Teil

Die klinische Anwendung immunosuppressiver Medikamente hat ein großes Potential. Jedoch muß z.Z. noch größere Zurückhaltung geübt werden, da es sich einerseits um eine äußerst relevante Behandlung handelt, welche unangenehme direkte und indirekte Folgen für den Patienten haben kann, andererseits müssen viele Krankheiten, bei welchen immunosuppressive Medikamente gegeben werden, noch besser definiert werden, um eine immunosuppressive Behandlung rechtfertigen zu können. Aus diesem Grunde halten wir die immunosuppressive Therapie für eine Behandlungsart, welche z.Z. noch in der Phase der klinischen Erprobung steht und deshalb nicht wahllos ausgeübt werden darf.

In der Anwendung muß sich der Kliniker voll bewußt sein, wo er im Krankheitsgeschehen eingreifen will. Ferner muß er sich die Limitierung jeder Behandlungsart vor Augen halten. Die Verabreichung von zwei Medikamenten mit verschiedenem Wirkungsmechanismus hat die größten klinischen Erfolge gezeigt. Bei einer Affektion mit starker entzündlicher Komponente ist z.B. eine gleichzeitige immunosuppressive und antientzündliche Therapie angezeigt. In der Regel hat sich die Kombinationstherapie von Kortikosteroiden mit verschiedenen Immunosuppressiva besonders bewährt, wobei den Steroiden neben der antiinflammatorischen Bedeutung auch diejenige eines schwachen Immunosuppressivums zukommt. Ferner hat es sich in unserer eigenen Erfahrung wiederholt gezeigt, daß eine lang anhaltende Verabreichung eines und desselben Immunosuppressivums zum Phänomen der "Gewöhnung" oder "Resistenz" führen kann. Dieses Phänomen erschwert die Therapie. Aus diesem Grunde wechseln wir bei langfristiger Behandlung monatlich das immunosuppressive Mittel. Bei so behandelten Patienten konnten wir nie die Entwicklung einer Resistenz gegenüber dem angewandten Medikament beobachten, im Gegensatz zu Patienten, welche jahrelang 6-MP oder Azathioprin verabreicht bekommen.

In der Wahl der Medikamente wird man ferner den Zustand von Niere und Leber besonders berücksichtigen müssen. Im Falle einer Niereninsuffizienz ist z.B. Methotrexat kontraindiziert, aber auch die übrigen Immunosuppressiva werden dann häufig schlecht vertragen, wobei 6-MP und Azathioprin noch am besten von diesen Patienten toleriert werden. Methotrexat darf ferner bei Beeinträchtigung der Leberfunktion nicht gegeben werden. 6-MP weist wohl in hoher Dosierung auch eine Lebertoxizität auf, wird aber in der als Immunosuppressivum angewandten Dosierung von den Patienten meist gut vertragen. Immerhin darf auch dieses Medikament erst dann gegeben werden, wenn der Bilirubinspiegel unter 2 mg-% liegt. Im folgenden sei auf die verschiedenen Indikationen eingegangen:

1. Systematischer Lupus erythematodes (SLE) (219,389,391,521)

Wir setzen diese Krankheit an die Spitze, weil die Pathogenese die Anwendung immunosuppressiver und antiphlogistischer Medikamente voll und ganz rechtfertigt. Auch wenn z.Z. die Möglichkeit erwogen wird, daß ein Virus eine wesentliche Rolle am Zustandekommen dieser Krankheit hat, so ändert das nichts an der Tatsache, daß die eigentliche Pathogenese immunologisch geprägt ist. Einerseits bestimmt eine Immunkomplex-Vaskulitis verschiedener Organverteilung das Krankheitsbild, andererseits werden gelegentlich zytotoxische Phänomene angetroffen, so vor allem eine immunhämolytische Anämie.

Ersterer Vorgang läßt sich am besten durch antiinflammatorische und immunosuppressive Medikamente beeinflussen, letzterer Vorgang durch Immunosuppressiva und membranaktive Medikamente. Seit zehn Jahren wird versucht, das Ergebnis der Therapie durch eine streng kontrollierte Studie zu überprüfen. Leider ist es nie dazu gekommen; jedoch hat sich mittlerweile die Prognose dieser Krankheit unter Anwendung dieser neuen Therapie ganz wesentlich gebessert. Die jährliche Morbidität in Form von Arbeitsunfähigkeit ist bei Patienten unter dieser Behandlung auf ein Mindestmaß gesunken (unter zwölf schweren, z.Z. in Behandlung stehenden Patienten beträgt die krankheitsbedingte Arbeitsunfähigkeit nach Ablauf der ersten sechs Monate der Krankheit nur noch durchschnittlich sieben Tage je Patient).

Die Wahl der Immunosuppressiva richtet sich nach den Krankheitssymptomen, wobei an erster Stelle 6-MP oder Azathioprin verwendet wird. SLE-Patienten sind zytostatischen Medikamenten gegenüber besonders empfindlich. In der Regel darf man 50 mg 6-MP oder 100 mg Azathioprin nicht überschreiten und nur ausnahmsweise 75 bzw. 150 mg der beiden Medikamente verwenden.

Für Langzeitbehandlungen alternieren wir diese Medikamente mit einem anderen Immunosuppressivum. Bei guter Nierenfunktion verabreichen wir Methotrexat in einer Dosierung von 7,5 - 15 mg wöchentlich (z.B. an 3 Tagen in der Woche verabreicht). Methotrexat kann überdies in besonders akuten Fällen intravenös oder intrathekal verabreicht werden. So konnte im Falle einer Landryschen aufsteigenden Paralyse der Prozeß schlagartig durch Injektion von 10 mg Methotrexat intrathekal zum Stillstand gebracht werden. Beim Erythemadodes hat es sich bewährt, Immunosuppressiva zusammen mit Kortikosteroiden zu verabreichen. Da bis jetzt noch kein geeigneteres Präparat als Prednison[1] entwickelt wurde, verabreichen wir Prednison in einer Dosierung von 7,5 - 10 mg täglich. Bei sehr akuten Fällen beginnen wir die Therapie mit Prednison-Dosen von 20 - 100 mg täglich, je nach Schwere des Falles. Bei massiver Nierenbeteiligung beginnen wir mit 100 mg, um möglichst rasch zu einer Normalisierung der Nieren-

[1] In hoher Dosierung führt Fluocortolon (Ultralan) bei gleicher therapeutischer Wirkung weniger zu Cushing-Syndrom als Prednison.

Tabelle 26. Behandlungserfolg bei SLE-Patienten mit Nierenbefall

Patient	Nierenbefall	Dauer der Nierenaffektion vor Einsetzen der Therapie in Monaten	Zeit zwischen Beginn der Therapie und Normalisierung der Nierenzeichen (Monate)
G.E.	a[a]	0,75	0,5
K.S.	a	0,75	0,75
B.C.	a	1	0,75
G.S.	a	1	1,25
S.H.	a[b]	1	1
O.Y.	a	1,25	1,25
L.A.	a	2	1,5
Sp.D.	b	3	4
G.D.	a	3	5
W.Ed.	a b	4	5
M.S.	b	6	1,25
A.P.	b	6	12
E.C.	a b	6	8
W.E.	a b	6	2 (inkomplett, Exitus nach 2 Jahren)
P.J.	a b	12	24
S.A.	a b	12	2 (nur Besserung)
A.S.	a b	13	12 (nur Besserung, Exitus nach 2 Jahren)
S.S.	a b	30	(Exitus nach 3 Wochen)

[a] a: Blutharnstoff-Stickstoff, mehr als 24 mg/100 ml.
[b] b: Proteinurie, mehr als 5 g/24 Std

funktion zu kommen. Mit einer derartig massiven Therapie konnten wir bei einem 19jährigen Mädchen mit 100 mg-% Harnstoffstickstoff und einer Kreatinin-Clearance von 35 ml/min eine wesentliche Besserung erzielen, mit schließlich 25 mg-% Harnstoffstickstoff und einer Kreatinin-Clearance von 70 ml nach 2monatiger Behandlung. Das Mädchen steht heute unter einer Langzeittherapie mit 10 mg Prednison täglich und der üblichen Dosierung von 6-MP, und nach einer erzielten Besserung der Nierenfunktion, Methotrexat.

Es ist wichtig, Patienten mit Nierenbefall frühzeitig zu behandeln. In Tabelle 26 sind unsere Fälle nach diesem Gesichtspunkt zusammengestellt. Man kann daraus ersehen, daß es um so leichter zu einer Normalisierung der Nierenfunktion kommt, je früher mit der Therapie begonnen worden ist. Diese Korrelation wundert nicht

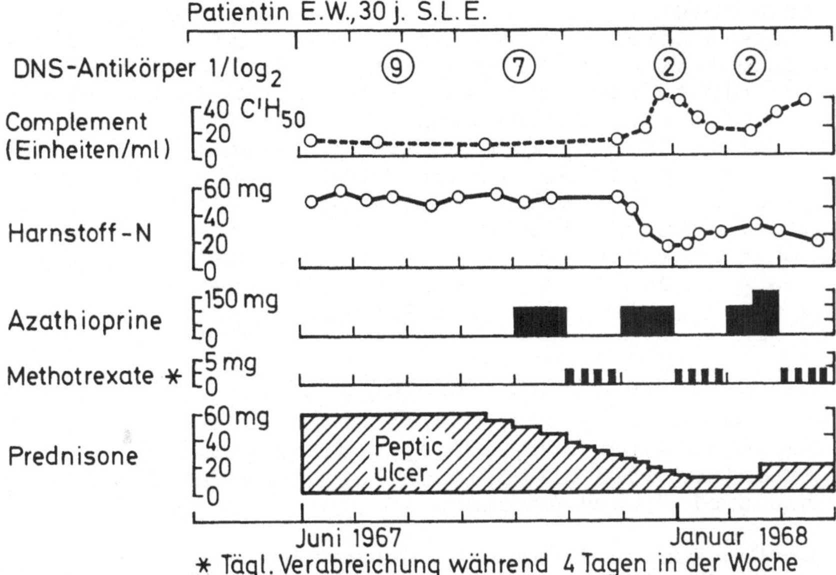

Abb. 45. Immunosuppressive Behandlung der Patientin E.W. mit vorwiegend renaler Lokalisation eines SLE. Nach erfolgloser Behandlung mit Prednison ordentliches Ansprechen auf kombinierte Antimetaboliten-Prednison Medikation mit Abfall des Antikörperspiegels gegen DNS und Normalisierung des Komplementspiegels. Rückgang des Harnstoff-N

weiter, wenn man sich der Pathogenese der Nierenläsion bewußt ist. Durch den fortschreitenden Immunokomplex-Prozeß wird nämlich der glomeruläre Filtrationsapparat sukzessive zerstört, wobei die Läsion nur zu Beginn aus anatomischen Gründen reversibel erscheint. In letzter Zeit hat sich Colchizin bei Fällen mit nephrotischem Syndrom bewährt (erste Woche 1/2 mg täglich, anschließend 1 mg täglich).

Bei ausgedehnten Hautläsionen hat sich Cloroquin und Hydroxydchloroquin bewährt, ersteres in einer Dosierung von 300 mg täglich, letzteres in einer solchen von 600 mg täglich. Diese Medikamente haben eine Reihe von Nebenwirkungen. Insbesondere können Hornhauttrübungen und Retinaveränderungen auftreten, weshalb eine regelmäßige Augenkontrolle unerläßlich ist. Aus dem gleichen Grund gebrauchen wir diese Medikamente nicht für die Langzeitbehandlung.

In Abb. 45 ist eine typische Verlaufsform unter immunosuppressiver Therapie dargestellt.

2. Aktiv chronische Hepatitis (357,383)

Nachdem die Pathogenese dieser Krankheit heute als Immuno-Hepatitis definiert werden kann, besteht volle Berechtigung, den an dieser Krankheit leidenden Patienten eine immunosuppressive Therapie zukommen zu lassen. Die Schwierigkeit besteht in der exakten Diagnosestellung. Diese beruht einerseits auf der Klinik, andererseits auf dem Nachweis immunologischer Epiphänomene und auf der Histologie, wobei lympho-plasmazelluläre Piecemeal-

Nekrosen besonders ins Gewicht fallen. Ferner ist es wichtig, eine persistierende Hepatitis auszuschließen. Bei der aktiv chronischen Hepatitis findet man in der Regel das Australia-Antigen nicht, während dasselbe bei der persistierenden Hepatitis häufig angetroffen wird. Wenn die aktiv chronische Hepatitis zur Behandlung kommt, bevor irreversible Veränderungen entstanden sind (fibrotischer Umbau der Leber mit portaler Hypertonie), erscheint die Prognose gut. Keiner unserer 14, im Frühstadium behandelten Fälle, ist ad exitum gekommen. Währenddem von 6 Patienten im Stadium der portalen Hypertonie mit Aszites 4 innerhalb von 6 Monaten gestorben sind; nur der Zustand von 2 Patientinnen besserte sich erstaunlich unter der Therapie.

Bei der Behandlung dieser Patienten ist es wichtig, mit der Verabreichung von 6-MP bzw. Azathioprin zu warten, bis der Bilirubinspiegel unter 2 mg-% liegt. Mit der alleinigen Verabreichung von Prednison wird dieses auch bei schweren Fällen meistens in ein bis zwei Wochen erreicht.

Die ersten kontrollierten Untersuchungsreihen liegen vor und zeigen eindeutig den Wert der immunosuppressiven Therapie in der Behandlung der chronisch aktiven Hepatitis (383).

3. Polyarteriitis nodosa (389)

Die Prognose dieser Affektion war bis vor kurzem sehr schlecht. Mit Einführung der Prednison-Therapie konnte wohl gelegentlich ein akuter Schub pariert werden, doch blieb die Prognose weiterhin schlecht. Die Anwendung von Immunosuppressiva hat zunächst auch nicht viel zur erfolgreichen Behandlung dieser Affektion beigetragen, jedoch sieht die Situation nach Anpassung der Dosierung von Immunosuppressiva und Prednison etwas günstiger aus. Von unseren letzten 6 Fällen befinden sich z.Z. 4 in voller Remission, wenn auch immer noch unter Behandlung. Im Gegensatz zu den vorgenannten Affektionen muß zu Beginn äußerst intensiv behandelt werden. Wir verabreichen zunächst 100 mg Prednison zusammen mit 150 mg·Azathioprin während 10 Tagen. Anschließend senken wir die Prednison-Dosierung alle 4 Tage um 10 mg bis zu einer Tagesdosierung von 20 mg. Die weitere Reduktion um je 2,5 mg hängt von dem klinischen Erfolg ab. Einer der 4 Patienten setzte nach einem Jahr mit der Therapie aus, worauf nach 3 Wochen ein Rückfall der Krankheit auftrat. Erneutes Einsetzen der immunosuppressiven Therapie führte zu prompter Besserung. Die mittlere Behandlungsdauer der 4 Patienten beträgt z.Z. 1,8 Jahre.

4. Dermatomyositis (130,362,571)

Wir unterscheiden die "primäre" von der paraneoplastischen Form. Bei der letzteren ist die Therapie auf das Neoplasma gerichtet, bei der ersteren verabreichen wir eine immunosuppressive Therapie. Wir haben 7 Fälle selbst behandelt, 3 sehr fortgeschrittene und 4 Früherkrankungen, jedoch bereits mit Einschränkungen der Gelenksexkursionen. Alle 4 Frühformen sprachen gut auf die Behandlung an; unter Normalisierung der Muskelfunktionen und der Gelenksexkursionen 3 - 6 Monate nach Beginn der Behandlung. Unter den 3 Spätformen konnte der Zustand bei einem 8jährigen Kind nicht mehr beeinflußt werden. Es befindet sich z.Z. in einem kachektischen Zustand mit schweren Gelenkskontraktionen. Ein zweiter, ebenso fortgeschrittener Fall sprach erstaunlicherweise auf die Therapie mit langsamer Besserung an, die sich während der ersten 2 Jahre der Therapie einstellte. Während der folgenden 4 Jahre trat unter fortgesetzter immunosuppressiver Therapie kein neuer Schub der Dermatomyositis auf. Der letzte Spätfall sprach nur ungenügend mit bescheidener Besserung der muskulären Funktion und der Gelenksexkursionen, auf die Therapie an.

Wir verwenden das gleiche Behandlungsprinzip wie für die Behandlung des SLE. Unser erster Fall sprach erstaunlich gut auf Methotrexat an, und zwar so gut, daß andere Kliniker diese Behandlung übernahmen. Die bisherige Erfahrung erlaubt aber nicht, dem Methotrexat den Vorzug gegenüber Azathioprin zu geben. Da es sich um eine Langzeitbehandlung handelt, wechseln wir beide Medikamente, unter Verabreichung von Prednison in einer Dosierung von 0,1 - 0,2 mg pro Kilogramm Körpergewicht, monatlich ab.

5. Rheumatoide Arthritis und diffuse Sklerodermie

Die Ergebnisse der immunosuppressiven Therapie der rheumatoiden Arthritis müssen als bescheiden bezeichnet werden. Kontrollierte Untersuchungen zeigen wohl eine gewisse Wirkung, die aber nicht überschätzt werden darf (9,61,187,367). Ebenso bescheiden sind die Behandlungserfolge der diffusen Sklerodermie (537). Bei 3 Mißerfolgen konnten wir allerdings einem Patienten, der sich nach jahrelanger Erkrankung in einem äußerst prekären Zustand befand, ganz wesentlich helfen. Es gelang, diesen Patienten aus einer praktisch totalen Invalidität in ein aktives Leben zurückzuführen. Solche Einzelfälle berechtigen zu einem Versuch mit Immunosuppressiva bei Patienten mit dieser Krankheit.

6. Hämatologische Affektionen

In der Behandlung autoimmun-hämolytischer Anämie hängt die Anwendung der Immunosuppressiva von der Natur des Antikörpers ab. Im Falle von IgG-Autoantikörpern hat sich bei Prednison-resistenten Fällen Azathioprin oder 6-MP sehr bewährt (388,527,570). Das Medikament darf hier viel höher dosiert werden als z.B. bei SLE (150 - 200 mg Azathioprin, 75 - 100 mg 6-MP). Gleichzeitig müssen Kortikosteroide in hoher Dosierung verabreicht werden. Das Resultat zeigt sich in der Regel nach 2 - 3 Wochen. Die Behandlung muß im allgemeinen mindestens 3 Monate lang unter Reduktion der Prednison-Medikation und der Azathioprin- bzw. 6-MP-Medikation, entsprechend dem Verlauf der Krankheit, durchgeführt werden. In einem Fall mußte nach 2jähriger Behandlung eine Erhaltungstherapie weitergeführt werden, da der Patient regelmäßig nach Absetzen der Therapie einen Rückfall erlitt.

Im Fall von IgM-bedingter autoimmun-hämolytischer Anämie haben nur Alkylantien bei ungefähr der Hälfte der behandelten Fälle zu einer Besserung geführt, worauf Schubothe schon vor vielen Jahren hingewiesen hat. Auch hier gibt die Assoziation mit Kortikosteroiden bessere Resultate (522).

Die chronische Autoimmunthrombopenie (idiopathische Thrombopenie ohne Splenomegalie) wird immer noch vorzugsweise mit Prednison behandelt. Bei jüngeren Patienten empfehlen die meisten Hämatologen die Splenektomie bevor Immunosuppressiva versucht werden. Falls die Operation aus irgend einem Grunde nicht durchführbar ist, ist ein Versuch mit Immunosuppressiva indiziert. Die meisten Autoren haben Azathioprin oder 6-MP verwendet. Wir verabreichen diese Medikamente während 4 konsekutiven Tagen in der Woche, in einer Dosierung von 150 mg Azathioprin täglich. Von 12 behandelten Fällen haben 4 Patienten auf die Behandlung gut angesprochen unter Normalisierung der Plättchenzahl. Bei 5 Fällen kam es nur zu einer klinischen Besserung, jedoch nicht zu einer Normalisierung der Plättchenzahl, während 3 Patienten unbeeinflußt blieben. Die Angaben aus der Literatur sind teils mehr, teils weniger ermutigend (389). Zur Zeit wird versucht, therapieresistente Fälle mit Antilymphozyten-Serum zu behandeln.

7. Nierenaffektionen

Die Ergebnisse in der Behandlung der Glomerulonephritis sind recht enttäuschend, indem entweder keine objektiv faßbare Wirkung oder eine Besserung bei nur wenigen Patienten festgestellt wurde (379,570).

Ebenso besteht Zurückhaltung in der Therapie der Nephrose. Was die kindliche idiopathische Nephrose anbelangt, wurden bei steroidresistierenden Fällen günstige Ergebnisse mit einer Remissionsrate von 50 % mitgeteilt (141,54)).

Interessante Ergebnisse wurden ferner bei der Behandlung des Goodpasture-Syndromes mitgeteilt (219,358).

8. Kutane Vaskulitis

Die chronische Vaskulitis vom Typus Schönlein-Henoch spricht gut auf die immunosuppressive Behandlung an. Das gleich gilt für die hypergammaglobulinämischen Purpura (387). Bei beiden Affektionen verwendeten wir zunächst Antimalaria mit erfreulichem Erfolg, jedoch hat sich 6-MP, Azathioprin und Methotrexat als überlegen gezeigt. In Abb. 46 und 47 ist eine typische Verlaufsform einer bakteriell-allergischen chronischen kutanen Vaskulitis zusammengefaßt.

9. Magen-Darm-Erkrankungen (301)

Azathioprin und 6-MP wurden zur Behandlung der ulzerativen Colitis angewandt. Die Auswertung des Behandlungsversuches ist bei dieser zu spontaner Remission neigenden Affektion schwierig. Immerhin scheinen die vorliegenden Ergebnisse von Interesse.

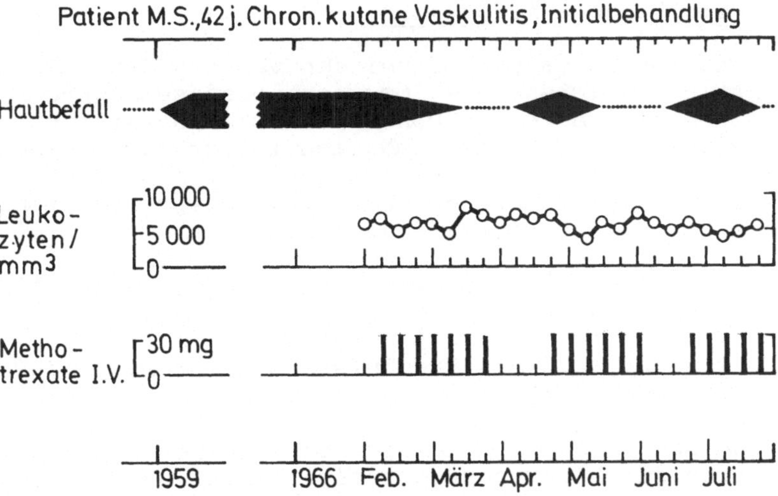

Abb. 46. Immunosuppressive Behandlung des Patienten M.S. Der Patient litt seit 7 Jahren an einer erfolglos behandelten Hauteruption, welche sich als bakterielle Allergie gegenüber Staphylokokken erwies. Rückgang der Vaskulitis unter Methotrexate-Behandlung. Jeweils 10 Tage nach Absetzen der Therapie entstanden wieder neue Hautläsionen

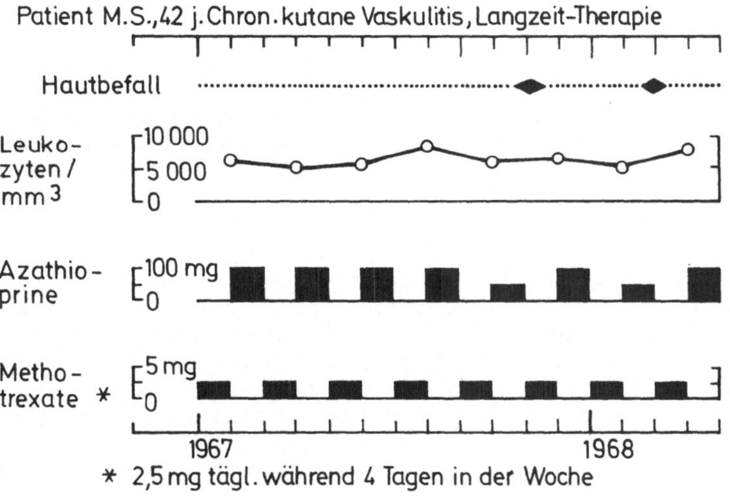

Abb. 47. Erhaltungstherapie des gleichen Patienten wie Abb. 46. Verminderung der Azathioprin-Dosis führte wiederholt zu einem Rezidiv der kutanen Vaskulitis (2mal auf Abb., ein drittes Mal 3 Monate später)

10. Verschiedene Affektionen

Immunosuppressiva wurden bei den verschiedenen Affektionen angewandt, bei welchen eine Immunopathogenese angenommmen wird. So sprechen einige Formen von chronischer Uveitis gut auf die Therapie an, wobei es nicht möglich ist zu entscheiden, welche Uveitis gut und welche nicht anspricht (207,210). Die Wegener'sche Granulomatose spricht gut auf Cyclophosphamid, kombiniert mit niedriger Corticosteroid-Medikation, an.

Es liegen ebenfalls günstige Ergebnisse bei der Behandlung des bullösen Pemphigoid vor (367).

Mit Vorsicht sind die Ergebnisse bei der Myasthenia gravis zu bewerten (130,571).

Ebenso kann noch nicht entschieden werden, inwieweit die Multiple Sklerose durch Immunosuppressiva beeinflußt werden kann. Bei fortgeschrittenen Fällen ist die Therapie nicht angezeigt. Von 9 eigenen Fällen, welche nach dem dritten Rückfall behandelt wurden, hat sich keiner wesentlich verschlechtert (mittlere Behandlungsdauer: 3 Jahre). Bei den behandelten Patienten traten nach Beginn der Therapie weniger und leichtere Schübe auf, welche durch Erhöhung der Prednison-Dosierung jedesmal leicht kontrolliert werden konnten. Bei dieser Affektion wäre eine großangelegte kontrollierte Studie dringend indiziert, wobei fortgeschrittene Fälle aus der Studie eliminiert werden sollten, da wir bei einer einmal sich eingestellten Dauerschädigung keine Besserung mehr erwarten können. Es besteht die Möglichkeit, daß durch diese Therapie der Prozentsatz der Patienten, welche ihre Selbständigkeit verlieren und auf den Rollstuhl angewiesen sind, zurückgeht (64,389).

11. Transplantationen

Eine der wichtigsten Anwendungen immunosuppressiver Therapie ist die Organtransplantation. In der Regel werden verschiedene Medikamente gleichzeitig verabreicht (141,524,556,557).

12. Rh-Prophylaxe

Die Rh-spezifische Immunosuppression Rh-negativer Mütter nach Geburt eines Rh-positiven Kindes hat sich bereits weltweit bewährt. Von 1081 Frauen, denen innerhalb 48 Std nach Geburt eines Rh-positiven Kindes Anti-D-Immunserum verabreicht wurde, hat nur eine Frau ein halbes Jahr später Anti-D-Körper gebildet, im Gegensatz zu 51 Frauen der Kontrollgruppe (726 Frauen) (463).

D. Nebenwirkungen immunosuppressiver Therapie

1. Zytotoxische Nebenwirkungen

Nebenwirkungen aufgrund der Zytotoxizität der Medikamente: diese Nebenwirkungen betreffen je nach Präparat Knochenmark, Magen-Darm-Trakt und Tegumente (Haarausfall). Im übrigen ist diese Wirkung streng dosisabhängig. Mit Ausnahme der Transplantationen wird man versuchen, die Dosierung derart zu dirigieren, daß keine für den Patienten unangenehm spürbaren "zytotoxischen Effekte" auftreten. In diese Kategorie gehören ebenfalls die Leber-, Pankreas- und Nierentoxizität. Schließlich ist die Lungenfibrose und die hämorrhagische Zystitis als Komplikation von Behandlungen mit Alkylantien zu erwähnen.

2. Immunosuppressive Komplikationen

Nebenwirkungen infolge von zu starker Immunosuppression werden vor allem in der Behandlung organtransplantierter Patienten beobachtet. Zuerst tritt eine Anfälligkeit gegenüber Mikroben in Erscheinung, welche mit Hilfe der zellulären Immunität normalerweise überwunden wird. Bei nichttransplantierten Patienten ist die Immunosuppression meistens zu schwach, als daß es zu einer Infektionsanfälligkeit kommen könnte. In unserem eigenen Patientengut von über 100 Patienten haben wir folgende Komplikationen angetroffen: gehäuftes Vorkommen der Verrucae vulgaris: 9 Patienten; schwerer Verlauf einer Hepatitis: eine Patientin; Herpes zoster mit schwerer Verlaufsform: 1 Patientin; im übrigen konnte keine erhöhte Infektanfälligkeit festgestellt werden. Bei immunosuppressiv behandelten transplantierten Patienten wurden gehäuft Infektionen mit folgenden Keimen angetroffen: Torula histolytica, Pneumocystis carini, Zytomegalie-Virus, Toxoplasma gondii (628).

3. Teratogene Nebenwirkungen

Alle Medikamente, welche den Kernstoffwechsel beeinflussen, aber auch Glukokortikosteroide, zeichnen sich durch eine im Tierexperiment nachgewiesene teratogene Wirkung aus. Aus diesem Grund werden diese Medikamente, wenn immer möglich, zur Behandlung schwangerer Frauen vermieden.

Griffith (233) hat folgende Erhebungen durch Befragung verschiedener Transplantationszentren machen können. 29 Frauen wurden während der Behandlung schwanger, eine Frau zweimal. 18 normale Kinder wurden am Ende der Schwangerschaft geboren, 2 im letzten Trimester der Schwangerschaft. 7 Aborte traten auf und 3 weitere wurden künstlich eingeleitet.

Drei eigene Patientinnen machten eine normale Schwangerschaft durch und gebaren normale Kinder. Bei diesen 3 Patientinnen wurde während der ersten 3 Monate der Schwangerschaft nur 15 mg Prednison täglich verabreicht, für den Rest der Schwangerschaft wurde neben Prednison lediglich Azathioprin un kein anderes Immunosuppressivum gegeben.

Eine teratogene Wirkung könnte auch via Vater in Erscheinung treten. Entsprechende Erhebungen durch Befragung von 19 Transplantationszentren haben folgendes gezeigt (233): mindestens 38 normale Kinder wurden unter diesen Umständen geboren, in 2 Fällen kam es zu einem Abort im ersten Trimester, ohne daß die Ursache aufgedeckt werden konnte.

Wenngleich Kinder von Eltern, die im Moment der Konzeption unter Azathioprin-Behandlung standen, gewöhnlich gesund erscheinen, so wurden doch chromosomale Veränderungen bei der Geburt beobachtet. Diese Veränderungen gingen allerdings in den folgenden Monaten wieder zurück (191).

Es liegen einige Mitteilungen über Kinder mit kongenitalen Deformitäten vor, welche von einem Vater stammen, der zu dieser Zeit unter Azathioprin-Behandlung stand: Nach erfolgreicher Transplantation erhielt ein Patient Prednison in einer Dosierung von 250 mg pro Tag. Ferner erhielt der Patient 3 Serien von lokaler Bestrahlung ungefähr 5 Jahre vor Geburt des von im stammenden Kindes. Das Kind wies eine große, geschlossene Myelomeningozele in der oberen Lendenregion auf, mit einer Reihe weiterer Mißbildungen (573). Ein anderes Kind, welches von einem mit Azathioprin behandelten Vater stammt, hatte keine rechte Hand. Wenngleich im ersten Fall verschiedene mögliche Ursachen der kindlichen Mißbildung erwogen werden müssen, muß doch mit dieser Komplikation ernsthaft gerechnet werden (191).

Es sei noch angefügt, daß das Sexualleben durch Azathioprin nicht beeinflußt wird, und die Samenanalysis und die Hodenbiopsie behandelter Patienten normale Ergebnisse zeigen (454).

Da immunosuppressive Medikamente die Gefahr einer teratogenen Wirkung mit sich bringen, müssen alle geschlechtsreifen Patienten entsprechend orientiert werden. Kontrakonzipientien sollten unbedingt empfohlen werden. Männlichen Patienten muß die Gefahr der teratogenen Toxizität besonders eindrücklich mitgeteilt werden. Manche Eltern wollen trotzdem auf ein Kind nicht verzichten. In diesem Falle ist es besser, unter richtiger Auflärung den Eltern beizustehen, als die ärztliche Verantwortung abzulehnen. Insbesondere haben wir die Therapie derart geleitet, daß die Gefahr während der ersten 3 Monate durch entsprechende Dosierung auf ein Mindesmaß reduziert wurde.

4. Kanzerogene Nebenwirkungen

Eine kanzerogene Wirkung ergibt sich einerseits als Folge einer kräftigen Immunosuppression, andererseits als Folge einer direkten Einwirkung der Medikamente auf die Chromosomen. Was die immunosuppressive Behandlung immunopathologischer Krankheiten anbelangt, können noch keine schlüssigen Aussagen über das "kanzerogene Risiko" gemacht werden. Jedoch sind bereits verschiedene Fälle maligner Entartung des lymphoiden- und histiozytären Gewebes im Verlauf von Nierentransplantationen bekannt geworden. Die Zahl wird auf ungefähr 3 - 5 % der transplantierten Patienten geschätzt (210,389).

Immunologische Tumortherapie

H. Warnatz

Ansätze einer immunologischen Tumortherapie basieren auf der Antigenität von Tumoren und der Reaktivität von Immunozyten gegen Tumorantigene. Von verschiedenen experimentellen Verfahren aktiver und passiver Immunisierung wurden bisher die besten Resultate mit unspezifischer Stimulierung der Abwehrmechanismen durch BCG-Vakzination erzielt. Zusammen mit weiteren theoretischen Möglichkeiten deuten so erste praktische Erfahrungen eine neue Phase der Tumortherapie an.

Ziel der Immunotherapie bei Tumoren ist es, die immunologischen Abwehrmaßnahmen des Tumorpatienten gegen den wachsenden Tumor zu stimulieren. Untersuchungen an experimentellen und klinischen Tumoren haben gezeigt, daß das Tumorwachstum nicht nur von den besonderen Eigenschaften des Tumors, sondern auch von den immunologischen Abwehrmaßnahmen des Tumorträgers bestimmt wird (vgl. Beitrag Grundmann). Die immunologische Überwachung des Tumorwachstums, die sog. Immunsurveillance (87,545), kann nur wirksam werden, wenn die Tumorzellen tumorspezifische Antigene tragen, die den normalen Geweben fehlen. Derartige Tumorantigene, in der experimentellen Tumorimmunologie tumorspezifische Transplantationsantigene (TSTA) genannt, müssen sich an der Oberfläche der Tumorzellen, ähnlich den Histokompatibilitätsantigenen befinden; nur dann können sie analog der Allotransplantatreaktion spezifische Abwehrmechanismen induzieren. Von Studien an tierexperimentellen Tumoren ist bekannt, daß, wie bei der Allotransplantatabstoßung, im wesentlichen zellbedingte Immunreaktionen wirksam werden, die zur Regression des wachsenden Tumors oder zur Resistenz gegenüber einer 2. Übertragung des gleichen Tumors führen. Beim Menschen sprechen Beobachtungen über Spontanregression von Tumoren bzw. lange Überlebenszeit des Tumorträgers trotz nachgewiesener Metastasierung in der gleichen Richtung.

A. Tumorantigene (315,619)

Bei tierischen Tumoren konnten Tumorantigene in erster Linie bei virusinduzierten Tumoren nachgewiesen werden. Darüber hinaus konnte gezeigt werden, daß auch durch chemische Karzinogene vom Typ des Methylcholanthrens induzierte Tumoren spezifische Antigene an ihrer Oberfläche tragen. Beim Menschen wurden bislang nur wenige Tumorantigene genauer charakterisiert. Dies trifft insbesondere für das Burkitt-Lymphom und für das Nasopharynx-

Karzinom zu (256). Diese Tumoren werden durch ein ubiquitär vorkommendes Herpesvirus, das Epstein-Barr-Virus (EBV) hervorgerufen. Infektionen mit diesem Virus werden in den gemäßigten Zonen entweder symptomlos überwunden oder es kommt zum Krankheitsbild der infektiösen Mononukleose. In bestimmten tropischen Gebieten ruft das Virus bei Personen mit ungenügender immunologischer Abwehr das Burkitt-Lymphom hervor. Die EBV infizieren und transformieren menschliche B-Lymphozyten, bei denen eine Vielzahl durch das Virusgenom induzierter Antigene auftreten. Einerseits handelt es sich um intrazytoplasmatisch gelegene Antigene, wie das Early-Antigen, das Virus-Kapsid-Antigen und das EB-Nuklear-Antigen, andererseits kommen an der Oberfläche transformierter Zellen membranassoziierte virusspezifische Antigene vor, denen für die Erkennung der virustransformierten Zelle durch den Wirtsorganismus und damit für die Abwehr des Tumors besondere Bedeutung zukommt. Gegen die obengenannten EBV-induzierten Antigene werden vom Wirtsorganismus Antikörper gebildet. Für die Antikörper gegen das membranassoziierte Antigen der Tumorzelle konnte nachgewiesen werden, daß hohe Tier eine günstige Prognose der Erkrankung stellen lassen. Die Frage, ob diese Antikörper direkt in die Tumorabwehr eingreifen, ist nicht sicher geklärt.

Andere virusinduzierte menschliche Tumoren sind bislang nicht bekannt. Beim Zervix-Karzinom der Frau und beim Mamma-Karzinom wurden intensive Untersuchungen zum Nachweis einer viralen Genese vorgenommen; virusspezifische Antigene konnten bei diesen Zellen jedoch nicht gefunden werden.

Bei einer Reihe von Tumorerkrankungen des Menschen sind sogenannte fetale Antigene nachweisbar. Es handelt sich um Antigene, die normalerweise während der Embryogenese, nicht aber im Erwachsenenalter nachweisbar sind. Bei malignen Zellen kann es zu einer antigenen Reversion, d.h. zu einem erneuten Auftreten dieser Antigene an den Tumorzellen kommen. Bekannteste Beispiele sind das Alpha-1-Fetoprotein, das bei Hepatomen und embryonalen Tumoren nachweisbar wird, sowie das karzino-embryonale Antigen des Colon-Karzinoms. Bisher konnte nicht gesichert werden, daß diese Antigene im Sinne von Auto-Antigenen eine Antikörperproduktion induzieren; ihnen gegenüber scheint vielmehr eine Immuntoleranz zu bestehen.

Tumorspezifische Antigene werden auch bei anderen Tumoren, z.B. beim Melanom und Sarkom angenommen. Gegen diese Antigene werden Antikörper gebildet, die im Falle des Melanoms mit 70 % aller Melanome kreuzreagieren. Melanome scheinen demnach ein gemeinsames Antigen zu besitzen, das keine Kreuzreaktion mit anderen Tumoren zeigt. Die Antigene konnten allerdings bislang nicht näher charakterisiert werden. Auch bei anderen Tumoren werden Antigene vermutet, die Tumoren gleicher Organherkunft und gleichen histologischen Aufbaus gemeinsam sind; eine wichtige Voraussetzung für Immunisierungsversuche mit allogenen Tumoren.

B. Immunsurveillance des Tumorwachstums (254,330,427,619)

Gegen die spezifischen Tumorantigene werden vom Wirtsorganismus humorale und zellbedingte Immunreaktionen in Gang gesetzt. Wie bei der Abwehr allogener Transplantate wird der zellbedingten Immunreaktion bei der Tumorabwehr die wesentliche Bedeutung beigemessen. Die spezifischen Tumorantigene induzieren eine Immunisierung des Organismus. Diese konnte beim Menschen mit verschiedenen Methoden nachgewiesen werden, in vivo mit der Intrakutantestung mit Tumorantigen, in vitro mit der lymphozytotoxischen Reaktion gegen autologe Tumorzellen und mit dem gemischten Lymphozyten-Tumorzellkulturtest. Experimentelle Studien zur adoptiven Immunität konnten weiterhin die Rolle der Lymphozyten in der Tumorabwehr beweisen; Lymphozyten von tumorimmunisierten Tieren können den Empfänger vor einem Transplantat des gleichen Tumors in vivo schützen. Für die Bedeutung der zellbedingten Immunität sprechen beim Menschen die Häufung von Tumoren bei Personen mit Immundefektzuständen. Personen mit T-Zell-Immundefekten, wie sie beim Wiskott-Aldrich-Syndrom, bei der Ataxia teleangiectatica angeboren oder bei Personen mit langzeitiger Immunsuppression auftreten, zeigen eine signifikant höhere Tumorrate als die Normalbevölkerung. Eine Störung der zellbedingten Immunreaktion im Verlaufe einer Tumorerkrankung ist daher als ein prognostisch ungünstiges Zeichen aufzufassen.

In der Mehrzahl der Tumorpatienten ist ein genereller Immundefekt nicht nachweisbar. Wahrscheinlich liegen partielle bzw. spezifische Immundefekte vor, die dem Tumor ermöglichen, der Immunsurveillance zu entkommen. Immungenetische Untersuchungen haben gezeigt, daß die Fähigkeit zur Tumorabwehr von genetischen Faktoren beeinflußt wird. Für die Fähigkeit zur Immunreaktion eines Organismus sind die sog. Immunreaktionsgene (Ir-Gene) verantwortlich, die eng mit den Genen, die die HLA-Gruppen induzieren und damit die Transplantatabstoßungsreaktionen bewirken, verknüpft sind (375). Die Immunogenität von Tumoren wird also einerseits von den tumorspezifischen Transplantations-Antigenen, andererseits von genetisch verankerten Fähigkeiten des Wirts zur Antigenerkennung determiniert.

Schon frühzeitig wurde tierexperimentell festgestellt, daß Serum von Tumorträgern Faktoren enthält, die der zellbedingten Immunreaktion entgegenwirken und das Tumorwachstum beschleunigen. Dieses als Enhancement bezeichnete Phänomen (305) wurde auf die Wirksamkeit zirkulierender Antikörper bezogen, die sich an das an der Tumorzelloberfläche befindliche Antigen binden und es damit für die lymphozytäre Abwehrreaktion unkenntlich machen, d.h. die Funktion der tumoraggressiven Lymphozyten blockieren. Gegen diese Annahme spricht, daß mit Antikörper beladene Zellen durch Lymphozyten nicht-sensibilisierter Personen lysiert werden können. Zirkulierende Antikörper vermögen also eine Lymphotoxizität zu induzieren. Dabei handelt es sich um sog. Killerzellen die nicht T-Zellcharakteristika besitzen.

Das Enhancement-Phänomen wird heute eher auf die Wirksamkeit zirkulierender Antigene bezogen (27), die Tumoren bei entsprechender Größe und Entwicklungsstadien in großen Mengen in die Zirkulation abgeben. Diese zirkulierenden Antigene reagieren mit den spezifischen Rezeptoren aktivierter T-Zellen und inhibieren deren Reaktion mit den Tumorzellen. In gleicher Weise werden Immunkomplexe wirksam, die durch Bindung zirkulierenden Antigens mit Antikörpern im Antigen-Überschuß gebildet werden. Auch diese vermögen die tumoraggressiven Lymphozyten zu inhibieren. Diesem genetischen Faktoren wird heute bei der Entwicklung von Tumorerkrankungen eine besondere Bedeutung beigemessen.

C. Immuntherapie (26,259,410,543)

Aufgrund experimenteller und klinischer Erfahrung verfolgt die immunologische Tumortherapie einerseits das Ziel, die Antigenität bzw. Immunogenität des Tumors zu steigern. Dies kann beispielsweise durch Entfernung von blockierendem Material oder durch Adjuvans-Effekte erzielt werden. Andererseits wird versucht, insbesondere die für die Abwehr von Tumoren wichtige zellbedingte Immunreaktion zu stimulieren, während die humorale Immunität ausgehend vom Phänomen des Enhancements eher gehemmt bzw. nicht angeregt werden soll. Das setzt voraus, daß der Tumorträger ein funktionsfähiges Immunsystem besitzt. Schließlich sollte das Tumorvolumen bei Einleitung einer Immuntherapie gering sein, da bei umfangreichen Tumormassen mit einer erhöhten Ausschwemmung von Tumor-Antigen und damit mit einer Inhibition der zellbedingten Immunreaktion zu rechnen ist. Da die Immuntherapie von Tumoren noch nicht über das experimentelle Stadium herausgekommen ist, muß schließlich jeder therapeutische Versuch nach statistischen Gesichtspunkten zur Erzielung relevanter Ergebnisse auswertbar sein, und der Erfolg der Immunisierung muß durch geeignete in vivo- und in vitro-Kontrollen ermöglicht werden.

Vor Einleitung einer Immuntherapie sollte ein Immunstatus zur Festlegung der zellbedingten und der humoralen Immunreaktivität des Tumorträgers erhoben werden. Die Prüfung des Immunstatus umfaßt eine Kutantestung gegenüber ausgewählten Antigenen, die Bestimmung der T- und B-Lymphozytenverteilung im peripheren Blut und die Prüfung der Lymphozytenfunktionen in vitro mit Mitogenen oder Antigenen. Als Kontrolle des Erfolges der Immuntherapie beim Menschen stehen folgende Teste zur Verfügung: 1. Intrakutantestung mit Tumorantigen, die zu einer Überempfindlichkeitsreaktion vom verzögerten Typ führt. 2. In vitro-Lymphozytotoxizitätstests unter Verwendung autologer oder allogener Tumorzellen als Target-Zellen und von Lymphozyten des peripheren Blutes als Effektorzellen. Es wird die Destruktionsrate der Tumorzellen bestimmt. 3. Der Lymphozyten-Transformationstest unter Verwendung von Tumorzellen oder Tumorzellmembranpräparationen als Antigen. Die Lymphozyten des immunisierten Tumorträgers werden in vitro durch das Tumorzell-Antigen stimuliert mit nachfolgender Vermehrung des spezifisch reaktiven Zellklons. 4. Der Leukozyten-Migrationsinhibitionstest unter Verwendung von Tumorzell-Antigen. Lymphozyten von immunisierten Tumorträgern produzieren einen Faktor, der die Leukozytenmigration inhibiert. 5. Nachweis zirkulierender Antikörper gegen die Tumorzellantigene.

Folgende Möglichkeiten einer Immuntherapie wurden bisher angewendet.

D. Immunprophylaxe

Eine echte Immunprophylaxe kommt bei menschlichen Tumoren bislang nicht in Frage. Vielmehr wird eine prophylaktische Immuntherapie betrieben, um bei bekanntem Tumor eine Metastasierung oder ein Rezidiv des Tumors zu vermeiden. Immunprophylaxe ist aus der Veterinärmedizin zur Behandlung der Marekschen Erkrankung, einer Neuro-Lymphomatose der Hühner, bekannt (52). Dabei werden Hühner mit einem attenuierten Virus infiziert; durch die Immunisierung kann das Auftreten der Erkrankung erfolgreich verhindert werden. Bei virusinduzierten Leukämien und Sarkomen von Vögeln und Mäusen gelang eine erfolgreiche Immunisierung durch die aktive Immunisierung mit irradiierten virustransformierten Tumorzellen oder Tumorzellpräparationen. Beim Menschen würde eine solche Immunprophylaxe nur beim Burkitt-Lymphom als dem einzigen gesicherten virusinduzierten Tumor in Frage kommen. Bislang liegen noch keine Berichte über eine erfolgreiche Immunprophylaxe dieses Tumors vor.

E. Aktive, nicht-spezifische Immunisierung

Diese Immuntherapie hat in der Klinik die weiteste Verbreitung gefunden. Stützung finden diese Therapieversuche in gelegentlichen Beobachtungen einer spontanen Regression maligner Tumoren im Anschluß an eine bakterielle oder pyogene Infektion; Versuche mit bakteriellen Endotoxinen als Adjuvantien bei der Immuntherapie sind heute zugunsten der BCG-Behandlung verlassen.

Bei der BCG-Behandlung werden 10^6 bis 10^8 lebende BCG-Keime intrakutan oder durch Skarifikation appliziert. Von Wichtigkeit sind für diese Therapie die verwendeten BCG-Präparationen (650). Die BCG-Applikation wird in kurzen, zunächst wöchentlichen Abständen, später in größeren Intervallen wiederholt. Bei tuberkulinnegativen Personen wird eine antigene Konversion in einen tuberkulinpositiven Zustand als erfolgreiche Immunisierung gewertet; bleibt sie aus, so ist mit einem Behandlungserfolg nicht zu rechnen. Im Gefolge der BCG-Applikation kommt es bei den Probanden meist zu Fieber, häufig zu Übelkeit und Myalgien. Gelegentlich wurden Überempfindlichkeitsreaktionen und pathologische Leberfunktionswerte beobachtet. Nur selten kam es bei darniederliegender zellbedingter Immunreaktion zu generalisierter Tuberkulose, die eine tuberkulostatische Behandlung notwendig machten. Insgesamt wurde über 17 Todesfälle infolge der Immuntherapie berichtet.

Die größten Erfahrungen mit der BCG-Therapie liegen beim Melanom vor. Unter obengenannter Therapie konnte Pinsky (458) bei einer Gesamtzahl von 39 malignen Melanomerkrankungen mit Metastasierung in 3/4 der Fälle Entzündungszeichen an den Metastasen nachweisen.

In 12 Fällen beobachtete er eine komplette Remission, in 8 Fällen die Regression einiger Metastasen. Guttermann (240) berichtete über die Ergebnisse der Skarifikationsbehandlung beim Melanom der Stadien III und IV, die nach operativer Behandlung der Tumor-Metastasen mit BCG behandelt oder nicht behandelt wurden. Die immuntherapeutisch behandelte Gruppe zeigte wesentlich verlängerte Überlebenszeiten und längere rezidivfreie Intervalle. In dieser Studie konnte eine Aktivierung der zellbedingten Immunreaktion nachgewiesen werden; nur selten fanden sich blockierende Serum-Faktoren bei gleichzeitiger Verschlechterung des klinischen Befundes. Gelegentlich wurden auch Versuche einer Injektionsbehandlung in die Metastase hinein gemacht (324). Diese führte in der Regel zu einer Regression der Metastasen, selten auch zur Regression fernliegender, nicht-injizierter Metastasen, ähnlich wie dies für die Behandlung von Hauttumoren mit Dinitrochlorbenzol (DNCB) beschrieben wurde (314). Die Patienten werden hier zunächst gegen DNCB durch Auftröpfelung einer 0,1 %igen Lösung von DNCB in Azeton immunisiert. Pinselung der Hauttumoren mit DNCB führte zu einer Induktion einer zellbedingten Immunreaktion und zur Regression des Tumors. Es wurde über lange dauernde Remissionen berichtet. Schließlich wurden weitere bakterielle Adjuvantien, wie Corynebacterium diphtheriae, Bordetella pertussis oder Vaccinia-Viruspräparationen zur Immuntherapie von Tumoren verwendet.

Bei Behandlungen von klinischen Leukämien (368) mit BCG wurde ebenfalls über Remissionen berichtet; allerdings ergab eine kontrollierte Studie nur eine gering verlängerte Überlebenszeit gegenüber unbehandelten und eine wesentlich verkürzte Überlebenszeite gegenüber chemotherapeutisch behandelten Kindern.

F. Aktive spezifische Immuntherapie

Durch Immunisierung gegen Antigene des Tumors soll eine Stimulierung insbesondere der zellbedingten Immunantwort des Tumorträgers erzielt werden, die zur Regression des Tumors führt. Es wurden verschiedene Wege beschritten, um die Immunogenität des Tumors zu erhöhen. Als Antigene wurden lebende Tumorzellen verwendet; doch besteht hierbei die Gefahr eines Angehens des Tumors, weshalb dieses Therapieschema heute nicht mehr verwendet wird. Bevorzugt werden heute irradiierte Tumorzellen oder Tumorantigen-Präparationen; dabei handelt es sich entweder um Membranpräparationen von Tumorzellen oder um lösliche Extrakte aus Tumorzellmembranen. Im Tierexperiment zeigen allogene Präparationen von Tumoren gleichen histologischen Aufbaus oft einen besseren Immunisierungserfolg als isologe oder autologe Tumorzellen. Durch Koppelung von Fremdantigenen an Tumorzellen oder antigene Präparationen konnten ebenfalls günstigere Sensibilisierungserfolge beobachtet werden. Für die Koppelung werden Proteine (Transferrin, Gammaglobulin (121)) oder niedermolekulare Haptene verwendet. In tierexperimentellen Studien unter Verwendung von Methylcholanthren-induzierten Tumoren oder Ehrlich-Aszitestumoren konnte ferner gezeigt werden, daß Tumorantigene gelegentlich durch andere Substanzen, z.B. durch Amminozucker verdeckt bzw. maskiert sind und daß nach Neuraminidase-Behandlung diese Tumor-Antigene freigelegt werden können (530). Es wurde deshalb die Neuraminidase-Behandlung von Tumorzellen zur Erzielung einer höheren Immunogenität in die Immuntherapie eingeführt.

Neben der Steigerung der Immunogenität des Tumor-Antigens wird versucht, die Fähigkeit des Tumorträgers zur Entwicklung einer Immunreaktion zu stimulieren. Hierzu wurden insbesondere Adjuvantien in die aktive Immuntherapie eingeführt. Im Tierexperiment wurden insbesondere Freundsches Adjuvans, eine Suspension von Mykobakterien in Mineralöl, beim Menschen eine Kombination des Tumorantigens mit BCG bzw. mit anderen Adjuvantien vom Typ Bordetella pertussis oder Corynebacterium diphtheriae eingeführt.

Beim Melanom führten aktive spezifische Immunisierungsversuche mit Melanomzellantigen fast durchweg zu enttäuschenden Ergebnissen (286). Insbesondere konnten im Vergleich zur alleinigen BCG-Therapie die Behandlungserfolge nicht verbessert werden. Demgegenüber scheinen Vorbehandlungen der Tumorzellen mit Neuraminidase, die Immunogenität und damit den therapeutischen Effekt zu verbessern.

Bei Leukämien wurden beim Menschen langjährige Versuche durchgeführt (341). Mathé u. Mitarb. (369) führten alleinige Immunotherapie mit irradiierten Leukämieziellen mit oder ohne Adjuvans durch und fanden eine verlängerte Überlebenszeit der immuntherapeutisch behandelten Patienten. Powels (466) kombinierte Chemotherapie zur Erzielung einer Remission mit nachfolgender aktiver Immunotherapie unter Verwendung von bestrahlten autologen Leukämiezellen und BCG. Er berichtete über eine signifikante Verlängerung der Überlebenszeit der chemotherapeutisch und immuntherapeutisch behandelten Patienten in einer randomisierten Studie. Bei anderen Tumoren, insbesondere bei organlokalisierten Tumoren liegen eine Fülle von Einzelbeobachtungen vor, die allerdings wegen mangelhafter Auswahlkriterien, sowie fehlender Randomisierung in ihrem Effekt nicht sicher beurteilbar sind.

G. Adoptive Immuntherapie

Adoptiver Transfer einer Tumorimmunität ist aus dem Tierexperiment als systemische oder lokale Applikation isogener sensibilisierter Lymphozyten bekannt. In der Mehrzahl der tierexperimentellen Studien konnte durch adoptiven Transfer von immunisierten Lymphozyten das Tumorwachstum nur verzögert, nicht aber verhindert werden. Beim Menschen ist eine adoptive Immunität in der Regel nur unter Verwendung allogener Lymphozyten möglich, die allerdings im immunkompetenten allogenen Wirtsorganismus keine Überlebenschance haben. Immunisierte allogene Lymphozyten wurden bei diesen Versuchen von Personen gewonnen, die Tumoren gleichen histologischen Typs besitzen und sich in Remission befinden. Zwischen Trägern gleichartiger Tumoren wurden Kreuztransfusionen vorgenommen. Bei den Versuchen handelt es sich in der Regel um Einzelfälle. Nur selten wurde über Remissionen berichtet; insgesamt muß dieser Therapieversuch als erfolglos angesehen werden (285,414).

Um die therapeutische Wirkung von allogenen Lymphozyten zu verbessern, wurde bei Leukämien (503,587) versucht, durch vorherige Immunsuppression den Empfänger immuninkompetent zu machen. Dazu wurden die Patienten einer Ganzkörperbestrahlung mit 800 bis 1000 rad unterzogen; ferner wurde ihnen allogenes Knochenmark übertragen. Diese Behandlung birgt jedoch die Gefahr einer tödlichen Graft-versus-host-Reaktion in sich. Nur in seltenen Fällen wurden längerdauernde Remissionen unter dieser Therapie beschrieben.

Eine neue Möglichkeit hat sich durch in vitro-Immunisierung von autologen Lymphozyten gegenüber Tumorantigenen eröffnet. Dazu werden Lymphozyten des peripheren Blutes des Tumorträgers mit Tumorzellen bzw. Antigen in vitro über 4 bis 6 Tage inkubiert und diese in vitro immunisierten Zellen auf den Tumorträger übertragen. Während tierexperimentelle Ergebnisse vorliegen, die die Effektivität der in vitro-Immunisierung beweisen, fehlen entsprechende klinische Befunde bislang.

Aus Lymphozyten immunisierter Personen konnte ein dialysabler Faktor isoliert werden, der Immunität vom verzögerten Typ auf den Empfänger überträgt (334). Die chemische Struktur dieses sog. Transfer-Faktors ist bislang nicht aufgeklärt. Die Transfer-Faktor-Gewinnung hat sich bislang als schwierig erwiesen, da geeignete Spender (d.h. gegen den Tumor immunisierte Personen) nicht zur Verfügung stehen und der Transfer-Faktor nicht sicher quantifiziert werden kann, so daß exakte Dosierungs- und Applikationspläne nicht aufgestellt werden können. Der Transfer-Faktor wurde bei Melanomen und Sarkomen, organlokalisierten Karzinomen und insbesondere M. Hodgkin angewendet. In der Literatur mitgeteilte positive Ergebnisse mit Langzeitremissionen erlauben wegen der fehlenden Randomisierung keine Aussage über den Wert der Transfer-Faktor-Therapie.

H. Passive Immuntherapie

Hierbei werden zirkulierende Antikörper von Personen, die gegen Tumormaterial immunisiert wurden, übertragen. Wegen der Möglichkeit eines Enhancement ist diese Therapie von vornherein als dubiös zu betrachten. Anfängliche Bemühungen einer passiven Immuntherapie wurden daher in der Zwischenzeit aufgegeben.

Therapeutische Versuche mit Hetero-Antiseren bei Leukämien erwiesen sich als ineffektiv. Das gleiche gilt für Alloantiseren gegen Tumoren, die durch Immunisierung Freiwilliger gewonnen wurde.

Die Immuntherapie ist trotz jahrelanger Bemühungen noch im experimentellen Stadium. Es existiert auch heute noch keine klare Konzeption über den Zeitpunkt der Einleitung einer Immuntherapie und über den optimalen Immunisierungsmodus. Unsicherheit besteht insbesondere auch, weil eine klare Aussage über den Wert der Therapie bei den einzelnen Tumoren bislang fehlt.

Es besteht weitgehende Übereinstimmung, daß Voraussetzung für eine erfolgreiche Immuntherapie eine möglichst radikale Entfernung der Tumormasse ist. Die wesentlichen Bemühungen laufen darauf hinaus, einerseits die Immunogenität des Tumors zu vermehren und andererseits die immunologischen Abwehrmechanismen des Tumorträgers zu maximieren, wobei insbesondere die zellbedingte Immunreaktion stimuliert und die Enhancement-Mechanismen unterdrückt werden sollen. Es wurden inzwischen Therapiepläne aufgestellt, die eine maximale Immuntherapie für verschiedene Stadien des Tumorwachstums ermöglichen. Zeigt der Tumorträger normale immunologische Funktionen, wird in der Regel eine aktive unspezifische (BCG) oder spezifische (kombinierte Tumorantigen und BCG) Therapie verwendet. Erst bei defekter Immunreaktion, die meist in Spätstadien der Erkrankung beobachtet wird, wird ein adoptiver Transfer von Immunität gegen den Tumor erwogen werden. Bei der Indikationsstellung zur Einleitung einer Immuntherapie müssen schließlich auch die Ergebnisse anderer Therapiemöglichkeiten, insbesondere die der Chemotherapie von Tumoren in Erwägung gezogen werden; es liegen in der Zwischenzeit Erfahrungen mit einer kombinierten Immun- und Chemotherapie vor.

Literatur

1. Ackeret, C.: Familienstudie über die Vererbung des Adenosindeaminasemangels bei 3 Familien mit kombiniertem Immunmangel. Diss. Zürich 1974.
2. Aisenberg, A.C.: Lymphocytopenia in Hodgkin's disease. Blood 25, 1037 (1965).
3. Aisenberg, A.C.: Studies on cyclophosphamide-induced tolerance to sheep erythrocytes. J. exp. Med. 125, 833 (1967).
4. Aisenberg, A.C.: Malignant lymphoma. New Engl. J. Med. 288, 883, 941 (1973).
5. Aisenberg, A.C., Bloch, K.J.: Immunoglobulins on the surface of neoplastic lymphocytes. New Engl. J. Med. 287, 272 (1972).
6. Aiuti, F., Wigzell, H.: Function and distribution pattern of human T-lymphocytes. I. Production of anti-T lymphocyte specific sera as estimated by cytotoxicity and elimination of function of lymphocytes. Clin. exp. Immunol. 13, 171 (1973).
7. Albright, J.F., Makinodan, T., Deitchman, J.W.: Presence of life-shortening factors in spleens of aged mice of long lifespan and extension of life expectancy by splenectomy. Exp. Geront. 4, 267 (1969).
8. Aldrich, R.A., Steinberg, A.G., Campbell, D.C.: Pedigree demonstrating a sex-linked recessive condition characterized by draining ears, eczematoid dermatitis and bloody diarrhea. Pediatrics 13, 133 (1954).
9. Alepa, F.L., Zvaifler, N.J., Sliwinski, A.J.: Immunologic effects of cyclophosphamide treatment in rheumatoid arthritis. Arthr. and Rheum. 13, 754 (1970).
10. Altmann, H.W.: Zur Kenntnis der Kerngestalt, des Cytozentrums und der Mitosestörung in Sternberg'schen Riesenzellen. Klin. Wschr. 42, 1117 (1964).
11. Ambrose, L.T.: Regulation of the secondary antibody response in vitro. Enhancement by actinomycin D and inhibition by a macromolecular product of stimulated lymph node cultures. J. exp. Med. 130, 1003 (1969).
12. Anderson, R.E., Scaletti, J.V., Howarth, J.W.: Radiation-induced lifeshortening in germfree mice. Exp. Geront. 7, 289 (1972).
13. Armstrong, W.D., Diener, E.: A new method for the enumeration of antigen-reative cells responsive to a purified protein antigen. J. exp. Med. 129, 371 (1969).
14. Asamer, H.: Zur immunozytologischen Charakterisierung immunkompetenter Lymphozyten. Wien. klin. Wschr. 84, 401 (1972).
15. Asherson, G.L.: The role of micro-organisms in autoimmune response. Progr. Allergy 12, 192 (1968).
16. Asofsky, R., Tigelaar, R., Cantor, H.: Cell interactions in the graft-versus-host response. Progress in Immunology, p. 369. New York: Academic Press 1971.

17. Astaldi, G., Airo, R., Costa, G., Duarte, N.: Milzbestrahlung und immunologische Antwort peripherer Lymphozyten von chronisch-lymphatischen Leukämien. Blut 13, 100 (1966).
18. Bach, F.H., Bach, M.L., Sondel, P.M.: Genetic control of mixed leukocyte culture reactivity. Transplant. Rev. 12, 30 (1972).
19. Bach, J.F., Dardenne, M.: Studies on thymus products. II. Demonstration and characterization of a circulating thymic hormone. Immunology 25, 353 (1973).
20. Bach, J.-F., Dardenne, M., Papiernik, M., Barois, A., Levasseur, P., Le Brigand, H.: Evidence for a serum-factor secreted by the human thymus. Lancet 1972 II, 1056.
21. Bach, J.F., Dormont, J.: Further developments of the rosette inhibition test for the testing of antihuman lymphocyte serum. Transplantation 11, 96 (1971).
22. Bach, J.F., Dormont, J., Dardenne, M., Balner, H.: In vitro rosette inhibition by antihuman antilymphocyte serum. Transplantation 8, 265 (1969).
23. Bachmann, R.: Studies on the serum gamma-A-globulin level. III. The frequency of A-gamma-A globulinemia. Scand. J. clin. Lab. Invest. 17, 316 (1965).
24. Badger, A.M., Cooperband, S.R., Green, J.A.: Studies on the mechanism of action of proliferation inhibitory factor (PIF). Cell. Immunol. 13, 335 (1974).
25. Bagley, C.M., De Vita, V.T., Berard, C.W., Canellos, G.P.: Advanced lymphosarcoma: Intensive cyclical combination chemotherapy with Cyclophosphamide, Vincristine and Prednisone. Ann. intern. Med. 76, 227 (1972).
26. Baker, M.A., Taub, R.N.: Immunotherapy of human Cancer. Prog. Allergy 17, 227 (1973).
27. Baldwin, R.W., Embleton, M.J., Price, M.R.: Inhibition of lymphocyte cytotoxicity for colon carcinoma by treatment with solubilized tumor membrane fractions. Int. J. Cancer 12, 84 (1973).
28. Barandun, S., Büchler, H., Hässig, A.: Das Antikörpermangelsyndrom (Agammaglobulinämie). Schweiz. med. Wschr. 86, 33 (1956).
29. Barandun, S., Cottier, H., Hässig, A., Riva, G.: Das Antikörpermangelsyndrom. Basel: Schwabe 1959.
30. Barandun, S., Huser, H.J., Hässig, A.: Klinische Erscheinungsformen des Antikörpermangelsyndroms. Schweiz. med. Wschr. 88, 78 (1958).
31. Basten, A., Miller, J.F.A.P., Sprent, J., Pye, J.: A receptor for antibody on B lymphocytes. I. Method of detection and functional significance. J. exp. Med. 135, 610 (1972).
32. Basten, A., Warner, N.L., Mandel, T.: A receptor for antibody on B lymphocytes. II. Immunochemical and electron microscopic characteristics. J. exp. Med. 135, 627 (1972).
33. Beer, A.E., Billingham, R.E.: Concerning the uterus as a graft site and the foetus as a natural parabiotic organismic homograft. In: Ontogeny of acquired immunity, p. 149. Amsterdam: North-Holland 1972.
34. Begemann, H.: Klinische und experimentelle Beobachtungen am immunisierten Lymphknoten. Freiburg: Schulz 1953.
35. Begemann, H.: Die Splenektomie bei Lymphogranulomatose-Kranken unter pathophysiologischen und klinischen Gesichtspunkten. Med. Klin. 70, 591 (1975).

36. Begemann, H., Theml, H., Fink, U.: Die Therapie der chronischen lymphatischen Leukämie. In: Leukämien und maligne Lymphome (A. Stacher, Hrsg.), p. 293. München-Berlin-Wien: Urban u. Schwarzenberg 1973.
37. Bekkum, D.W. van: Use and abuse of hemopoetic cell grafts in immune deficiency diseases. Transplant. Rev. 9, 3 (1972).
38. Belpomme, D., Dantchev, D., Rusquec, E. du, Grandjon, D., Huchet, R., Pouillart, P., Schwarzenberg, L., Amiel, J.L., Mathé, G.: T and B lymphocyte markers on the neoplastic cell of 20 patients with acute and 10 patients with chronic lymphoid leukemia. Biomedicine 20, 109 (1974).
39. Benacerraf, B., Gell, P.H.G.: Studies on hypersensitivity. I. Delayed and Arthustype skin reactivity to protein conjugates in Guinea pigs. Immunology 2, 53 (1959).
40. Benacerraf, B., McDevitt, H.D.: Histocompatibility linked immune response genes. Sciences 175, 273 (1972).
41. Bentwitch, Z., Douglas, S.D., Siegal, F.P., Kunkel, H.G.: Human lymphocyte-sheep erythrocyte rosette formation: some characteristics of the interaction. Clin. Immunol. Immunopathol. 1, 511 (1973).
42. Beregi, E.: Morphology of antibody-forming cells in young and aged experimental animals. Mechanisms of Aging and Develop. 1, 233 (1972).
43. Berenbaum, M.C.: Is azathioprine a better immunosuppressant than 6-mercaptopurin? Clin. exp. Immunol. 8, 1 (1971).
44. Berenbaum, M.C., Brown, N.: The effect of delayed administration of folinic acid on immunologic inhibition by methotrexate. Immunology 8, 251 (1965).
45. Berg, J.W.: Inflammation and prognosis in breast cancer: Search for host resistance. Cancer 12, 714 (1959).
46. Berke, G., Amos, D.B.: Mechanism of Lymphocyte - Mediated Cytolysis. The LMC Cycle and Its Role in Transplantation Immunity. Trasplant. Rev. 17, 71 (1973).
47. Berlin, R.D., Oliver, J.M., Ukena, T.E., Yin, H.H.: Control of cell-surface topography. Nature (London) 247, 45 (1974).
48. Bertino, J.R., Hillcoat, B.C., Johns, D.G.: Folate antagonists: some biochemical considerations. Fed. Proc. 26, 893 (1967).
49. Beverley, P.C.L., Brent, L., Brooks, C., Medawar, P.B., Simpson, E.: In vitro reactivity of lymphoid cells from tolerant mice. Transplant. Proc. 5, 679 (1973).
50. Bianco, C., Nussenzweig, V.: Theta bearing and complement-receptor lymphocytes are distinct populations of cells. Science 173, 154 (1971).
51. Bianco, C., Patrick, R., Nussenzweig, V.: A population of lymphocytes bearing a membrane receptor for antigen- antibody-complement complexes. I. Separation and characterization. J. exp. Med. 132, 702 (1970).
52. Biggs, P.M., Jackson, C.A.W., Bell, R.A., Lancaster, F.M., Milne, B.S.: In: Oncogenesis and Herpesviruses (L. Severi, Ed.). Perugia: Publication Division of Cancer Research 1970.
53. Billingham, R.E., Brent, L., Medawar, P.B.: Enhancement in normal homografts, with a note on its possible mechanism. Transplant. Bull. 3, 84 (1956).
54. Billingham, R.E., Brent, L., Medawar, P.B.: Quantitative studies on tissue transplantation immunity. III. Actively acquired tolerance. Phil. Trans. B 239, 357 (1956).

55. Birbeck, M.S.C., Hall, J.G.: Transformation in vivo of basophilic lymph cells into plasma cells. Nature 214, 183 (1967).
56. Blaeser, B.: Proliferationskinetik im peritumoralen Entzündungsfeld menschlicher Kehlkopf-Carcinome. Med. Diss., Münster/Westf. 1975.
57. Blau, J.N.: Hassal's corpuscles - a site of thymocyte death. Brit. J. exp. Path. 54, 634 (1973).
58. Blumberg, S., Thomas, W., Sutnick, I.: Genes, viruses and the immune response. Amer. J. clin. Path. 56, 265 (1971).
59. Bodmer, W.F.: Evolutionary significance of the HL-A system. Nature 237, 139 (1972).
60. Bond, V.P., Fliedner, T.M., Archembeau, J.O.: Mammalian Radiation Lethality, A Disturbance in Cellular Kinetics. AIBS Monograph. New York-London: Academic Press 1965.
61. Bontoux, D., Kahan, A., Brouilhet, H., Amor, B., Delbarre, F., Jouanneau, M., Gniazoowska, E.: Effect and mode of action of chlorambucil in rheumatoid arthritis. Rev. Europ. Etud. Clin. Biol. 16, 166 (1971).
62. Borel, Z., Fauconnet, M., Miescher, P.A.: The effect of 6-mercaptopurine and methotrexate on passive delayed hypersensitivity reactions. Int. Arch. Allergy 38, 583 (1968).
63. Borella, L, Sen, L.: T cell surface markers on lymphoblasts from acute lymphocytic leukemia. J. Immunol. 111, 1275 (1973).
64. Bornstein, M.B.: Autoimmune phenomena of the central nervous system. In: Textbook of immunopathology (H. Müller-Eberhard, P.A. Miescher, Eds.), p. 507. New York: Grune & Stratton 1969.
65. Bosma, M.J., Makinodan, T., Walburg, H.E.: Development of immunological competence in germ free and conventional mice. J. Immunol. 99, 420 (1967).
66. Boué, A., Boué, J.G.: Revue générale: Virus et chromosomes humains. Path. et Biol. 16, 677 (1968).
67. Bouroncle, B.A., Clausen, K.P., Aschenbrand, O.F.: Studies of the delayed response of phytohaemagglutinin (PHA) stimulated lymphocytes in 25 chronic lymphatic leukemia patients before and during therapy. Blood 34, 166 (1969).
68. Boysen, E.A., Miyazawa, M., Aoki, T., Old, L.J.: Ly A and Ly B: Two systems of lymphocyte isoantigens in the mouse. Proc. roy. Soc. B 178, 175 (1968).
69. Brahim, F., Osmond, D.G.: Migration of bone marrow lymphocytes demonstrated by selective bone marrow labeling with thymidine-^{3}H. Anat. Rec. 168, 139 (1970).
70. Brain, P., Gordon, J.: Rosette formation by peripheral lymphocytes. II. Inhibition of the phenomenon. Clin. exp. immunol. 8, 441 (1971).
71. Braunsteiner, H.: Plasmazellen. In: Physiologie und Pathologie der weißen Blutzellen (H.Braunsteiner, Hrsg.). Stuttgart: Thieme 1959.
72. Bremer, K., Fliedner, T.M.: Neuere Gesichtspunkte zur Kinetik von Lymphozytenpopulationen. In: Leukämien und maligne Lymphome (A. Stacher, Hrsg.). S. 202. München-Berlin-Wien: Urban und Schwarzenberg 1973.
73. Bremer, K., Fliedner, T.M., Schick, P.: Kinetic differences of autotransfused ^{3}H-cytidine labeled blood lymphocytes in leukemic and non-leukemic lymphoma patients. Europ. J. Cancer 9, 113 (1973).
74. Bremer, K., Schick, P., Wach, O., Theml, H., Brass, B., Heimpel, H.: Rezirkulation von Lymphozyten bei Patienten mit malignen

lymphatischen Systemerkrankungen. Vortrag 15. Kongr. dtsch. Gesellsch. Hämatologie, Köln 1971. Blut 24, 215 (1972).
75. Brendel, W., Ring, J., Seifert, J.: Experimental and clinical aspects of ALG. In: Progress in Immunology II (L. Brent, J. Holborow, Eds.), vol. 5, p. 245. Amsterdam: North Holland Publ. 1974.
76. Brent, L.: Immunological tolerance 1951-71. In: Immunologic Tolerance to Tissue Antigens (N.W.Nisbet, M.W. Elves, Eds.), p. 49. Oswestry/England: Orthopaedic Hospital 1971.
77. Brent, L., French, M.E.: Workshop on mechanism of tolerance and enhancement. Transplant. Proc. 5, 1001 (1973).
78. Broome, J.D., Zucker-Franklin, D., Weiner, M.S., Bianco, C., Nussenzweig, V.: Leukemic cells with membrane properties of thymus-derived (T) lymphocytes in a case of Sezary-syndrome: morphologic and immunologic studies. Clin. Immunol. Immunpathol. 1, 319 (1973).
79. Brown, R.S., Haynes, H.A., Foley, H.T., Godwin, H.A., Berard, C.W., Carbone, P.P.: Hodgkin's disease. Immunologic, clinical and histologic features of 50 untreated patients. Ann. intern. Med. 67, 291 (1967).
80. Brunner, K.T., Cerottini, J.C.: Cytotoxic lymphocytes as effector cells of cell-mediated immunity. In: Progress in Immunology (B. Amos, Ed.), p. 385. New York: Academic Press 1971.
81. Bruton, O.C.: Agammaglobulinemia. Pediatrics 9, 722 (1952).
82. Buerki, H., Cottier, H., Hess, M.W., Laissue, J., Stoner, R.D.: Distinctive medullary and germinal center proliferative patterns in mouse lymph nodes after regional primary and secondary stimulation with tetanus toxoid. J. Immunol. 112, 1961 (1974).
83. Buckton, K.E., Smith, P.G., Court Brown, W.M.: The estimation of lymphocyte lifespan from studies on males treated with X-rays for ankylosing spondylitits. In: Human Radiation Cytogenetics (H.J. Evans, W.M. Court Brown, A.S. McLean, Eds.), p. 106. Amsterdam: North Holland 1967.
84. Bullock, W., Möller, E.: The continuing carrier problem. Transplant. Rev. 18, 3 (1974).
85. Burnet, F.M.: Cellular Immunology. Carlton and London: Melbourne and Cambridge Univ. Press 1969.
86. Burnet, F.M.: An immunological approach to aging. Lancet 1970 I, 35.
87. Burnet, F.M.: Immunological Surveillance. Oxford: Pergamon Press 1970.
88. Burnet, F.M.: The concept of immunological surveillance. (R.S. Schwartz, Ed.). Progr. exp. Tumor Res. 13, 1 (1970).
89. Cantor, H.: The effect of anti-theta antiserum upon graft versus host activity of spleen and lymphnode cells. Cell. Immunol. 3, 461 (1972).
90. Carosella, E.D., Mochanko, K., Braun, M.: Rosette-forming T cells in human peripheral blood at different ages. Cell. Immunol. 12, 323 (1974).
91. Catovsky, D., Miliani, E., Okos, A., Galton, I.A.G.: Clinical significance of T-cells in chronic lymphocytic leukemia. Lancet 1974 II, 751.
92. Catovsky, D., Pettit, J.E., Galton, D.A.G., Spiers, A.S.D, Harrison, C.V.: Leukaemic reticuloendotheliosis ("hairy" cell leukaemia): a distinct clinico-pathological entity. Brit. J. Haemat. 26, 9 (1974).

93. Cepellini, R., Bonnard, G.O., Coppo, E., Miggiano, V.C., Posposil, M., Curtoni, E.S., Pellegrino, M.: Transplantation antigens: introductory symposium mixed leucocyte cultures and HL-A antigens. I. Reactivity of young fetuses, newborns, and mothers at delivery. Transplant. Proc. 3, 58 (1971).
94. Cerottini, J.C., McConahey, P.J., Dixon, F.J.: The immunosuppressive effect of passively administered antibody IgG fragments. J. Immunol. 102, 1008 (1969).
95. Chanana, A.D., Cronkite, E.P., Joel, D.D., Williams, R.M., Waksman, B.H.: Migration of thymic lymphocytes: Immunfluorescence and ^{3}H-TdR labeling studies. In: Morphological and Functional Aspects of Immunity (K. Lindahl-Kiessling, G. Alm, M.G. Hanna, jr., Eds.), p. 113. New York-London: Plenum Press 1971.
96. Chanana, A.D., Schaedeli, J., Hess, M.W., Cottier, H.: Predominance of theta-positive lymphocytes in gut-associated and peripheral lymphoid tissues of newborn mice. J. Immunol. 110, 283 (1973).
97. Claesson, M.H.: Quantitative studies on the normal decay of lymphocytes in the thymolymphatic system. Scand. J. Heamat. 6, 87 (1969).
98. Claman, H.N., Chaperon, E.A., Triplett, R.F.: Immunocompetence of transferred thymus-marrow cell combinations. J. Immunol. 92, 828 (1966).
99. Claman, H.N., Chaperon, E.A., Triplett, R.F.: Thymus-marrow cell combinations. Synergism in antibody production. Proc. Soc. exp. Biol. (N.Y.) 122, 1167 (1966).
100. Clarke, C.A., McConnell, R.B.: Prevention of Rh-hemolytic Disease. Springfield/Ill.: Thomas 1972.
101. Clarkson, B., Ota, K., Ohkita, T., O'Connor, A.: Kinetics of proliferation of cancer cells in neoplastic effusions in man. Cancer 18, 1189 (1965).
102. Clawson, C.C., Cooper, M.D., Good, R.A.: Comparison of the fine structure of the bursa of Fabricius, the thymus and the germinal center. Fed. Proc. 25, 309 (1966).
103. Coco, F., Merritt, J.A.: Cyclophosphamide-Induced changes in circulating lymphocyte kinetics in chronic lymphocytic leukemia. Cancer 25, 721 (1970).
104. Cohn, M.: Conference evaluation and commentary. In: Genetic control of the immune response (H.O. McDevitt, M. Landy, Eds.), p. 370. New York: Academic Press 1972.
105. Cohnen, G.: Funktion und Oberflächenmarker menschlicher T- und B-Lymphozyten. Dtsch. med. Wschr. 99, 2233 (1974).
106. Cohnen, G.: Klinisch-diagnostische Bedeutung der Oberflächenmarker menschlicher T- und B-Lymphozyten. Dtsch. med. Wschr. 99, 2302 (1974).
107. Cohnen, G., Douglas, S.D., König, E., Brittinger, G.: Pokeweed mitogen response of lymphocytes in chronic lymphocytic leukemia. A fine structural study. Blood 42, 591 (;973).
108. Cone, R.E., Feldmann, M., Marchalonis, J.J., Nossal, G.J.V.: Cytophilic properties of surface immunoglobulin of thymus derived lymphocytes. Immunology 26, 49 (1974).
109. Coombs, R.R.A., Gurner, B.W., Wilson, A.B., Holm, G., Lindgren, B.: Rosette-formation between human lymphocytes and sheep red cells not involving immunoglobulin receptors. Int. Arch. Allergy 39, 658 (1970).

110. Cooper, M.D., Faulk, W.P., Fudenberg, H.H., Good, R.A., Hitzig, W.H., Kunkel, H.G., Roitt, I.M., Rosen, F.S., Seligman, M., Soothill, J.F., Wedgwood, R.J.: Primary Immunodeficiency Diseases in Man. Clin. Immunol. Immunopathol. 2, 416 (1974).
111. Cooper, M.D., Lawton, A., Bockman, D.E.: Agammaglobulinaemia with B Lymphocytes. Specific defect of Plasma-Cell differentiation. Lancet 1971 II, 791.
112. Cooper, M.D., Lawton, A.R., Kincade, P.W.: A two-stage model for development of antibody-producing cells. Clin. exp. Immunol. 11, 143 (1972).
113. Cottier, H., Hess, M.W., Roos, B., Grétillat, P.A.: Regeneration, Hyperplasie und Onkogenese der lymphoretikulären Organe. In: Handbuch der Allgemeinen Pathologie, Bd. V6/2, S. 496. Berlin-Heidelberg-New York: Springer 1969.
114. Cottier, H., Hess, M.W., Schädeli, J., Bürki, H.: Lymphocytenformen: Herkunft und Entwicklungsmöglichkeiten. Verh. dtsch. Ges. inn. Med. 79, 99 (1973).
115. Cottier, H., Schindler, R., Bürki, H., Sordat, B., Joel, D.D., Hess, M.W.: Kinetic aspects of lymphocyte recirculation. Int. Arch. Allergy 41, 4 (1971).
116. Crabbé, H., Ponce, R.G., Heremans, J.F.: The syndrome of IgA-deficient Sprue and its Genetic Aspects. Europ. Soc. Clin. Invest., 3rd Ann. Meet. Scheveningen, April 25-26, 1969.
117. Crone, M., Koch, C., Simonsen, M.: The elusive T cell receptor. Transplant. Rev. 10, 36 (1972).
118. Cronkite, E.P., Jansen, C.R., Cottier, H., Rai, K.P., Sipe, C.R.: Lymphocyte production measured by extracorporeal irradiation, cannulation and labeling techniques. Ann. N.Y. Acad. Sci. 113, 566 (1964).
119. Cronkite, E.P., Vincent, P.C.: Granlulocytopoiesis. Ser. Haemat. 2/4, 3 (1969).
120. Currie, G.A.: Cancer and the Immune Response. Current Topics in Immunology. London: Arnold 1974.
121. Czajkowski, N.P., Rosenblatt, M., Wolf, P.L., Vazques, J.: A new method of active immunization to autologous human tumor tissue. Lancet 1967 II, 905.
122. Dameshek, W.: Immunblasts and Immunocytes - An attempt at a functional nomenclature. Blood 21, 243 (1963).
123. Dameshek, W.: Chronic lymphocytic leukemia - an accumulative disease of immunologically incompetent lymphocytes. Blood 29, 566 (1967).
124. Dameshek, W.: Perspectives in autoimmunity, p. 244. Int. Convoc. on Immunol. Buffalo/N.Y. 1968. Basel/New York: Karger 1969.
125. David, J.R., David, R.A.: Cellular hypersensitivity and immunity. Inhibition of macrophage migration and the lymphocyte mediators. Progr. Allergy 16, 300 (1972).
126. Davies, A.J.S.: The thymus and the cellular basis of immunity. Transplant. Rev. 1, 43 (1969).
127. Davies, A.J.S., Carter, R.L. (Eds.): Thymus Dependency. New York: Plenum Press 1973.
128. Davies, A.J.S., Leuchars, E., Wallis, V., Doenhoff, M.J.: A system for lymphocytes in the mouse. Proc. roy. Soc. B 176, 369 (1971).

129. Decker, J., Clarke, J., MacPherson, L., Weinstein, R., Sercarz, E.E.: Early appearance of antigen-binding cells to two different antigens during fetal lymphoid development. In: Microenvironmental Aspects of Immunity (B.D. Jankovic, K. Isakovic, Eds.), p. 269. New York-London: Plenum Press 1973.
130. Delwaide, I., Salmon, J., van Cauwenberge, H.: Premiers essais de traitement de la myasthénie par azethioprine. Acta neurol. belg. 67, 701 (1967).
131. De Muralt, G.: Immunoglobulins in the human fetus and newborn. In: Physiology of the perinatal period (U. Stave, Ed.), p. 323. New York: Meredith 1970.
132. De Vita, V.T., Canellos, G.P.: Treatment of the lymphomas. Semin. Hematol. 9, 193 (1972).
133. Dicke, K.A., Noord, M.J. van, Maat, B., Schaefer, U.W., Bekkum, D.W. van: Attempts at morphological identification of the haemopoietic stem cell in primates and rodents. In: Ciba Foundation Symposium 13: Haemopoietic Stem Cells, p. 47. Amsterdam-London-New York: Elsevier, Excerpta Medica, North Holland 1973.
134. Dicke, K.A., Noord, M.J. van, Maat, B., Schaefer, U.W., Bekkum, D.W. van: Identification of cells in primate bone marrow resembling the hemopoietic stem cell in the mouse. Blood 42, 195 (1973).
135. Dickler, H.B., Atkinson, N.F., jr., Terry, W.D.: Evidence for individual human peripheral blood lymphocytes bearing both B and T cell markers. Nature (London) 247, 213 (1974).
136. Dickler, H.B., Kunkel, H.G.: Interaction of aggregated gammaglobulin with B-lymphocytes. J. exp. Med. 136, 191 (1972).
137. DiGeorge, A.M.: Congenital Absence of the Thymus and its Immunologic Consequences. Concurrence with Congenital Hypoparathyreoidism. In: Immunologic Deficiency Diseases in Man (D.Bergsma, R.A. Good, Eds.), Birth Defects IV, No. 1, p. 116. 1968.
138. Dixon, F.J., Jacot-Guillermod, H., McConahay, P.J.: The effect of passively administered antibody on antibody synthesis. J. exp. Med. 125, 1119 (1967).
139. Dougherty, T.F., Berliner, M.L., Berliner, D.L.: Hormonal control of lymphocyte production and destruction. In: Progress in Hematology (L.M. Tocantins, Ed.), vol. 3, p. 155. New York-London: Grune and Stratton 1962.
140. Droege, W.: Five questions on the suppressive effect of thymus-derived cells. Current Titles in Immunol., Transpl. and Allergy 1, 95, 131 (1973).
141. Drummond, K.N.: Treatment with cyclophosphamide of resistent and relapsing nephrosis in childhood. Proc. 4th International Congress Nephrology, Stockholm, 1969, p. 72. Basel: Karger 1970.
142. Dukor, P., Bianco, C., Nussenzweis, V.: Bone marrow origin of complement-receptor lymphocytes. Europ. J. Immunol. 1, 491 (1971).
143. Dukor, P., Dietrich, F.M.: Characteristic features of immunosuppression by steroids and cytotoxic drugs. Int. Arch. Allergy 34, 32 (1968).
144. Dukor, P., Hartmann, K.U.: Bound C3 as the second signal for B-cell activation. Cell. Immunol. 7, 349 (1973).

145. Dumonde, D.C.: Tissue-specific antigens. Advanc. Immunol. 5, 245 (1966).
146. Dumonde, D.C., Kelly, R.H., Wolstencroft, R.A.: Molecular pharmacology of cell-mediated immunity. Adv. exp. Med. Biol. 29, 705 (1973).
147. Dumonde, D.C., Wolstencroft, R.A., Panayi, G.S., Matthew, M., Morley, J., Howson, W.T.: Lymphokine: non-antibody mediators of cellular immunity generated by lymphocyte activation. Nature (London) 224, 38 (1969).
148. Dumont, A.E.: In: Human transplantation (F.T. Rappaport, J. Dausset, Eds.), p. 482. New York: Grune and Stratton 1968.
149. East, J.: Viruses and autoimmunity. Vox Sang. (Basel) 16, 318 (1969).
150. Edwards, G.E., Miller, R.G., Phillips, R.A.: Differentiation of rosette-forming cells from myeloid stem cells. J. Immunol. 105, 719 (1970).
151. Eichmann, K.: Idiotype suppression. I. Influence of the dose and of the effector functions of anti-idiotypic antibody on the production of an idiotype. Europ. J. Immunol. 4, 296 (1974).
152. Eidinger, D., Garrett, T.J.: Studies on the regulatory effects of the sex hormones on antibody formation and stem cell differentiation. J. exp. Med. 136, 1098 (1972).
153. El-Arini, M.O., Osoba, D.: Differentiation of thymus-derived cells from precursors in mouse bone marrow. J. exp. Med. 137, 821 (1973).
154. Elion, G.B.: Biochemistry and pharmacology of purine analogues. Fed. Proc. 26, 898 (1967).
155. Elion, G.B., Burgi, E., Hitchings, G.H.: Studies on condensed pyrimidine systems. IX. The synthesis of some 6-substituted purines. J. Amer. chem. Soc. 74, 411 (1952).
156. Elion, G.B., Hitchings, G.H.: Metabolic basis for the actions of analogs of purines and pyrimidines. Advanc. Chemotherapy 2, 91 (1965).
157. Elliott, E.U., Sinclair, N.R.: Effect of cortisone acetate on 19S and 7S hemolysin antibody. A time course study. Immunology 15, 643 (1968).
158. Enberg, R.N., Eberle, B.J., Williams, R.C.: T- and B-cells in peripheral blood during infectious mononucleosis. J. Infect. Dis. 130, 104 (1974).
159. Engeset, A., Frøland, S.S., Bremer, K.: Studies on human peripheral lymph. II. Low lymphocyte count and few B-lymphocytes in peripheral lymph of patients with chronic lymphocytic leukaemia. Scand. J. Haemat. 13, 93 (1974).
160. Epstein, M.A., Achong, B.G.: Various forms of Epstein-Barr virus infection in man: established facts and general concept. Lancet 1973 II, 836.
161. Everett, N.B., Caffrey, R.W., Rieke, W.O.: Recirculation of lymphocytes. Ann. N.Y. Acad. Sci. 113, 887 (1964).
162. Ezdinli, E.Z., Stutzman, L.: Chlorambucil therapy for lymphomas and chronic lymphocytic leukemia. J. Amer. med. Ass. 191, 444 (1965).
163. Ezdinli, E.Z., Stutzman, L., Aungst, W., Firat, D.: Corticosteroid therapy for lymphomas and chronic lymphocytic leukemia. Cancer 23, 900 (1969).

164. Fabris, N., Pierpaoli, W., Sorkin, E.: Hormones and the immunological capacity. IV. Restorative effects of developmental hormones or of lymphocytes on the immunodeficiency syndrome of the dwarf mouse. Clin. exp. Immunol. 9, 209 (1971).
165. Fabris, N., Pierpaoli, W., Sorkin, E.: Lymphocytes, hormones and ageing. Nature 240, 557 (1972).
166. Falkoff, R., Kettman, J.: Differential stimulation of precursor cells and carrier-specific thymus-derived cell activity in the in vivo response to heterologous erythrocytes in mice. J. Immunol. 108, 54 (1972).
167. Feingold, M., Schwartz, R.S., Atkins, L., Anderson, R., Bartsocas, Ch. S., Page, D.L., Littlefield, J.W.: IgA Deficiency Associated with partial Deletion of Chromosome 18. J. clin. Invest. 47, 34a (1968).
168. Feldbush, T.L., Lande, I., Bryan, B., O'Neill, E.: Antigen modulation of the immune response. III. Evaluation of the hypothetical short-lived memory cell. Cell. Immunol. 12, 429 (1974).
169. Feldman, J.D.: Immunological enhancement: a study of blocking antibodies. Advanc. Immunol. 15, 167 (1972).
170. Feldmann, M.: Cell interactions in the immune response in vitro. Specific collaboration via complexes of antigen and thymus-derived cell immunoglobulin. J. exp. Med. 136, 737 (1972a).
171. Feldmann, M.: Cell interactions in the immune response in vitro. II. The requirement for macrophages in lymphoid cell collaboration. J. exp. Med. 135, 1049 (1972b).
172. Feldmann, M., Basten, A.: The relationship between antigenic structure and the requirement for thymus-derived cells in the immune response. J. exp. Med. 134, 103 (1971).
173. Feldmann, M., Basten, A.: Cell interactions in the immune response in vitro. I. Metabolic activities of T-cells in a collaborative antibody response. Europ. J. Immunol. 2, 213 (1972).
174. Field, E.O. Sharpe, H.B.A., Dawson, K.B., Andersen, V., Killmann, S.A., Weeke, E.: Turnover rate of normal blood lymphocytes and exchangeable pool size in man, calculated from analysis of chromosomal aberrations sustained during extracorporeal irradiation of the blood. Blood 39, 39 (1972).
175. Fisher, E.R., Fisher, B.: Local lymphoid reponse as an index of tumor immunity. Arch. Path. 94, 137 (1972).
176. Fishman, M., Adler, F.L.: Antibody formation in vitro: In: Proc. IIIrd International Symposium on Immunopathology (P. Grabar, P.A. Miescher, Eds.). Basel: Schwabe 1963.
177. Flad, H.D., Huber, Ch., Bremer, K., Menne, H.D., Huber, H.: Impaired recirculation of B-lymphocytes in chronic lymphocytic leukaemia. Europ. J. Immunol. 3, 688 (1973).
178. Flad, H.D., Miescher, P.A.: The effect of methylhydrazine on experimental autoimmune thyroiditis. Int. Arch. Allergy 30, 507 (1966).
179. Fliedner, T.M., Haas, R., Stehle, H., Adams, A.C.: Complete labeling of all cell nuclei in newborn rats with ^{3}H-Thymidine. A tool for the evaluation of rapidly and slowly proliferating cell systems. Lab. Invest. 18, 249 (1968).
180. Forbes, J.T., Nakao, Y., Smith, R.T.: LPS stimulation of mouse thymus cells triggered by subthreshold T-cell mitogens. Fed. Proc. 33, (1974).

181. Ford, C.E., Hammerton, J.L., Barnes, D.W.H., Loutit, L.F.: Cytological identification of radiation chimeras. Nature 177, 452 (1956).
182. Ford, C.E., Micklem, H.S., Evans, E.P., Gray, J.G., Ogden, D.A.: The inflow of bone marrow cells to the thymus: studies with part-body irradiated mice injected with chromosome-marked bone marrow and subjected to antigenic stimulation. Ann. N.Y. Acad. Sci. 129, 283 (1966).
183. Ford, W.L.: The kinetics of lymphocyte recirculation within the rat spleen. Cell Tiss. Kinet. 2, 171 (1969).
184. Ford, W.L., Gowans, J.L.: The traffic of lymphocytes. Semin. Hematol. 6, 67 (1969).
185. Ford, W.L., Nieuwenhuis, P.: The spleen and lymphocytes. Schweiz. med. Wschr. 104, 1348 (1974).
186. Ford, W.L., Simmonds, S.J.: The tempo of lymphocyte recirculation from blood to lymph in the rat. Cell Tissue Kinet. 5, 175 (1972).
187. Fosdick, W.M., Parsons, J.L., Hill, D.F.: Long-term cyclophosphamide therapy in rheumatoid arthritis. Arthr. and Rheum. 11, 151 (1968).
188. Franklin, E.C., Zucker-Franklin, D.: Current concepts of amyloid. Advanc. Immunol. 15, 249 (1972).
189. Frelinger, A., Niederhuber, J.E., David, C.S., Shreffler, D.C.: Evidence for the expression of Ia (H-2-associated) antigens on thymus-derived lymphocytes. J. exp. Med. 140, 1273 (1974).
190. Fridman, W.H., Golstein, P.: Immunoglobulin-binding factor present on and produced by thymus-processed lymphocytes (T cells). Cell. Immunol. 11, 442 (1974).
191. Friedrich, U. Zeuthen, E.: Chromosome abnormalities and treatment with azathioprine after kidney transplantation. Hum. Genet. 8, 289 (1970).
192. Frindel, E., Malaise, E., Tubiana, M.: Cell proliferation kinetics in five human solid tumors. Cancer 22, 611 (1968).
193. Fröhlich, D., Bock, O.: Ergebnisse bei Langzeitbehandlung chronischer Lymphadenosen mit extrakorporaler Blutbestrahlung. Verh. dtsch. Ges. inn. Med. 79, 524 (1973).
194. Fudenberg, H.H., Good, R.A., Goodman, H.C., Hitzig, W., Kunkel, H.G., Roitt, I.M., Rosen, F.S., Rowe, D.S., Seligmann, M., Soothill, J.R.: Primary immunodeficiencies. Bull. Wld. Hlth. Org. 45, 125 (1971).
195. Gajl-Peczalska, K.J., Bloomfield, C.D., Nesbit, M.E., Kersey, J.H.: B-cell markers on lymphoblasts in acute lymphoblastic leukaemia. Clin. exp. Immunol. 17, 561 (1974).
196. Galey, F.R., Prchal, J.T., Amromin, G.D., Jhurani, Y.: (Hairy cells) B-cells and (smooth) T-cells. New Engl. J. Med. 290, 690 (1974).
197. Galton, D.A.G.: Malignant lymphoma and Hodgkin's disease. In: Haematology (A.V.Hoffbrand, S.M.Lewis, Eds.), p. 484. London: Heinemann 1972.
198. Garvin, A.J., Spicer, S.S., Parmley, R.T., Munster, A.M.: Immunohistochemical demonstration of IgG in Reed-Sternberg and other cells in Hodgkin's disease. J. exp. Med. 139, 1077 (1974).
199. Gasser, D.L., Silvers, W.K.: Genetic determinants of immunological responsiveness. Advanc. Immunol. 18, 1 (1974).
200. Gatti, R.A., Good, R.A.: Occurrence of malignancy in immunodeficiency diseases. Cancer 28, 89 (1971).

201. Gatti, R.A., Seligmann, M.: The Primary Immunodeficiency Diseases: Classification, Pathogenesis and Treatment. Turk. J. Pediat. 15, 195 (1973).
202. Gerard-Marchant, R., Hamlin, I., Lennert, K., Rilke, F., Stansfeld, A.G., Unnik, J.A.M. van: Classification of Non-Hodgkin lymphomas. Lancet 1974 II, 406.
203. Gerard-Marchant, R., Hamlin, I., Lennert, K., Rilke, F., Stansfeld, A.G., Unnik, J.A.M. van: Letter to the editor. Lancet 1974 II, 406.
204. Gerbase-Delima, M., Meredith, P., Walford, R.L.: Age related changes, including synergy and suppression, in the Mixed Lymphocyte Reaction in long lived mice. Fed. Proc. 34, 159 (1975).
205. Gershon, R.K.: T Cell Control of Antibody Production. Cont. Top. Immunobiol. 3, 1, (1973).
206. Gershon, R.K., Birnbaum Mokyr, M., Mitchell, M.S.: Activation of suppressor T cells by tumor cells and specific antibody. Nature (Lond.) 250, 594 (1974).
207. Gershon, R.K., Carter, R.L.: Facilitation of metastatic growth by antilymphocyte serum. Nature (Lond.) 226, 368 (1970).
208. Gershon, R.K., Kondo, K.: Cell interactions in the induction of tolerance: The role of thymic lymphocytes. Immunology 18, 723 (1970).
209. Giblett, E.E., Anderson, J.E., Cohen, F., Pollara, B., Meuwissen, H.J.: Adenosine-Deaminase deficiency in two patients with severely impaired cellular immunity. Lancet 1972 II, 1067.
210. Giles, C.L., Kaufman, H.E., Wong, V.G.: The use of antimetabolites in ophthalmology. Amer. J. Sci. 251, 727 (1966).
211. Gimpert, E., Jakob, M., Hitzig, W.H.: Vitamin B 12 transport in blood. I. Congenital deficiency of transcobalamin II. Blood (1975).
212. Girardet, R.E., Benninghoff, D.L.: Thoracic duct lymph and lymphocyte studies in man using a thoracic duct "side-fistula". Cancer 29, 666 (1972).
213. Gitlin, D., Craig, J.M.: The thymus and other lymphoid tissues in congenital agammaglobulinemia. I. Thymic alymphoplasia and lymphocytic hypoplasia and their relation to infection. Pediatrics 32, 517 (1963).
214. Gleichmann, H., Gleichmann, E., Schwartz, J.A., Schwartz, R.S.: Chronic allogeneic disease. III Genetic requirements for the induction of glomerulonephritis. J. exp. Med. 135, 516 (1972).
215. Glick, B., Chang, T.W., Jaap, R.G.: The bursa of Fabricius and antibody formation. Poultry Sci. 35, 224 (1956).
216. Goetz, O., Lampert, F., Peller, P., Prechtel, K.: Histologisch und virologisch gesicherter Burkitt-Tumor bei einem 10-jährigen Knaben. Münch. med. Wschr. 112, 1373 (1970).
217. Goldstein, S., Singal, D.F.: Loss of reactivity of HL-A antigens in clonal populations of cultured human fibroblasts during aging in vitro. Exp. Cell Res. 75, 278 (1972).
218. Good, R.A.: Agammaglobulinemia: An experimental study. Amer. J. Dis. Child. 88, 625 (1954).
219. Good, R.A.: Experimental and clinical experience with chemical suppression of immunity. In: Proc. Vth Internat.

Symposium on Immunopathology (P.A. Miescher, P. Grabar, Eds.), p. 366. Basel: Schwabe 1968.

220. Good, R.A., Finstad, J.: Phylogenetic development of transplantation immunity. Ann. N.Y. Acad. Sci. 120, 15 (1964).

221. Good, R.A., Gabrielsen, A.E.: The thymus and other lymphoid organs in the development of the immune system. In: Human Transplantation (F.T. Rapaport, J. Dausset, Eds.). New York-London: Grune and Stratton 1968.

222. Goodman, S.A., Makinodan, T.: Effect of age on cell-mediated immune responsiveness assessed by in vivo tumor resistance and in vitro by cytolytic activity (In preparation).

223. Gordon, A.S. (Ed.): Regulation of Hematopoiesis. New York: Appleton-Century Crofts, Educational Division, Meredith, Corp. 1970.

224. Gowans, J.L.: Lymphocytes. The Harvey Lecture Series 64, 87 (1970).

225. Gowans, J.L., Knight, E.J.: The route of re-circulation of lymphocytes in the rat. Proc. roy. Soc. B 159, 257 (1964).

226. Gowans, J.L., McGregor, D.D.: The immunological activities of lymphocytes. Progr. Allergy 9, 1 (1965).

227. Greaves, M.W., Burton, J.L., Marks, J., Dawber, R.P.R.: Azathioprine in treatment of bullous pemphigoid. Brit. med. J. 1971 I, 144.

228. Greaves, M.F., Janossy, G.: Elicitation of selective T and B lymphocyte responses by cell surface binding ligands. Transplant. Rev. 11, 87 (1972).

229. Greaves, M.F., Owen, J.J.T., Raff, M.C.: T and B Lymphocytes, Origins, Properties and Roles in Immune Responses. Amsterdam: Excerpta Medica; American Elsevier Publ. 1973.

230. Greenberg, A.H., Hudson, L., Shen, L., Roitt, J.M.: Antibody-dependent cell mediated cytotoxicity due to a "null" lymphoid cell. Nature New Biology 242, 111 (1973).

231. Grey, H.M., Colon, S., Solomon, A., McLaughlin, C.L.: Immunoglobulin on the surface of human lymphocytes. The detection of kappa chain V region determinants on B cells and not on T cells. J. Immunol. 111, 1923 (1973).

232. Grey, H.M., Kubo, R.T., Cerottini, J.C.: Thymus-derived (T) cell immunoglobulins. Presence of a receptor site for IgG and absence of large amounts of "buried" Ig determinants on T-cells. J. exp. Med. 136, 1323 (1972).

233. Griffith, A.H.: Personal communication.

234. Grobler, P., Buerki, H., Cottier, H., Hess, M.W., Stoner, R.D.: Cellular bases for relative radioresistance of the antibody-forming system at advanced stages of the secondary response to tetanus toxoid in mice. J. Immunol. 112, 2154 (1974).

235. Grundmann, E.: Die Immunpathologie der experimentellen Allo- und Xenotransplantation. Verh. dtsch. Ges. Path. 54, 65 (1970).

236. Grundmann, E., Hobik, H.P.: Histological and autoradiographic studies on the follicles of neonatally thymectomized mice. In: Germinal Centers in Immune Responses (H. Cottier, N. Odartchenko, R. Schindler, C.C. Congdon, Eds.), p. 349. Berlin-Heidelberg-New York: Springer 1967.

237. Grundmann, E., Hobik, H.P.: Lymphoreticuläre Sarkome bei immunologisch geschädigten Mäusen. Z. Krebsforsch. 79, 298 (1973).
238. Grundmann, E., Madaus, W.P., Hobik, H.P.: Beinflussung der histologischen Abstoßungsreaktion gegen das Jansen-Sarkom der Ratte bei Mäusen durch heterologes Antilymphocytenserum. Beitr. path. Anat. 140, 89 (1969).
239. Gutman, G.A., Weissman, I.L.: Lymphoid tissue architecture. Experimental analysis of the origin and distribution of T-cells and B-cells. Immunology 23, 465 (1972).
240. Guttermann, J.U., McBride, C., Freireich, E.J., Mavligit, G., Frei, E., Hersh, E.M.: Active immunotherapy with BCG for recurrent malignant melanoma. Lancet 1973 I, 1208.
241. Hämmerling, G.J., Beverly, D. Deak, Mauve, G., Hämmerling, U., McDevitt, H.O.: B lymphocyte alloantigens controlled by the I region of the major histocompatibility complex in mice. Immunogenetics 1, 68 (1974).
242. Han, T., Ezdinli, E.Z., Shimaoka, K., Desai, D.V.: Chlorambucil vs. combined Chlorambucil-Corticosteroid therapy in chronic lymphocytic leukemia. Cancer 31, 502 (1973).
243. Hanna, M.G.: Decreasing immune competence and development of reticulum cell sarcomas in lymphatic tissue of aged mice. Nat. Cancer Inst. J. 46, 809 (1971).
244. Harris, A.W., Bankhurst, A.D., Mason, S., Warner, N.L.: Differentiated functions expressed by cultured mouse lymphoma cells. II. θ antigen, surface immunoglobulin and a receptor for antibody on cells of a thymoma cell line. J. Immunol. 110, 431 (1973).
245. Harris, G.: Antibody production in vitro. II. Effects of actinomycin D and puromycin on the secondary response to sheep erythrocytes. J. exp. Med. 127, 675 (1968).
246. Hartwich, G., Schwabel, H.-J., Sailer, D., Lutz, H.: Untersuchungsergebnisse bei 50 Patienten mit Panmyelopathie. Med. Klin, 68, 765 (1973).
247. Haurowitz, F.: The evolution of selective and instructive theories of antibody formation. Cold Spring Harbor. Sympos. Quant. Biol. 32, 559 (1967).
248. Havemann, K., Rubin, A.D.: The delayed response of chronic lymphocytic leukemia lymphocytes to phytohemagglutinin in vitro. Proc. Soc. exp. Biol. (N.Y.) 127, 668 (1968).
249. Havemann, K., Schmidt, M.: Lymphozytenkulturen bei Hodgkin'scher Erkrankung. Hinweise für zwei Lymphozytenpopulationen bei unterschiedlicher Reaktion auf Phytohämagglutinin. Klin. Wschr. 46, 31 (1968).
250. Hayflick, L.: Cell culture and the aging phenomenon. In: Topics in the Biology of Aging (P.L. Krohn, Ed.), p. 83. New York: Interscience 1966.
251. Hayward, A.R., Soothill, J.F.: Some clinical implications of thymus-dependent functions. In: Contemporary Topics in Immunobiology (A.J.S. Davies, R.L. Carter, Eds.), p. 351, Thymus Dependency. New York-London: Plenum Press 1973.
252. Hellström, J., Hellström, K.E., Pierce, G.E., Yang, J.P.S.: Cellular and humoral immunity to different types of human neoplasmas. Nature 220, 1352 (1968).
253. Hellström, K.E., Hellström, I.: Immunological enhancement as studied by cell culture techniques. Ann. Rev. Microbiol. 24, 373 (1970).

254. Hellström, K.E., Hellström, J.: Lymphocyte-mediated cytotoxicity and blocking serum activity to tumor antigens. Advanc. Immunol. 18, 209 (1974).
255. Hellström, K.E., Hellström, I., Allison, A.C.: Neonatally induced allograft tolerance may be mediated by serum-borne factors. Nature 230, 49 (1971).
256. Henle, G.: Immune reactions to Herpes viruses. Nat. Conf. on Virology and Immunology in Human Cancer, New York 1973.
257. Henney, Ch.S.: On the mechanism of T-cell mediated cytolysis. Transplant. Rev. 17, 37 (1973).
258. Hersey, P.: The separation and ^{51}chromium labeling of human lymphocytes with in vivo studies of survival and migration. Blood 38, 360 (1971).
259. Hersh, E.M., Freireich, E.J.: Host defense mechanisms and their modification by cancer chemotherapy. In: Methods in cancer research (E. Bush, Ed.), vol. 4. New York: Academic Press 1968.
260. Hersh, E.M., Oppenheim, J.J.: Impaired in vitro lymphocyte transformation in Hodgkin's disease. New Engl. J. Med. 273 1006 (1965).
261. Hildemann, W.H.: Genetics of immune responsiveness. Ann. Rev. Genet. 7, 19 (1973).
262. Hildemann, W.H., Haas, R.: Comparative studies of homotransplantation in fishes. J. cell. comp. Physiol. 55, 227 (1960).
263. Hildemann, W.H., Thoenes, G.H.: Immunological responses of pacific hagfish. I. Skin transplantation immunity. Transplantation 7, 506 (1969).
264. Hitzig, W.H.: Die physiologische Entwicklung der "Immunglobuline" (Gamma- and Beta$_2$-Globuline). Helv. paediat. Acta 12, 596 (1957).
265. Hitzig, W.H.: Der Transfer-Faktor und seine therapeutische Bedeutung. Blut 27, 145 (1973).
266. Hitzig, W.H.: Immunmangel-Krankheiten. Pathophysiologie und Klinik. In: Handbuch der inneren Medizin (H. Schwiegk, Hrsg.). Berlin-Heidelberg-New York: Springer 1974.
267. Hitzig, W.H., Barandun, S., Cottier, H.: Die schweizerische Form der Agammaglobulinämie. Ergebn. inn. Med. Kinderheilk. 27, 79 (1968).
268. Hitzig, W.H., Biro, Z., Bosch, H., Huser, H.J.: Agammaglobulinämie und Alymphozytose mit Schwund des lymphatischen Gewebes. Helv. paediat. Acta 13, 551 (1958).
269. Hitzig, W.H., Fontanellaz, H.P., Müntener, U., Paul, S., Spitler, L.E., Fudenberg, H.H.: Transfer factor. Schweiz. med. Wschr. 102, 1237 (1972).
270. Hitzig, W.H., Kenny, A.B.: The Role of Vitamin B 12 and its Transport Globulins in the Production of Antibodies. Clin. exp. Immunol. 19, (1975) in press.
271. Höcker, P., Haist, B., Gobets, M.A., Stacher, A.: Die PHA-Stimulierung bei chronischen Lymphomatosen vor und nach Leukophorese mit dem Zellseparator. 4. Internat. Arbeitstagung über Leukozytenkulturen, Abstr. Innsbruck, März 1973.
272. Hogg, N.M., Greaves, M.F.: Antigen-binding thymus-derived lymphocytes. II. Nature of the immunoglobulin determinants. Immunology 22, 967 (1972).
273. Hopf, U.: Immuntoleranz. Immunität und Infektion. Bd. 2/1, S. 55.

274. Hotchin, J.: Virus, cell surface and self: Lymphocytic choriomeningitis in mince. Amer. J. clin. Path. 56, 333 (1971).
275. Howard, J.G., Christie, G.H., Courtenay, B.M., Leuchars, E., Davies, A.J.S.: Studies on immunological paralysis. II. Thymic independence of tolerance and immunity to type III. pneumococcal polysaccharide. Cell. Immunol. 2, 614 (1971).
276. Huber, Ch., Dworzak, E., Fink, U., Michlmayr, G., Braunsteiner, H., Huber, H.: Receptor sites for aggregated gammaglobulin (AGG) on lymphocytes in lymphoproliferative diseases. Brit. J. Haemat. 27, 643 (1974).
277. Huber, Ch., Huber, H., Schmalzl, F., Lederer, B., Bütterich, D, Braunsteiner, H.: DNS-synthetisierende Blutlymphozyten beim malignen Lymphogranulom. Acta haemat. (Basel) 44, 222 (1970).
278. Huber, Ch., Huber, H., Menne, H.D., Asammer, H., Flad, H.D., Bremer, K.: Gestörte B-Zellrezirkulation bei chronischer Lymphadenose. In: Verh. dtsch. Ges. inn. Med. 79, 547 (1973).
279. Huber, Ch., Michlmayr, G., Falkensammer, M., Fink, U., Nedden, G. zur, Braunsteiner, H., Huber, H.: Increased proliferation of T-lymphocytes in the blood of patients with Hodgkin's disease. (Zur Publikation eingereicht).
280. Huber, Ch., Michlmayr, G., Huber, H.: Immunologische Marker in der Differentialdiagnose lymphatischer Systemerkrankungen. Dtsch. med. Wschr. 99, 2262 (1974).
281. Huber, H., Braunsteiner, H.: Pathophysiologie und Differentialdiagnose der chronischen lymphatischen Leukämie. In: Leukämie (R. Gross, J. van de Loo, Hrsg.), S. 415. Berlin-Heidelberg-New York: Springer 1972.
282. Huber, H., Pastner, D., Gabl, F.: Laboratoriumsdiagnose hämatologischer und immunologischer Erkrankungen, S. 162. Berlin-Heidelberg-New York: Springer 1972.
283. Huber, H., Polley, M.J., Linscott, W.D., Fudenberg, H.H., Müller-Eberhard, H.J.: Human monocytes: distinct receptor sites for the third component of complement and for immunoglobulin G. Science 162, 1281 (1968).
284. Hudson, L., Sprent, J., Miller, J.F.A.:., Playfair, J.H.L.: B cell-derived immunoglobulin on activated mouse T-lymphocytes. Nature 251, 60 (1974).
285. Humphrey, L.J., Jewell, W.R., Murray, D.R., Griffen, W.D.: Immunotherapy for the patient with cancer. Ann. Surg. 173, 47 (1971).
286. Ikonopisov, R.L., Lewis, M.G., Hunter-Craig, I.D., Bodenham, D.C., Phillips, T.M., Cooling, C.I., Proctor, J., Hamilton Fairley, G., Alexander, P.: Autoimmunization with irradiated tumor cells in human malignant melanoma. Brit. med. J. 1970 II, 752.
287. Isomäki, A.M.: A new cell type (tuft cell) in the gastrointestinal mucosa of the rat. Acta pathol. microbiol. scand., Sect. A, Suppl. 240 (1973).
288. Ivanyi, J., Murgatroyd, L.B., Lydyard, P.M.: Bursal origin of bone marrow cells with competence for antibody formation. Immunology 23, 107 (1972).
289. Jaffe, E.S., Shevach, E.M., Frank, M.M., Green, I.: Leukemic reticuloendotheliosis: presence of a receptor for cytophilic antibody. Amer. J. Med. 57, 108 (1974).

290. James, K.: The preparation and properties of antilymphocytic serum. Progr. Surg. 7, 140 (1969).
291. Janeway, C.A., Apt, L., Gitlin, D.: Agammaglobulinemia. Trans. Ass. Amer. Phycns. 66, 200 (1953).
292. Jeejeebhoy, H.F.: Decreased longevity of mice following thymectomy in adult life. Transplantation 12, 525 (1971).
293. Jerne, N.K., Nordin, A.A., Henry, C.: The agar plaque technique for recognizing antibody producing cells. In: Cell Bound Antibodies (B. Amos, H. Koprowski, Eds.), p. 109. Philadelphia: Wistar Inst. Press 1963.
294. Jeunet, F.S., Good, R.A.: Thymoma, Immunologic Deficiencies and Hematological Abnormalities. In: Immunologic Deficiency Diseases in Man (D. Bergsma, R.A. Good, Eds.), vol. 4/1, p. 192, Birth Defects 1968.
295. Joel, D.D., Hess, M.W., Cottier, H.: Thymic origin of lymphocytes in developing Peyer's patches of newborn mice. Nature New Biol. 231, 24 (1971).
296. Joel, D.D., Hess, M.W., Cottier, H.: Magnitude and pattern of thymic lymphocyte migration in neonatal mice. J. exp. Med. 135, 907 (1972).
297. Johnson, J.M., Wilson, D.B.: Origin of immunoreactive lymphocytes in rats. Cell. Immunol. 1, 430 (1970).
298. Johnston, R.B. jr., Lawton, A.R., Copper, M.D.: Disorders of Host Defense Against Infection. Pathophysiologic and Diagnostic Considerations. Med. Clin. N. Amer. 57, 421 (1973).
299. Jonard, J., Panijel, J.: In vitro primary response in microcultures containing less than fifty thousand lymphoid cells. Europ. J. Immunol. 3, 245 (1973).
300. Jondal, M., Holm, G., Wigzell, H.: Surface markers on human T and B lymphocytes. I. A large population of lymphocytes forming nonimmune rosettes with sheep red blood cells. J. exp. Med. 136, 207 (1972).
301. Jones, R.A.: Immunosuppressive therapy in Crohn's disease. Proc. roy. Soc. Med. 64, 71 (1971).
302. Jose, D.G., Good, R.A.: Quantitative effects of nutritional essential amino acid deficiency upon immune responses to tumors in mice. J. exp. Med. 137, 1 (1973).
303. Kadowaki, J.: XX-XY-lymphoid chimaerism in congenital immunological deficiency with thymic alymphoplasia. Lancet 1965 II, 1152.
304. Kagan, A.R., Johnson, R.E.: Evaluation of therapy in CLL using in vitro lymphocyte transformation. Radiology 88, 352 (1967).
305. Kaliss, N.: Immunological enhancement. Ann. N.Y. Acad. Sci. 129, 155 (1966).
306. Katz, O.H., Hamaoka, T., Dorf, M.E., Benacerraf, B.: Cell interactions between histoincompatible T and B lymphocytes. Proc. nat. Acad. Sci. (Wash.) 70, 2624 (1973).
307. Katz, S.I., Parker, D., Turk, J.L.: B-cell suppression of delayed hypersensitivity reactions. Nature 251, 550 (1974).
308. Kaur, J., Spiers, A.S., Catovsky, D., Galton, D.A.G.: Increase of T-lymphocytes in the spleen in Hodgkin's disease. Lancet 1974 II, 800.
309. Kedar, E., Landazuri, O. de, Fahey, J.L.: Enzymatic enhancement of cell-mediated cytotoxicity and antibody-dependent cell cytotoxicity. J. Immunol. 112, 26 (1974).

310. Kersey, J.A., Sabad, A., Gajl-Peczalska, K, Hallgren, H.M., Yunis, E.J., Nesbit, M.E.: Acute lymphoblastic leukemic cells with T (thymus-derived) lymphocyte markers. Science 182, 1355 (1973).
311. Kilshaw, P.J., Brent, L., Pinto, M.: Suppressor T cells in mice made unresponsive to skin allografts. (In preparation.)
312. Kincade, P.W., Cooper, M.D.: Development and distribution of immunoglobulin-containing cells in the chicken. J. Immunol. 106, 371 (1971).
313. Kindred, J.E.: A quantitative study of the hemopoietic organs of young adult albino rats. Amer. J. Anat. 71, 207 (1942).
314. Klein, E.: Tumors of the skin. X. Immunotherapy of cutaneous and mucosal neoplasma. N.Y. St. J. Med. 68, 900 (1968).
315. Klein, G.: Tumor antigens. Advanc. Immunol. 14, 187 (1971).
316. Klein, H.O., Lennartz, K.J.: Proliferationskinetische Grundlagen der Behandlung akuter Leukosen. In: Leukämie (R. Gross, J. v.d. Loo, Hrsg.), S. 479. Berlin-Heidelberg-New York: Springer 1972.
317. Knapp, W., Schuitt, H.R.E., Bolhuis, R.L.H., Hijmans, W.: Surface immunoglobulins in chronic lymphatic leukaemia, macroglobulinaemia and myelomatosis. Clin. exp. Immunol. 16, 541 (1974).
318. Koffler, D., Agnello, V., Thoburn, R., Kunkel, H.G.: Systemic lupus erythrematodes: Prototype of immune complex nephritis in man. J. exp. Med. 134, 169 (1971).
319. Komuro, K., Boyse, E.A.: In-vitro demonstration of thymic hormone in the mouse by conversion of precursor cells into lymphocytes. Lancet 1973 I, 740.
320. Konda, S., Stockert, E., Smith, R.T.: Immunologic properties of mouse thymus cells: membrane antigen patterns associated with various cell subpopulations. Cell. Immunol. 7, 275 (1973).
321. Koster, F.T., McGregor, D.D.: The mediator of cellular immunity. III. Lymphocyte traffic from the blood into the inflamed peritoneal cavity. J. exp. Med. 133, 864 (1971).
322. Kotani, M., Yamashita, A., Fumio, R., Seiki, K., Horii, I.: Reutilization of DNA breakdown products from lymphocytes in lumen of intestine. Blood 29, 616 (1967).
323. Kotani, M., Yamashita, A., Fumio, R., Seiki, K., Horii, I.: Reutilization of DNA breakdown products from lymphocytes in lumen of intestine. Blood 30, 616 (1967).
324. Krementz, E.T., Samuels, M.S., Wallace, J.H., Benes, E.N.: Clinical experience in immunotherapy of cancer. Surg. Gynec. Obstet. 133, 209 (1971).
325. Krüger, G.: Störungen der immunologischen Reaktionsfähigkeit als Schrittmacher zur Lymphomentstehung. Verh. dtsch. Ges. Path. 55, 200 (1971).
326. Kubanek, B., Heit, W., Bock, E.: Regelmechanismen der Hämopoese bei der Knochenmarkinsuffizienz. München: Lehmanns 1975.
327. Lamelin, J.P., Lisowska-Bernstein, B., Matter, A., Ryser, J.E., Vassali, P.: Mouse thymus-independent and thymus-derived lymphoid cells. I. Immunofluorescent and functional studies. J. exp. Med. 136, 984 (1972).

328. Lamerton, L.F.: Cell proliferation under continuous irradiation. Radiat. Res. 27, 119 (1966).
329. Lance, E.M.: The mode of action of ALS. In: The Biology and Surgery of Tissue Transplantation (J.M. Anderson, Ed.), p. 80. Oxford and Edinburgh: Blackwell 1970.
330. Landy, M., Smith, R.I.: Immunological surveillance. Brook Lodge Symposion. New York: Academic Press 1971.
331. Law, L.W., Trainin, N., Levey, R.H., Barth, W.F.: Humoral thymic factor in mice: further evidence. Science 143, 1049 (1964).
332. Lawrence, D.A., Spiegelberg, H.L., Weigle, W.O.: 2,4-dinitropheny receptors on mouse thymus and spleen cells. J. exp. Med. 137, 470 (1973).
333. Lawrence, H.S.: Transfer factor. Advanc. Immunol. 11, 195 (1969).
334. Lawrence, H.S.: Immunotherapy with transfer factor. New Engl. J. Med. 287, 1092 (1972).
335. Lay, W.H., Mendes, N.F., Bianco, C., Nussenzweig, V.: Binding of sheep red blood cells to a large population of human lymphocytes. Nature 230, 531 (1971).
336. Leader, R.W.: Viruses autoimmune disease and cancer. Arch. environm. Hlth. 19, 824 (1969).
337. Leader, R.W.: Viruses and autoimmune diseases in animals other than man. Amer. J. clin Path. 56, 315 (1971).
338. Leckband, E., Boysen, E.A.: Immunocompetent cells among mouse lymphocytes: a minor population. Science 172, 1258 (1971).
339. Leene, W., Duyzings, M.J.M., Steeg, C. van: Lymphoid stem cell identification in the developing thymus and bursa of Fabricius. Z. Zellforsch. 136, 521 (1973).
340. Lennert, K.: Persönliche Mitteilung.
341. Leukemia Committee and the Working Party on Leukemia in Childhood (concord trial). Brit. med. J. 1971 IV, 189.
342. Levin, A.S., Spitler, L.E., Fudenberg, H.H.: Transfer factor therapy in immune deficiency states. Ann. Rev. Med. 24, 175 (1973).
343. Lewis, R.M., Armstrong, M.K.Y., Andre-Schwartz, J., Muftuoglu, A., Beldotti, L., Schwartz, R.S.: Chronic allogeneic disease. I. Development of glomerulonephritis. J. exp. Med. 128, 653 (1968).
344. Liavåg, I., Darbitz, T.B., Haugen, D.A.: Latent carcinoma of the prostata. Rec. Res. 39, 131 (1972).
345. Lin, P.S., Cooper, A.G., Wortis, H.H.: Scanning electron microscopy for human T-cell and B-cell rosettes. New Engl. J. Med. 289, 548 (1973).
346. Linder, E., Pasternack, A., Edgington, T.S.: Pathology and immunology of age-associated disease of mice and evidence for an autologous immune complex pathogenesis of the associated renal disease. Clin. Immunol. Immunopathol. 1, 140 (1972).
347. Linthicum, D.S., Sell, S., Wagner, R.M., Trefts, P.: Scanning immunoelectron microscopy of mouse B and T lymphocytes. Nature 252, 173 (1974).
348. Lipton, A., Lee, B.J.: Prognosis of stage I lymphosarcoma and reticulum cell sarcoma. New Engl. J. Med. 284, 230 (1971).

349. Little, J.R., Brecher, G., Bradley, T.R., Rose, S.: Determination of lymphocyte turnover by continuous infusions of ^{3}H-thymidine. Blood 19, 236 (1962).
350. Liu, R.K., Walford, R.L.: The effect of lowered body temperature on lifespan and immune and non-immune processes. Gerontologia 18, 363 (1972).
351. Lohmann-Matthes, M., Fischer, H.: T-cell cytotoxicity and amplification of the cytotoxic reaction by macrophages. Transplant. Rev. 17, 149 (1973).
352. Lonai, P., McDevitt, H.O.: I-region genes are expressed on T and B lymphocytes. Studies of the mixed lymphocyte reaction (MLR). J. exp. Med. 140, 1317 (1974).
353. Longmire, R.L., McMillan, R., Yelenosky, R., Armstrong, S., Long, J.E., Craddock, C.G.: In vitro splenic IgG synthesis in Hodgkin's disease. New Engl. J. Med. 289, 763 (1973).
354. Loor, F., Forni, L., Pernis, B.: The dynamic state of the lymphocyte membrane. Factors affecting the distribution and turnover of surface immunoglobulins. Europ. J. Immunol. 2, 203 (1972).
355. Luce, J.K., Gamble, J.F., Wilson, H.E., Monto, R.W., Isaacs, B.L., Palmer, R.L., Coltman, C.A., Hewledt, J.S., Gehan, E.A., Frei, E.: Combined Cyclophosphamide, Vincristine and Prednisone therapy of malignant lymphoma. Cancer 28, 306 (1971).
356. Mackay, I.: Ageing and immunological function in man. Gerontologia 18, 285 (1972).
357. Mackey, R., Wood, I.J.: The course and treatment of lupoid hepatitis. Gastroenterology 45, 4 (1963).
358. Maj, E.D.E., Newcomer, K.L., Overholt, E.L.: Goodpasture's syndrome. Response to 5-mercaptopurine and prednisone. J. Amer. med. Ass. 213, 1849 (1970).
359. Makinodan, T.: Age-related changes in antibody-forming capacity. In: Tolerance, Autoimmunity and Aging (L. Gitman, M. Bunch, M. Rockstein, Eds.), p. 3. Springfield/Ill.: Thomas 1972.
360. Makinodan, T., Perkins, E.H., Chen, M.G.: Immunological activity of the Ages. Advanc. Gerontol. Res. 3, 171 (1971).
361. Makinodan, T., Santos, G.W., Quinn, R.P.: Immunosuppressive drugs. Pharmacol. Rev. 22, 189 (1970).
362. Malaviya, A.N., Many, A., Schwarty, R.S.: Treatment of dermatomyositis with methotrexate. Lancet 1968 II, 485.
363. Manaster, J., Frühling, J., Stryckmans, P.: Cinetics of lymphocytes in chronic lymphocytic leukemia. I. Equilibrium between blood and a "readily accesible pool". Blood 41, 425 (1973).
364. Marchalonis, J.J., Cone, R.E.: Biochemical and biological characteristics of lymphocyte surface immunoglobulin. Transplant. Rev. 14, 3 (1973).
365. Marchalonis, J.J., Cone, R.E., Atwell, J.L.: Isolation and partial characterization of lymphocyte surface immunoglobulins. J. exp. Med. 135, 956 (1972).
366. Marshall, W.H., Valentine, F.T., Lawrence, H.S.: Cellular immunity in vitro. Clonal proliferation of antigen-stimulated lymphocytes. J. exp. Med. 130, 327 (1969).
367. Mason, M., Currey, H.L.F., Barnes, C.G., Dunne, J.F., Hazleman, B.L., Strickland, I.D.: Azathioprine in rheumatoid arthritis. Brit. Med. J. 1969 I, 420.

368. Mathé, G., Amiel, J.L., Schwarzenberg, L., Schneider, M., Cattan, A., Schlumberger, J.R., Hayat, M., Vassal, F. de: Active immunotherapy for acute lymphoblastic leukemia. Lancet 1969 I, 697.
369. Mathé, G., Amiel, J.L., Schwarzenberg, L., Schneider, M., Hayat, M., Vassal, F. de, Jasmin, C., Rosenfeld, C., Skouki, M., Choay, J.: Remission induction with PolyIC in patients with acute lymphoblastic leukemia. Europ. J. clin. biol. Res. 15, 671 (1970).
370. Mathies, M., Lipps, L., Smith, G.S., Walford, R.L.: Age-related decline in sensitivity to PHA and pokeweed mitogen of spleen cells from hamsters and a long-lived mouse strain. J. Gerontol. 28, 425 (1973).
371. Matsuyama, M., Wiadrowski, M.N., Metcalf, D.: Autoradiographic analysis of lymphopoiesis and lymphocyte migration in mice bearing multiple thymus grafts. J. exp. Med. 123, 559 (1966).
372. Maximow, A.: Der Lymphozyt als gemeinsame Stammzelle der verschiedenen Blutelemente in der embryonalen Entwicklung und im postfetalen Leben der Säugetiere. Folia haemat. (Lpz.) 8, 125 (1909).
373. McArthur, W.P., Gilmour, D.G., Thorbecke, G.J.: Immunocompetent cells in the chicken. II. Synergism between thymus cells and either bursa or bone marrow cells in the humoral immune response to sheep erythrocytes. Cell. Immunol. 8, 103 (1973).
374. McCay, C.M., Crowell, M.F., Maynard, L.A.: The effect of retarded growth upon the length of lifespan and upon the ultimate body size. J. Nutr. 10, 63 (1935).
375. McDevitt, H.D., Benacerraf, B.: Genetic control of immune responses. Advanc. Immunol. 11, 31 (1969).
376. McIlvani, S.K.: BCG, transferfactor and Hodgkin's disease. J. Amer. med. Ass. 227, 131 (1974).
377. Medawar, P.B.: The homograft reaction. Proc. roy. Soc. B 149, 145 (1958).
378. Medawar, P.B.: Immunosuppressive agents, with special reference to antilymphocyte serum. Proc. roy. Soc. B 174, 155 (1969).
379. Medical Research Council Working Party on controlled trial of azathioprine and prednisone in chronic renal disease. Brit. med. J. 1971 II, 239.
380. Metcalf, D., Moore, M.A.S.: Haemopoietic Cells. Amsterdam-London: North Holland Publ. 1971.
381. Meuret, G., Fliedner, T.M., Schütz, W., Öhl, N., Afkham, J., Obrecht, P., Musshoff, K.: Erfahrungen mit der extrakorporalen Blutbestrahlung bei der Behandlung der chronisch lymphatischen Leukämie. Klin. Wschr. 49, 899 (1971).
382. Meyer zum Büschenfelde, K.H.: Immunpathogenese chronisch-entzündlicher Lebererkrankungen. Ergebn. inn. Med. 32, 31 (1972).
383. Meyer zum Büschenfelde, K.H., Perings, E., Creutzfeldt, W.: Immunosuppressive Therapie chronisch entzündlicher Lebererkrankungen. Ther. Umsch. 28, 586 (1971).
384. Michlmayr, G., Huber, H.: Receptor sites for complement on certain human peripheral blood lymphocytes. J. Immunol. 105, 670 (1970).

385. Michlmayr, G., Huber, Ch., Fink, U., Falkensammer, H., Huber, H.: T-Lymphozyten in peripherem Blut und Lymphknoten bei lymphatischen Systemerkrankungen. Schweiz. med. Wschr. 104, 815 (1974).
386. Micklem, H.S., Ford, C.E., Evans, E.P., Gray, J.G.: Interrelationships of myeloid and lymphoid cells: studies with chromosome-marked cells transfused into lethally irradiated mice. Proc. roy. Soc. B 165, 78 (1966).
387. Miescher, P.A.: Bakteriell-allergische Vasculitiden als Ursache von Organerkrankungen. Schweiz. med. Wschr. 87, 1339 (1957).
388. Miescher, P.A.: Autoimmune hemolytic anemia. In: Textbook of Immunopathology (P.A. Miescher, H. Müller-Eberhard, Eds.), p. 458. New York-London: Grune and Stratton 1969.
389. Miescher, P.A. (Hrsg.): Immunosuppressive Therapie. Basel-Stuttgart: Schwabe 1973.
390. Miescher, P.A., Müller-Eberhard, H.F.: Textbook of Immunopathology, vol. I and II. New York-London: Grune and Stratton 1969.
391. Miescher, P.A., Riethmüller, D.: Immunosuppressive therapy of systemic lupus erythematosus. Semin. Hemat. 2, 1 (1965).
392. Migakawa, Y., Tanigaki, N., Yagi, Y., Pressman, D.: Common antigen structures of HL-A antigens. I. Antigenic determinants recognizable by rabbits on pepsin-solubilized HL-A molecular fragments. Immunology 24, 67 (1973).
393. Milgrom, F., Witebsky, E.: Autoanibodies and autoimmune disease. J. Amer. med. Ass. 181, 706 (1962).
394. Miller, H.C., Cudkowicz, G.: Immunologic memory cells of bone marrow origin. Increased burst size of specific immunocyte precursors. J. exp. Med. 135, 1028 (1972).
395. Miller, J.F.A.P., Basten, B.A., Sprent, J., Cheers, C.: Interactions between lymphocytes in immune response. Cell. Immunol. 2, 469 (1971).
396. Miller, J.F.A.:., Mitchell, G.F.: Thymus and antigen-reactive cells. Transplant. Rev. 1, 3 (1969).
397. Miller, J.J. III: An autoradiographic study of plasma cell and lymphocyte survival in rat popliteal lymph nodes. J. Immunol. 92, 673 (1964).
398. Mitchell, J.: Lymphocyte circulation in the spleen. Marginal zone bridging channels and their possible role in cell traffic. Immunology 24, 93 (1973).
399. Mitchison, N.A.: Passive transfer of transplantation immunity. Proc. roy. Soc. B 142, 72 (1954).
400. Mitchison, N.A.: The carrier effect in the secondary response to hapten-protein conjugates. II. cellular cooperation. Europ. J. Immunol. 1, 18 (1971a).
401. Mitchison, N.A.: The carrier effect in the secondary response to hapten-protein conjugates. V. Use of antilymphocyte serum to deplete animals of helper cells. Europ. J. Immunol. 1, 68 (1971b).
402. Mitchison, N.A.: Cell cooperation in the immune response: The hypothesis of an antigen presentation mechanism. Proc. VIth Internat. Immunopathology Symposium (P.A. Miescher, Ed.), p. 52. Basel: Schwabe 1971.
403. Möller, G. (Ed.): Antigen Sensitive Cells: Their Source and Differentiation. Transplant. Rev. 1, 1 (1969).

404. Mohler, D.N., Leavell, B.S.: Aplastic anemia: an analysis of 50 cases. Ann. intern. Med. 49, 326 (1958).
405. Moolten, S.W., Clark, E., Mihalyfi, M.: Blood-borne virus-like agents in Hodgkin's disease, other malignancies, and systemic lupus erythrematosus. Lymphology 1, 31 (1970).
406. Moore, M.A.S., Metcalf, D.: Ontogeny of the haemopoietic system: yolk sac origin of in vivo and in vitro colony forming cells in the developing mouse embryo. Brit. J. Haematol. 18, 279 (1970).
407. Moore, M.A.S., Owen, J.J.T.: Experimental studies on the development of the thymus. J. exp. Med. 126, 715 (1967).
408. Moore, M.A.S., Owen, J.J.T.: Stem-cell migration in developing myeloid and lymphoid systems. Lancet 1967 II, 658.
409. Moroz, C., Lahat, N.: Surface immunoglobulin of mouse thymus cells and its in vitro biosynthesis. Cell. Immunol. 13, 397 (1974).
410. Morton, D.L.: Immunotherapy of cancer. Cancer Phil. 30, 1647 (1972).
411. Morton, J.I., Siegel, B.V.: Secondary Antibody Response of overtly autoimmune NZB mice. Immunology 16, 481 (1969).
412. Mueller, J., Brun del Re, G., Buerki, H., Keller, H.U., Hess, M.W., Cottier, H.: Non-specific acid esterase activity: a criterion for differentiation of T and B lymphocytes in mouse lymph nodes. Europ. J. Immunol. (In press), (1975).
413. Musshoff, K., Staib, I., Oehlert, W., Pauli-Beisel, Ch., Löhr, G.W., Slanina, J., Böttcher, D.: Primäre und sekundäre Laparotomie mit Splenektomie bei Patienten mit Morbus Hodgkin. Klin. Wschr. 52, 24 (1974).
414. Nadler, S.H., Moore, G.E.: Immunotherapy of malignant disease. Arch. Surg. 99, 376 (1969).
415. Nakamuro, K., Tanigaki, N., Pressman, D.: Multiple common properties of human β_2-microblobulin and the common portion fragment derived from HL-A antigen molecules. Proc. nat. Acad. Sci. (Wash.) 70, 2863 (1973).
416. Niedorf, H.R.: Das lymphatische Gewebe des Hühnchens nach Bursektomie und bei experimenteller Onkogenese. Habilitationsschrift, Münster/Westf. 1975.
417. Norman, A., Sasaki, M.S., Ottoman, R.E., Fingerhut, A.G.: Lymphocyte lifetime in women. Science 147, 745 (1965).
418. Norman, A., Sasaki, M.S., Ottoman, R.E., Fingerhut, A.G.: Elimination of chromosome aberrations from human lymphocytes. Blood 27, 706 (1966).
419. North, R.J.; Suppression of cell mediated immunity to infection by an antimitotic drug. Further evidence that migrant macrophages express immunity. J. exp. Med. 132, 535 (1970).
420. Nossal, G.J.V., Pike, B.L.: Studies on the differentiation of B lymphocytes in the mouse. Immunology 25, 33 (1973).
421. Nossal, G.J.V., Szenberg, A., Ada, G.L., Austin, C.M.: Single cell studies on 19S antibody production. J. exp. Med. 119, 485 (1964).
422. Notkins, A.L.: Effect of virus infections on immune function. In: VIth Internat. Symposium on Immunopathology (P.A.Miescher, Ed.), p. 413. Basel: Schwabe 1971.

423. Notkins, A.L., Mergenhaven, S.E., Howard, R.S.: Effect of virus infections on the function of the immune system. Ann. Rev. Microbiol. 24, 525 (1970).
424. Nowell, P.C., Hirsch, B.E., Fox, D.H., Wilson, D.B.: Evidence for the existence of multipotential lymphohematopoietic stem cells in the adult rat. J. Cell Physiol. 75, 151 (1970).
425. Nussenzweig, V.: Complement-receptor lymphocytes. Amer. J. Path. 65, 474 (1971).
426. Nussenzweig, V., Bianco, C., Dukor, P., Eden, A.: Receptors for C_3 on B lymphocytes: possible role in the immune response. In: Progress in Immunology (B. Amos, Ed.), p. 73. New York: Academic Press 1971.
427. Oettgen, H.F., Hellstroem, K.E.: Tumor immunology. In: Cancer Medicine (F. Frei, Ed.), p. 951. Amsterdam-London: North Holland Publ. 1973.
428. Ohara, K., Fried, J., Dowling, M.D., Bittar, E.S., Clarkson, B.D.: Studies of cellular proliferation in human leukemia. VII. Cytocinetic behavior of neoplastic cells in a patient with reticulum cell sarcoma in a leukemic phase. Cancer 28, 862 (1971).
429. Old, J.L., Boysen, E.A., Stockert, E.: Antigenic properties of experimental leukemias. I. serological studies in vitro with spontaneous and radiation-induced leukemias. J. nat. Cancer Inst. 31, 977 (1963).
430. Oldstone, M.B.A.: Autoimmunity and viruses - fact or fiction: Persistent LCM viral infection, anti-LCM viral immune response, and tissue injury. Amer. J. clin. Path. 56, 299 (1971).
431. Order, S.E., Porter, M., Hellman, S.: Hodgkin's disease: evidence for a tumor associated antigen. New Engl. J. Med. 285, 471 (1971).
432. Osmond, D.G., Nossal, G.J.V.: Differentiation of lymphocytes in mouse bone marrow: II. Kinetics of maturation and renewal of antiglobulin-binding cells studies by double labeling. Cell. Immunol. 13, 132 (1974).
433. Osoba, D.: The effects of thymus and other lymphoid organs enclosed in millipore diffusion chambers on neonatally thymectomized mice. J. exp. Med. 122, 633 (1965).
434. Ottesen, J.: On the age of human white cells in peripheral blood. Acta physiol. scand. 32, 75 (1954).
435. Ovary, Z., Benacerraf, B.: Immunological specificity of the secondary response with dinitrophenylated proteins. Proc. Soc. exp. Biol. (N.S.) 114, 72 (1963).
436. Owen, J.J.T., Raff, M.C.: Studies on the differentiation of thymus-derived lymphocytes. J. exp. Med. 132, 1216 (1970).
437. Pabst, R., Trepel, F.: The predominant role of the spleen in lymphocyte recirculation - homing of lymphocytes to and release from the isolated perfused pig spleen. Cell Tissue Kinet. 1975: submitted for publication.
438. Page, A.R., Condie, R.M., Good, R.A.: Effect of 6-MP on inflammation. Amer. J. Path. 40, 519 (1962).
439. Papamichail, M., Sheldon, D.J., Holborow, E.J.: T- and B-cell subpopulations in infectious mononucleosis. Clin. exp. Immunol. 18, 1 (1974).

440. Papatestas, A.E., Ossermann, K.E., Kark, A.E.: The relationship between thymus and oncogenesis: A study of the incidence of non thymic malignancy in myasthenia gravis. Brit. J. Cancer 25, 635 (1971).
441. Parish, C.R.: Preferential induction of cell-mediated immunity by chemically modified sheep erythrocytes. Europ. J. Immunol. 2, 143 (1972).
442. Parkhouse, R.M.: Assembly and secretion of immunoglobulin M (IgM) by plasma cells and lymphocytes. Transplant. Rev. 14, 131 (1973).
443. Parrot, D.M.V., Sousa, M.A.B. de, East, J.: Thymus-dependent areas in the lymphoid organs of neonatally thymectomized mice. J. exp. Med. 123, 191 (1966).
444. Parwaresch, M.R.: Unveröffentl. Befunde.
445. Patt, H.M., Maloney, M.A.: Reconstitution of bone marrow in a depleted medullary cavity. In: Hemopoietic Cellular Proliferation (F. Stohlman jr., Ed.). New York-London: Grune and Stratton 1970.
446. Peckham, M.J., Cooper, E.H.: The cell proliferation characteristics of the various classes of cells in Hodgkin's disease. Cancer 24, 135 (1969).
447. Peckham, M.J., Cooper, E.H.: The pattern of cell growth in reticulum cell sarcoma and lymphosarcoma. Europ. J. Cancer 6, 453 (1970).
448. Pedersen, N.C., Morris, B.: The role of the lymphatic system in the rejection of homografts: a study of lymph from renal transplant. J. exp. Med. 131, 936 (1970).
449. Penn, J.: Malignant tumors in organ transplant recipients. Rec. Res. Cancer Res. 35, 1 (1970).
450. Pernis, B., Forni, L., Amante, L.: Immunoglobulins as cell receptors. Ann. N.Y. Acad. Sci. 190, 420 (1971).
451. Pernis, B., Brouet, J.C., Seligman, M.: IgD and IgM on the membrane of lymphoid cells in macroglobulinemia. Evidence for identity of membrane IgD and IgM antibody activity in a case with anti-IgG receptors. Europ. J. Immunol. 4, 776 (1974).
452. Peterson, R.D.A., Good, R.A.: Morphologic and developmental differences between the cells of the chicken's thymus and bursa of Fabricius. Blood 26, 269 (1965).
453. Petris, S. de, Raff, M.C.: Distribution of immunoglobulin on the surface of mouse lymphoid cells as determined by immunoferritin electron microscopy. Antibody-induced, temperature-dependent re-distribution and its implications for membrane structure. Europ. J. Immunol. 2, 523 (1972).
454. Phadke, A.G., MacKinnon, K.J., Dossetor, J.B.: Male fertility in uremia: restoration by renal allografts. Canad. med. Ass. J. 102, 607 (1970).
455. Phillips, B., Roitt, I.M.: Evidence for transformation of human B-lymphocytes by PHA. Nature New Biol. 241, 254 (1973).
456. Pierce, C.W., Solliday, S.M., Asofsky, R.: Immune responses in vitro. V. Suppression of γM, γG, and γA plaque-forming cell responses in cultures of primed mouse spleen cells by class-specific antibody to mouse immunoglobulins. J. exp. Med. 135. 698 (1972).
457. Pincus, S., Bianco, C., Nussenzweig, V.: Increased proportion of complement-receptor lymphocytes in the peripheral blood of patients with chronic lymphocytic leukemia. Blood 40, 303 (1972).

458. Pinsky, C.M.: Nat. Conf. on Virology and Immunology in Human Cancer, New York 1973.
459. Pirquet, von: Der Einfluß von Masern auf die Tuberkulin-Allergie. Dtsch. med. Wschr. 30, 1297 (1906).
460. Pisciotta, A.V., Prey, C. de: Inhibition of mitosis by chloramphenicol in phyto-hemagglutinin stimulated lymphocytes. Blood 30, 457 (1967).
461. Playfair, J.H.L.: The role of antibody in T cell responses. Clin. exp. Immunol. 17, 1 (1974).
462. Polano, O.: Der Antitoxinübergang von der Mutter auf das Kind. Z. Geburtsh. Gynäk. 53, 456 (1904).
463. Pollack, W., Gorman, J.G., Freda, U.J.: Prevention of Rh hemolytic disease. Progr. Hemat. 6, 121 (1969).
464. Polliak, A., Lampen, N., Clarkson, B.D., De Harven, E., Bentwich, Z., Siegal, F.P., Kunkel, H.G.: Identification of human B and T lymphocytes by scanning electron microscopy. J. exp. Med. 138, 607 (1973).
465. Porter, D.D., Larsen, A.E., Porter, H.C.: The pathogenesis of Aleutian disease in mink. I. In vivo replication and the host antibody response to viral antigen. J. exp. Med. 130, 575 (1969).
466. Powles, R.L.: Immunotherapy of acute myelogenous leukemia in man. BCG Conference, Washington 1972.
467. Prager, M.D., Jasin, H.E., Derr, I., Rothberg, L.: Mechanism of immunosuppression by L-Asparaginase. Fed. Proc. 30, 590 (1971).
468. Price, G.B.: Immunological senescence. Gerontologist 12, 29 (1972).
469. Rajewsky, K., Mohr, R.: Specificity and heterogeneity of helper T-cells in the response to serum albumins in mice. Europ. J. Immunol. 4, 111 (1974).
470. Raff, M.C.: Role of thymus-derived lymphocytes in the secondary humoral immune response in mice. Nature 226, 1257 (1970).
471. Raff, M.C.: Two distinct populations of peripheral lymphocytes in mice distinguishable by immunofluorescence. Immunology 19, 637 (1970).
472. Raff, M.C.: Surface antigenic markers for distinguishing T and B lymphocytes in mice. Transplant. Rev. 6, 52 (1971).
473. Raff, M.C., Nase, S., Mitchison, N.A.: Mouse specific B-lymphocyte antigen (MBLA); a marker for thymus-independent lymphocytes. Nature 230, 50 (1971).
474. Ramseier, H.: Quantitative studies on antigenic recognition. I. Immunological and non immunological parameters of the response. J. exp. Med. 130, 1279 (1969).
475. Rappaport, H.: Tumors of the hemopoetic system. In: Atlas of Tumor Pathology, Section 3, Fasc. 8. Armed Forces Institute of Pathology, Washington D.C.
476. Reif, A.E., Allen, J.M.V.: Specificity of isoantisera against leukemia and thymus lymphocytes. Nature (Lond.) 200, 1332 (1963).
477. Remold, H.G.: Purification and characterisation of lymphocyte mediators in cellular immunity. Transplant. Rev. 10, 152 (1972).
478. Revillard, J.:., Brochier, J., Durix, A., Bernhardt, J.P., Bryon, P.A., Archimbaud, J.P., Fries, D., Traeger, J.: Drainage du canal thoracique avant transplantation chez

des malades atteints d'insuffisance rénale chronique. Nouv. Rev. Franc. Hémat. 8, 585 (1968).

479. Rieke, W.O., Caffrey, R.W., Everett, N.B.: Rates of proliferation and interrelationships of cells in the mesenteric lymph nodes of the rat. Blood 22, 674 (1963).
480. Ritts, R.E., Neel, H.B.: An overview of cancer immunology. Mayo Clin. Proc. 49, 118 (1974).
481. Ritter, M.A.: Functional maturation of lymphocytes within embryonic mouse thymus. Transplantation 12, 279 (1971).
482. Robinson, S.H., Brecher, G., Lourie, J.S., Haley, J.E.: Leukocyte labeling in rats during and after continuous infusion of tritiated thymidine: Implications for lymphocyte longevity and DNA reutilization. Blood 26, 281 (1965).
483. Roelants, G.E., Askonas, B.A.: Cellcooperation in antibody induction. The suceptibility of helper cells to specific lethal radioactive antigen. Europ. J. Immunol. 1, 151 (1971).
484. Roelants, G.E., Askonas, B.A.: Immunological B memory in thymus deprived mice. Nature New Biol. 239, 63 (1972).
485. Röpke, C., Everett, N.B.: Small lymphocyte populations in the mouse bone marrow. Cell Tissue Kinet. 6, 499 (1973).
486. Röpke, C., Everett, N.B.: Migration of small lymphocytes in adult mice demonstrated by parabiosis. Cell Tissue Kinet. 7, 137 (1974).
487. Rondanelli, E.G., Magliulo, E., Fossati, G.C., Petronini, S., Gorini, S.: Chronology of mitotic cycle in human plasmocyte precursors in vitro. Phasecontrast cinemicrographic studies. Haematologia 3, 283 (1969).
488. Rosen, F.S.: Immunological deficiency disease. In: Clinical Immunobiology (F.H. Bach, R.A. Good, Eds.), vol. 1, p. 271. New York-London: Academic Press 1972.
489. Ross, M.H.: Aging, nutrition, and hepatic enzyme activity patterns in the rat. J. Nutr. 97, 565 (1969).
490. Ross, M.H., Bras, G.: Lasting influence of early caloric restriction on prevalence of neoplasms in the rat. J. nat. Cancer Inst. 47, 1095 (1971).
491. Ross, G.D., Polley, M.S., Rabellino, E.M., Grey, H.M.: Two different complement receptors on human lymphocytes. One specific for C3b and one specific for C3b inactivator-cleaved C3b. J. exp. Med. 138, 798 (1973).
492. Rosse, C.: Lymphocyte production and life span in the bone marrow of the guinea pig. Blood 38, 372 (1971).
493. Rouse, B.T., Warner, N.L.: The role of suppressor cells in avian allogeneic tolerance: implications for the pathogenesis of Marek's disease. J. Immunol. 113, 904 (1974).
494. Rowe, D.S., Hug, K., Forni, L., Pernis, B.: Immunoglobulin D as a lymphocyte receptor. J. exp. Med. 138, 965 (1973).
495. Rowe, D.S., Hug, K., Forni, L., Pernis, B.: Immunoglobulin D as a lymphocyte receptor. J. exp. Med. 138, 965 (1973).
496. Rowley, D.A., Fitch, F.W., Axelrod, M.A., Pierce, C.W.: The immune response suppressed by specific antibody. Immunology 16, 549 (1969).
497. Rubinstein, A.S., Trobaugh, F.E. jr.: Ultrastructure of presumptive hemopoietic stem cells. Blood 42, 61 (1973).
498. Ruchti, C., Cottier, H., Cronkite, E.P., Jansen, R.C., Rai, K.R.: Studies on lymphocytes. XVII. Differential lymphocyte depletion in lymphoreticular organs of the calf during continuous extracorporeal X-irradiation of the circulating blood. Cell Tissue Kinet. 3, 301 (1970).

499. Ruvalcaba, R.H.A., Thuline, H.C.: IgA absence associated with short arm deletion of chromosome No. 18. J. Pediat. 74, 964 (1969).
500. Sado, T., Makinodan, T., Nettesheim, P., Vazquez, J.J. (zit. nach Makinodan, T., Albright, J.F.): Proliferative and differentiative manifestations of cellular immune potential. Progr. Allergy 10, 1 (1967).
501. Salmon, S.E., Seligman, M.: B-cell neoplasia in man. Lancet 1974 II, 1230.
502. Salomon, J.C., Benveniste, J.: The immune response in NZBxNZW F_1 hybrid mice. Clin. exp. Immunol. 4, 213 (1969).
503. Santos, G.W., Sensenberger, L.L., Burke, P.J., Colvin, M., Owens, A.H., Blas, W.B., Slavin, R.E.: Marrow transplantation in man following cyclophosphamide. Transplant. Proc. 3, 400 (1971).
504. Sarles, H.E., Remmers, A.R., Fish, J.C., Canales, C.O., Thomas, F.D., Tyson, K.R.T., Beathard, G.A., Ritzmann, S.E.: Depletion of lymphocytes for the protection of renal allografts. Arch. intern. Med. 125, 443 (1970).
505. Schädeli, J., Hess, M.W., Cottier, H.: Eigenschaften und Funktionen des lymphatischen Zellsystems. Med. Klin. 69, 1339 (1974).
506. Schaer, H., Schindler, R., Ross, B., Cottier, H., Rai, K.R., Cronkite, E.P.: Umsatz von Lymphozyten in Blut und Lymphknoten der Ratte. Autoradiographische Untersuchungen mit Hilfe langzeitig wiederholter Injektionen von Thymidin-^{3}H. Z. Zellforsch. 111, 75 (1970).
507. Schaffner, T., Mueller, J., Hess, M.W., Cotter, H., Sordat, B., Röpke, C.: The bursa of Fabricius: a central organ providing for contact between the lymphoid system and intestinal content. Cell. Immunol. 13, 304 (1974).
508. Schick, P.: Lymphozytenkinetik bei lymphatischen Systemerkrankungen (chronische lymphatische Leukämie, Lymphogranulomatose). Verh. dtsch. Ges. inn. Med. 79, 154 (1973).
509. Schick, P., Trepel, F., Eder, M., Matzner, M., Benedek, S., Theml, H., Kaboth, W., Begemann, H., Fliedner, T.M.: Autotransfusion of ^{3}H-cytidine-labelled blood lymphocytes in patients with Hodgkin's disease and Non-Hodgkin's patients. II. Exchangeable lymphocyte pools. Acta Haemat. (1975).
510. Schick, P., Trepel, F., Theml, H., Benedek, S., Trumpp, P., Kaboth, W., Begemann, H., Fliedner, T.M.: Kinetics of lymphocytes in HodgKin's disease. Blut 27, 223 (1973).
511. Schiffer, L.M.: Kinetics of chronic lymphocytic leukemia. Ser. Haematol. 1, 3 (1968).
512. Schiffer, L.M.: Observations on the in-vitro measurement of human lymphocyte DNA synthesis time. Cell Tissue Kinet. 4, 597 (1971).
513. Schiffer, L.M., Migliorato, D.A.: Characterization of one human lymphocyte population (Abstract). 7th Leukocyte Culture Conference, Quebec/Canada 1972.
514. Schimpl, A., Wecker, E.: Replacement of T-cell function by a T-cell product. Nature New Biol. 237, 15 (1972).
515. Schlesinger, M.: Antigens of the thymus. Progr. Allergy 16, 213 (1972).
516. Schlesinger, M.: Antigenic modulation. Biomedicine 18, 437 (1973).

517. Schlienger, M., Parmentier, C., Laugier, A., Schlumberger, J., Bok, B., Mathé, G., Tubiana, M.: La radiothérapie splénique dans le traitement de leucémie lymphocytaire chronique, ses analogies avec l'irradiation extra-corporelle. Nouv. Rev. Franc. Hémat. 8, 719 (1968).
518. Schmidt, C.G.: Zur Pathogenese der Lymphogranulomatose. Mitt.-Dienst der GBK 1, 7 (1973).
519. Schooley, J.C.: Autoradiographic observations of plasma cell formation. J. Immunol. 86, 331 (1961).
520. Schröder, J., Chapelle, A. de la: Fetal lymphocytes in the maternal blood. Blood 39, 153 (1972).
521. Schubert, J.C.F., Schubert, H., Holtz, G., Martin, H.: Immunosuppressive Langzeittherapie des lupus erythematodes visceralis. Dtsch. med. Wschr. 95, 1768 (1970).
522. Schubothe, H.: The cold hemagglutinin disease. Sem. Hemat. 3, 27 (1966).
523. Schubothe, H.: Autoimmunhämolytische Anämien. In: Handbuch der Inneren Medizin (L. Heilmeyer, Hrsg.), 5.Aufl., Bd. 2, 2. Teil. Berlin-Heidelberg-New York: Springer 1972.
524. Schwartz, R.S.: Immunsuppressive drug therapy. In: Human transplantation (E.T. Rappaport, J. Dausset, Eds.), p. 440. New York: Grune and Stratton 1968.
525. Schwartz, R.S.: Chronic allogenic disease as a model of autoimmunity and malignancy. Int. Convoc. on Immunol. Buffalo/N.Y. 1968, p. 218. Basel-New York: Karger 1969.
526. Schwartz, R., Dameshek, W.: Drug induced immunologic tolerance. Nature (Lond.) 183, 1682 (1959).
527. Schwartz, R.S., Dameshek, W.: The treatment of autoimmune hemolytic anemia with 6-Mercaptopurine and thioguanine. Blood 19, 483 (1962).
528. Schwarz, J.A.: Die Entwicklung des Immunsystems. Klin. Wschr. 52, 857 (1974).
529. Schwarz, S., Gabl, F., Pastner, D., Huber, H., Braunsteiner, H.: Immunglobulin E bei chronischer lymphatischer Leukämie und monoklonalen Gammopathien. Z. Immun.-Forsch. 148, 196 (1974).
530. Seigler, H.F., Shingleton, W.W., Methgar, R.S., Buckley, C.E., Bergoc, P.M., Miller, D.S., Fetter, B.F., Phaup, M.B.: Non-specific and specific immunotherapy in patients with melanoma. Surgery 162 (1972).
531. Sela, M., Mozes, E., Shearer, G.M.: Thymus independence of slowly metabolised immunogens. Proc. nat. Acad. Sci. (Wash.) 69, 2696 (1972).
532. Seligmann, M., Brouet, J.C.: Antibody activity of human myeloma proteins. Sem. hematol. 10, 163 (1973).
533. Seligmann, M., Preud'Homme, J.L., Brouet, J.C.: B and T cell markers in human lymphoproliferative diseases and primary immunodeficiencies, with special reference to membrane bound immunoglobulins. Transplant. Rev. 16, 85 (1973).
534. Seller, M.J.: Transplantation of anaemic mice of the W-series with haemopoietic tissues bearing marker chromosomes. Nature 220, 300 (1968).
535. Sen, L., Borella, L.: Expression of cell surface markers on T and B lymphocytes after long-term chemotherapy of acute leukemia. Cell. Immunol. 9, 84 (1973).
536. Sheehan, W.W.: The relationship between lymphocytic leukemia and lymphomas. Rec. Res. Cancer Res. 36, 24 (1971).

537. Shulman, L.E.: Dermatomyositis. In: Textbook of immunopathology (D.A. Miescher, H. Müller-Eberhard, Eds.), p. 713. New York: Grune and Stratton 1969.
538. Siegel, B.V., Braun, M., Morton, J.I.: Detection of antinuclear antibodies in NZB and other mouse strains. Immunology 22, 457 (1972).
539. Silvers, W.K.: The influence of removing lymphoid tissue on the persistence of tolerance of skin allografts in mice. J. Immunol. 113, 804 (1974).
540. Simpson, E.: Immunological tolerance: the difference between full tolerance and partial tolerance. In: Immunological Aspects of Transplantation Surgery (R.Y. Calne, Ed.), p. 153. Lancaster/Engl.: Medical and Technical Publ. 1973.
541. Sjögren, H.O., Hellström, J., Bansal, S.C., Hellström, K.E.: Suggestive evidence that the "blocking" antibodies of tumor bearing individuals may be antigen-antibody complexes. Proc. nat. Acad. Sci. (Wash.) 68, 1372 (1971).
542. Sljivic, V., Warr, G.W.: Oestrogens and immunity. Period. biol. (Zagreb) 75, 231 (1973).
543. Smith, R.I.: Tumor specific immune mechanisms. New Engl. J. Med. 278, 1207 (1968).
544. Smith, R.T.: Specific recognition reactions at the cellular level in mouse lympho-reticular cell subpopulations. Transplant. Rev. 11, 178 (1972).
545. Smith, R.T., Landy, M.: Immunological surveillance. New York: Academic Press 1970.
546. Smith, R.W., Terry, W.D., Buell, D.N., Sell, K.W.: An antigenic marker for human thymic lymphocytes. J. Immunol. 110, 884 (1973).
547. Soothill, J.F., Barrat, R.M., McLaine, P.N.: Controlled studies of the treatment of steroid resistant and steroid sensitive relapsing nephrotic syndrome. In: Proc. IVth Internat. Congr. Nephrology. Stockholm, 1969, vol. 3, p. 88. Basel: Karger 1970.
548. Soteriades-Vlachos, G., Gyöngyössi, M.I.C., Playfair, J.H.L.: Rosette formation by mouse lymphocytes. III. Receptors for immunoglobulin on normal and activated T cells. Clin. exp. Immunol. 18, 187 (1974).
549. Spiegelberg, H.L.: Biological activities of immunoglobulins of different classes and subclasses. Advanc. Immunol. 19, 259 (1974).
550. Spiegelberg, H.L., Miescher, P.A.: The effect of 6 MP and methotrexate on experimental immune thyroiditis in guinea pigs. J. exp. Med. 118, 869 (1963).
551. Spitler, L.E., Wybran, J., Fudenberg, H.H., Levin, A.S.: Transfer Factor Therapy of Malignant Melanoma. Clin. Res. 21, 221 (1973).
552. Sprent, J.: Circulating T and B lymphocytes of the mouse. I. Migratory properties. Cell. Immunol. 7, 10 (1973).
553. Sprent, J., Basten, A.: Circulating T and B lymphocytes of the mouse. II. Lifespan. Cell. Immunol. 7, 40 (1973).
554. Stackpole, C.W., Jacobson, J.B., Lardis, M.P.: Two distinct types of capping of surface receptors on mouse lymphoid cells. Nature 248, 232 (1974).
555. Staples, P.J., Talal, N.: Rapid loss of tolerance induced in weanling NZB and B/W F_1 mice. Science 163, 1215 (1969).

556. Starzl, I., Porter, K.A.: Antilymphocyte globulines, clinical use. In: Human transplantation (F.T. Rappaport, J. Dausset, Eds.), p. 489. New York: Grune and Stratton 1968.
557. Starzl, T.E., Marchioro, T.L., Hutchison, D.E., Porter, K.A., Cerilli, G.J., Brettschneider, L.: The clinical use of antilymphocyte globulin in renal homotransplantation. Transplantation, Suppl. 5, 1100 (1967).
558. Stein, H., Kaiserling, E., Lennert, K.: Evidence for B-cell origin of reticulum cell sarcoma. Virchows Arch. Abt. A 364, 51 (1974).
559. Stein, H., Lennert, K., Parawesch, M.R.: Malignant lymphomas of B-cell-type. Lancet 1972 I, 855.
560. Steinbach, K.H., Selbman, K., Schick, P., Trepel, F.: Unveröffentlichte Befunde (1974).
561. Stiehm, E.R., Fulginiti, V.A.: Immunologic Disorders in Infants and Children. Philadelphia-London-Toronto: Saunders 1973.
562. Stobo, J.D., Paul, W.E.: Functional heterogeneity of murine lymphoid cells. III. Differential responsiveness of T cells to phytohemagglutinin and concanavalin A as a probe for T cell subsets. J. Immunol. 110, 362 (1973).
563. Stobo, J., Rosenthal, A.S., Paul, W.E.: Functional heterogeneity of murine lymphoid cells. I. Responsiveness to and surface binding of concanavalin A and phytohemagglutinin. J. Immunol. 108, 1 (1972).
564. Strober, S.: Initiation of antibody responses by different classes of lymphocytes. V. Fundamental changes in the physiological characteristics of virgin thymus-independent ("B") lymphocytes and "B" memory cells. J. exp. Med. 136, 851 (1972).
565. Stutman, O.: Lymphocyte subpopulations in NZB mice: Deficit of thymus-dependent lymphocytes. J. Immunol. 109, 602 (1972).
566. Stutman, O.: Traffic cells and development of immunity. In: Membranes and viruses in immunopathology (S.B. Day, R.A. Good, Eds.), p. 437. New York: Academic Press 1972.
567. Stutman, O., Good, R.A.: Immunocompetence of embryonic hemopoietic cells after traffic to thymus. Transplant. Proc. 3, 923 (1971).
568. Stutman, O., Good, R.A.: Heterogeneity of lymphocyte populations. Rev. Europ. Etudes Clin. Biol. 17, 11 (1972).
569. Sullivan, A.K., Adams, L.S., Silke, I., Jerry, L.M.: (Hairy cells) B-cells and (smooth) T-cells. New Engl. J. Med. 290, 689 (1974).
570. Swanson, M.A., Schwartz, R.S.: Immunosuppressive therapy. The relation between clinical response and immunological competence. New Engl. J. Med. 27, 163 (1967).
571. Szobar, A., Petranyi, G.: Immunosuppressive therapy of myasthenia gravis. Acta med. Acad. Sci. hung. 27, 397 (1970).
572. Takahashi, T.: Possible examples of antigenic modulation affecting H2-antigens and cell surface immunglobulins. Transplant. Proc. 3, 1217 (1971).
573. Tallent, M.B., Simmons, R.L., Najarian, J.S.: Birth defects in child of male recipient of kidney transplant. J. Amer. med. Ass. 211, 1854 (1970).
574. Taussig, M.J.: T cell factor which can replace T cells in vivo. Nature 248, 234 (1974a).

575. Taussig, M.J., Munro, A.J.: Removal of specific cooperative T cell factor by anti-H-2 but not by anti Ig sera. Nature 251, 63 (1974b).
576. Tao, T.W., Uhr, J.W.: Capacity of pepsin-digested antibody to inhibit antibody formation. Nature (Lond.) 212, 208 (1966).
577. Teague, P.O., Priou, G.J.: Antinuclear antibodies in mice. II. Transmission with spleen cells; inhibition or prevention with thymus or spleen cells. Immunology 17, 665 (1969).
578. Terz, J.J., Curutchet, H.P., Lawrence, W.: Analysis of the cell cinetics of human solid tumours. Cancer 28, 1100 (1971).
579. Theml, H.: Die Therapie der chronischen lymphatischen Leukämie. Verh. dtsch. Ges. inn. Med. 79, 323 (1973).
580. Theml, H.: Die chronische lymphatische Leukämie. In: Handbuch der Inneren Medizin, Band 2/3. Berlin-Heidelberg-New York: Springer 1975.
581. Theml, H., Begemann, H., Issels, R., Kaboth, W., Schick, P., Czempiel, H., Winnewisser, M.: Beeinflussung der T-Zellaktivität bei chronischer Lymphadenose durch verschiedene Therapieformen. Haematologia 8, 44 (1975).
582. Theml, H., Kaboth, W.: Die Behandlung von chronischen Leukämien. Münch. med. Wschr. 115, 843 (1973).
583. Theml, H., Schick, P., Kaboth, W., Begemann, H.: Veränderungen der PHA-Stimulierbarkeit von CLL-Lymphozyten unter extracorporaler Bestrahlung. In: Leukämien und maligne Lymphome (A. Stacher, Hrsg.), p. 208. München-Berlin-Wien: Urban & Schwarzenberg
584. Theml, H., Trepel, F., Rastetter, J., Begemann, H.: DNS- und RNS-Synthese in benignen und malignen Lymphomen. Klin. Wschr. 45, 608 (1967).
585. Theml, H., Trepel, F., Schick, P., Kaboth, W., Begemann, H.: Kinetics of lymphocytes in chronic lymphocytic leukemia: Studies using continuous ^{3}H-thymidine infusion in two patients. Blood 42, 623 (1973).
586. Thomas, D.B.: Antibodies to membrane antigen(s) common to thymocytes and a subpopulation of lymphocytes in infectious mononucleosis sera. Lancet 1972 I, 399.
587. Thomas, E.D., Buckern, C.D., Clift, R.A., Fass, L., Fefer, A., Lerner, K.G., Neiman, P., Rowley, N., Storb, R.: Marrow grafting in patients with acute leukemia (ALL). In: Transplantation Abstracts (Kountz, Ed.). New York: Grune and Stratton 1972.
588. Thomas, E.D., Buckner, C.D., Storb, R., Neiman, P.E., Fefer, A., Clift, R.A., Slichter, S.J., Funk, D.D., Bryant, J.I., Lerner, K.E.: Aplastic anaemia treated by marrow transplantation. Lancet 1972 I, 284.
589. Thomas, L.: In: Lawrence, H.S. (ed.) Cellular and humoral aspects of the hypersensitive state, p. 529. New York: Hoeber-Harper 1959.
590. Tittor, W., Gerbase-Delima, M., Walford, R.L.: Synergy among responding lymphoid cells in the one way mixed lymphocyte culture: Interaction of two types of thymus dependent cells. J. exp. Med. 139, 1488 (1974).
591. Tittor, W., Gerbase-Delima, M., Walford, R.L.: Age related changes in the cellular immune response of lymph node cells and thymus cells in long lived mice. Cellular immunology (in press).

592. Tittor, W., Walford, R.L.: Synergistic Responses between Thymus and Lymph Node Cells in the Mixed Lymphocyte Culture. Nature 247, 5440 (1974).
593. Tjio, J.H., Carbone, P.P., Whang, J., Frei, E., III: The Philadelphia chromosome and chronic myelogenous leukemia. J. nat. Cancer Inst. 36, 567 (1966).
594. Tobler, R., Cottier, H.: Familiäre Lymphopenie mit Aggammaglobulinämie und schwerer Moniliasis. Die "essentielle Lymphocytophthise" als besondere Form der frühkindlichen Agammaglobulinämie. Helv. Paediat. Acta 13, 313 (1958).
595. Trentin, J., Wolf, N., Cheng, V., Fahlberg, W., Weiss, D., Bonhag, R.: Antibody production of mice repopulated with limited numbers of clones of lymphoid cell precursors. J. Immunol. 98, 1326 (1967).
596. Trepel, F.: Zellproliferation in malignen Lymphomen. In: Leukämien und maligne Lymphome (A. Stacher, Hrsg.), S. 212. München-Berlin-Wien: Urban und Schwarzenberg 1973.
597. Trepel, F.: Number and distribution of lymphocytes in man. A critical analysis. Klin. Wschr. 52, 511 (1974).
598. Trepel, F., Rastetter, J., Theml, H., Stockhusen, G.: Nucleinsäuresynthese und Zytostatikawirkung in pathologischen Lymphknotenzellen. Med. Klin. 61, 618 (1966).
599. Turcotte, J.G., Haines, R.F., Brody, G.L., Meyer, T.J., Schwartz, R.A.: Immunosuppression with medroxyprogesterone acetate. Transplantation 6, 248 (1968).
600. Turnell, R.W., Clarke, L.H., Burton, A.F.: Studies on the mechanism of corticosteroid-induced lymphocytolysis. Cancer Res. 33, 203 (1973).
601. Tyan, M.L.: Studies on the ontogeny of the mouse immune system. I. Cell bound immunity. J. Immunol. 100, 535 (1968).
602. Tyler, R.W., Everett, N.B.: A radioautographic study of haemopoietic repopulation using irradiated parabiotic rats: relation to the stem cell problem. Blood 28, 873 (1966).
603. Uhr, J.W., Finkelstein, M.S.: The kinetics of antibody formation. Progr. Allergy 10, 37 (1967).
604. Uhr, J.W., Müller, G.: Regulatory effect of antibody on the immune response. Advanc. Immunology 8, 81 (1968).
605. Unanue, E.R., Engers, H.D., Karnovsky, M.J.: Antigen receptors on lymphocytes. Fed. Proc. 32, 44 (1973).
606. Vijungco, J., Phillipps, R., Hendrickson, F.R., Millbourne, L.F.: Stage I and II non-Hodgkin's lymphoma. Results of regional radiation therapy. Amer. J. Roentgenol. 117, 45 (1973).
607. Vinciguerra, V., Silver, R.D.: The importance of bone marrow biopsy in the staging of patients with lymphosarcoma. Blood 38, 804 (1971).
608. Vitetta, E.S., Baur, S., Uhr, J.W.: Cell surface immunoglobulin. II. Isolation and characterization of immunoglobulin from mouse splenic lymphocytes. J. exp. Med. 134, 242 (1971).
609. Vitetta, E.S., Bianco, C., Nussenzweig, V., Uhr, J.W.: Cell surface immunoglobulin. IV. Distribution among thymocytes, bone marrow cells, and their derived populations. J. exp. Med. 136, 81 (1972).
610. Vitetta, E.S., Uhr, J.W.: Synthesis, transport, dynamics and fate of cell surface Ig and alloantigens in murine lymphocytes. Transplant. Rev. 14, 50 (1973).

611. Vitetta, E.S., Uhr, J.W., Boyse, E.A.: Immunoglobulin synthesis and secretion by cells in the mouse thymus that do not bear θ antigen. Proc. nat. Acad. Sci. (Wash.) 70, 834 (1973).
612. Wagner, H.P., Eckmann, L.: Proliferative characteristics of thoracic duct lymphoid cells in man. Abstr. XIIIth Internat. Congr. Haemat. Munich 1970.
613. Wagner, H., Röllinghoff, M., Nossal, G.J.V.: T-cell-mediated immune response induced in vitro: a probe for allograft and tumor immunity. Transplant. Rev. 17, 3 (1973).
614. Waldmann, T.A., Strober, W.: Metabolism of immunoglobulins. Progr. Allergy 13, 1 (1969).
615. Walford, R.L.: The Immunologic Theory of Aging. Copenhagen: Munksgaard 1969.
616. Walford, R.L.: Antibody diversity, histocompatibility systems, disease states, and aging. Lancet 1970 II, 1226.
617. Walford, R.L., Tittor, W.: Einflüsse des lymphatischen Systems auf den Alterungsvorgang. Verh. dtsch. Ges. inn. Med. 79 (1973).
618. Wany, K.I., Baron, S., Levy, H.B., Ward, T.G.: Actinomycin D: relative resistance of Green Monkey kidney cell cultures to its action. Proc. Soc. exp. Biol. (N.Y.) 125, 65 (1967).
619. Warnatz, H.: Tumorimmunologie. Stuttgart: Thieme 1974.
620. Weigle, W.O.: Termination of acquired immunological tolerance to protein antigens following immunization with altered protein antigens. J. exp. Med. 116, 913 (1962).
621. Weigle, W.O., Chiller, J.M., Habicht, G.S.: Effect of immunological unresponsiveness on different cell populations. Transplant. Rev. 8, 3 (1972).
622. Weigle, W.O., Chiller, J.M., Louis, J.A.: Tolerance: central unresponsiveness or peripheral inhibition. In: Progress in Immunology II (L. Brent, J. Holborow, Eds.), vol. 3, p. 187. Amsterdam: North Holland Publ. 1974.
623. Weiner, M.S., Bianco, C., Nussenzweig, V.: Enhanced binding of neuraminidase-treated sheep erythrocytes to human T-lymphocytes. Blood 42, 939 (1973).
624. Weisbart, R.H., Bluestone, R., Goldberg, L.S., Pearson, C.M.: Migration enhancement factor: a new lymphokine. Proc. nat. Acad. Sci. (Wash.) 71, 875 (1974).
625. Weissman, I.L.: Thymus cell migration. J. exp. Med. 126, 291 (1967).
626. Whittingham, S., Irwin, J., Mackay, I.: Autoantibodies in Healthy Subjects. Aust. Ann. Med. 18, 130 (1969).
627. Whittingham, S., Mackay, I.R.: Rosette formation by human thymocytes. Cell. Immunol. 6, 362 (1973).
628. WHO Conference on use of antimetabolites in disease associated with abnormal immune responses. In: Proc. Vth Internat. Symposium Immunopathology (P.A. Miescher, P. Grabar, Eds.), p. 359. Basel: Schwabe 1968.
629. Williamson, A.R., Askonas, B.A.: Senescene of an antibody-forming cell clone. Nature 238, 337 (1972).
630. Wilson, D.B.: Mixed lymphocyte interaction. Disquisitions on a popular unknown. In: Progress in Immunology (B. Amos, Ed.), p. 1045. New York: Academic Press 1971.

631. Wilson, D.B., Beyth, J.L., Nowell, P.C.: Quantitative studies on the mixed lymphocyte interaction in rats. III. Kinetics of the response. J. exp. Med. 128, 1157 (1968).
632. Winn, H.: The mechanisms of enhancement. In: Progress in Immunology II, (L. Brent, J. Holborow, Eds.), vol. 3, p. 207. Amsterdam: North Holland Publ. 1974.
633. Wiseman, B.K.: Blood picture in primary diseases of lymphatic system; their character and significance. J. Amer. med. Ass. 107, 2016 (1936).
634. Wiskott, A.: Familiärer, angeborener Morbus Werlhofii? Mschr. Kinderheilk. 68, 212 (1937).
635. Wolstenholme, G.E.W., Knight, J. (Eds.): Hormones and the Immune Response. CIBA Foundation Study Group No. 36. London: Churchill 1970.
636. Wolstenholme, G.E.W., Knight, J.: Immunopotentiation. CIBA Foundation Symposium No. 18 (new series). Amsterdam: Elsevier Excerpta Medica, North Holland 1973.
637. Wood, N.E., Yunis, E.J.: HL-A antigens and survival. Fed. Proc. 31, 643 (1972).
638. Woodrow, J.C.: Rh Immunisation and its Prevention (K.G. Jensen, S. Killman, Eds.). Series Haematologica III, No. 3. Copenhagen: Munksgaard 1970.
639. Woodruff, J.J.: Role of lymphocyte surface determinants in lymph node homing. Cell. Immunol. 13, 378 (1974).
640. Woodruff, M.F.A.: Antilymphocytic serum and its mode of action. Transplant. Proc. 3, 34 (1971).
641. Wright, J.R., Calkins, E., Breen, W.J., Stolte, G., Schultz, R.T.: Relationship of amyloid to aging. Medicine 48, 39 (1969).
642. Wu, A.M., Till, J.E., Siminovitch, L., McCulloch, E.A.: Cytological evidence for a relationship between normal hematopoietic colony-forming cells and cells of the lymphoid system. J. exp. Med. 127, 455 (1968).
643. Wybran, J., Carr, M.C., Fudenberg, H.H.: The human rosette-forming cell as a marker of a population of thymus-derived cells. J. clin. Invest. 51, 2537 (1972).
644. Wybran, J., Chantler, S., Fudenberg, H.H.: Isolation of normal T cells in chronic lymphatic leukemia. Lancet 1973 I, 126.
645. Yoffey, J.M.: The Fourth Circulation. In: The Lymphocyte in Immunology and Haemopoiesis (J.M. Yoffey, Ed.). London: Arnold 1966.
646. Yoffey, J.M.: Stem cell role of the lymphocyte-transitional cell (LT) compartment. In: CIBA Foundation Symposium 13: Haemopoietic Stem Cells, p. 5. Amsterdam-London-New York: Elsevier, Excerpta Medica, North Holland 1973.
647. Youdim, S., Stutman, O., Good, R.A.: Studies of delayed hypersensitivity to L. monocytogenes in mice: nature of cells involved in passive transfer. Cell. Immunol. 6,98 (1973).
648. Yunis, E.J., Fernandes, G., Stutman, O.: Susceptibility to involution of the thymus-dependent lymphoid system and autoimmunity. Amer. J. clin. Path. 56, 280 (1971).
649. Yunis, E.J., Fernandes, G., Teague, P.O., Stutman, O., Good, R.A.: The thymus, autoimmunity and the involution of the lymphoid system. In: Tolerance, Autoimmunity and Aging (L.Gitman, M. Bunch, M. Rockstein, Eds.), p. 62. Springfield/ Ill.: Thomas 1972.

650. Zbar, B., Bast, R.C., Borsos, T., Rapp, H.J.: BCG and Cancer. New Engl. J. Med. 290, 1413, 1458 (1974).
651. Zucker-Franklin, D.: Structural features of cells associated with the paraproteinemias. Sem. Hematol. 1, 165 (1964).

Sachverzeichnis

Y. MORI, K. LENNERT

Electron Microscopic Atlas of Lymph Node Cytology and Pathology

Translator: K. Küchemann. 172 figs. 320 pages. 1969. Cloth DM 220,–; US $94.60
ISBN 3-540-04662-3

Nomenclature, Methodology and Results of Clinical Trials in Acute Leukemias

Workshop held June 19 and 20, 1972 at the Centre National de la Recherche Scientifique (C.N.R.S.), France. Editors: G. Mathé, P. Pouillart, L. Schwarzenberg. 79 figs. (some in color), 66 tables. IX, 168 pages. 1973 (Recent Results in Cancer Research, Vol.43)
Cloth DM 64,–; US $27.60 ISBN 3-540-06401-X

Diagnosis and Therapy of Malignant Lymphomas

Editor: K. Musshoff. 112 figs. X, 251 pages. 1974 (Recent Results in Cancer Research, Vol.46)
Cloth DM 62,–; US $26.70 ISBN 3-540-06704-3

Verhandlungen der Deutschen Gesellschaft für Innere Medizin

Herausgegeben von dem ständigen Schriftführer: B. Schlegel

78. Kongreß gehalten zu Wiesbaden vom 9. April bis 13. April 1972. 852 Abb., 305 Tabellen XXVIII, 1666 Seiten. 1972. DM 190,–; US $81.70
ISBN 3-8070-0287-1

79. Kongreß gehalten zu Wiesbaden vom 29. April bis 3. Mai 1973. 688 Abb., 261 Tabellen XXXII, 1487 Seiten. 1973. DM 190,–; US $81.70
ISBN 3-8070-0290-1

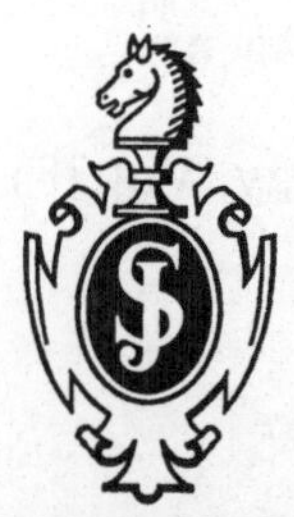

Springer-Verlag
Berlin
Heidelberg
New York

Preisänderungen vorbehalten
Prices are subject to change without notice